Schumacher
Anatomie, Physiologie, Pathologie
Basiswissen für medizinische Assistenzberufe

Anatomie, Physiologie, Pathologie

Basiswissen für medizinische Assistenzberufe

Von
Dipl.-Biologin Dr. Astrid Schumacher

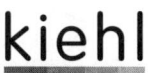

ISBN 978-3-470-**65321**-1

© NWB Verlag GmbH & Co. KG, Herne 2015

Kiehl ist eine Marke des NWB Verlags

Satz: SATZ-ART Prepress & Publishing GmbH, Bochum
Druck: Beltz Bad Langensalza GmbH, Bad Langensalza

Vorwort

Angehörige der medizinischen Assistenzberufe arbeiten im Berufsfeld Gesundheit; sie sind – in Zusammenarbeit mit den Medizinern – mit der Aufgabe betraut, die Gesundheit der Menschen zu bewahren, zu verbessern und Krankheiten vorzubeugen und zu behandeln.

Um diese Aufgabe erfüllen zu können, müssen sie über Grundkenntnisse der menschlichen Anatomie, Physiologie und Pathologie, der Infektionslehre und der Arzneimittelkunde verfügen.

Selbst wenn man sich wirklich auf Grundkenntnisse beschränkt, ist das immer noch ein riesiges Wissensgebiet, das die Lernenden erwerben müssen, um Ärztinnen und Ärzten verantwortungsvolle und kompetente MitarbeiterInnen zu sein.

Verantwortung und Kompetenz erwachsen aber nicht nur aus bloßen Detailkenntnissen: zu wissen, wie das Herz aufgebaut ist, wie es funktioniert und welche Herzkrankheiten es gibt, führt noch nicht zum Verständnis der den Gesamtorganismus betreffenden Folgen einer Störung dieses Organs. Der menschliche Organismus besteht nicht aus einem Nebeneinander von einzelnen Organen oder Organsystemen, sondern alle anatomischen Strukturen und physiologischen Abläufe stehen im Dienst der elementaren Vorgänge Stoffwechsel, Bewegung, Fortpflanzung, Wachstum und Informationsverarbeitung, die nur in Kooperation Leben ermöglichen. Um diese Kooperation bzw. die Folgen einer Störung der Kooperation exemplarisch zu verdeutlichen, schließt sich an die meisten Kapitel jeweils ein Exkurs an.

Die Inhalte der einzelnen Kapitel bauen aufeinander auf, sind aber in sich abgeschlossen, sodass zur Bearbeitung auch eine andere Reihenfolge als von mir vorgegeben gewählt werden kann.

Die Betrachtung der Lebensfunktionen eines (menschlichen) Organismus ist faszinierend! Aus der Bewunderung für die miteinander vernetzten Mechanismen zur Lebenserhaltung erwachsen sowohl der Wille, diese hoch komplizierte Einheit Mensch gesund zu erhalten als auch ein tieferes Verständnis für Entstehung und Folgen einer Erkrankung. Es ist nicht so wichtig zu wissen, wie jeder Zipfel eines Organs mit dem entsprechenden Fachbegriff heißt. Aber es ist wichtig zu verstehen, wie alles funktionieren und kooperieren muss, damit wir leben können. Ich hoffe, das vorliegende Lehrbuch kann Ihnen helfen, sich in der Medizin zurechtzufinden.

Dr. Astrid Schumacher
Reinbek, im Juni 2015

Benutzungshinweise
Diese Symbole erleichtern Ihnen die Arbeit mit diesem Buch:

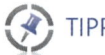 TIPP

Hier finden Sie nützliche Hinweise zum Thema.

 MERKE

Das X macht auf wichtige Merksätze oder Definitionen aufmerksam.

 ACHTUNG

Das Ausrufezeichen steht für Beachtenswertes, wie z. B. Fehler, die immer wieder vorkommen, typische Stolpersteine oder wichtige Ausnahmen.

 INFO

Hier erhalten Sie nützliche Zusatz- und Hintergrundinformationen zum Thema.

 RECHTSGRUNDLAGEN

Das Paragrafenzeichen verweist auf rechtliche Grundlagen, wie z. B. Gesetzestexte.

 MEDIEN

Das Maus-Symbol weist Sie auf andere Medien hin. Sie finden hier Hinweise z. B. auf Download-Möglichkeiten von Zusatzmaterialien, auf Audio-Medien oder auf die Website von Kiehl.

Feedbackhinweis

Kein Produkt ist so gut, dass es nicht noch verbessert werden könnte. Ihre Meinung ist uns wichtig. Was gefällt Ihnen gut? Was können wir in Ihren Augen verbessern? Bitte schreiben Sie einfach eine E-Mail an: **feedback@kiehl.de**

Als kleines Dankeschön verlosen wir unter allen Teilnehmern einmal pro Monat ein Buchgeschenk!

INHALTSVERZEICHNIS

A. Was ist Medizin?

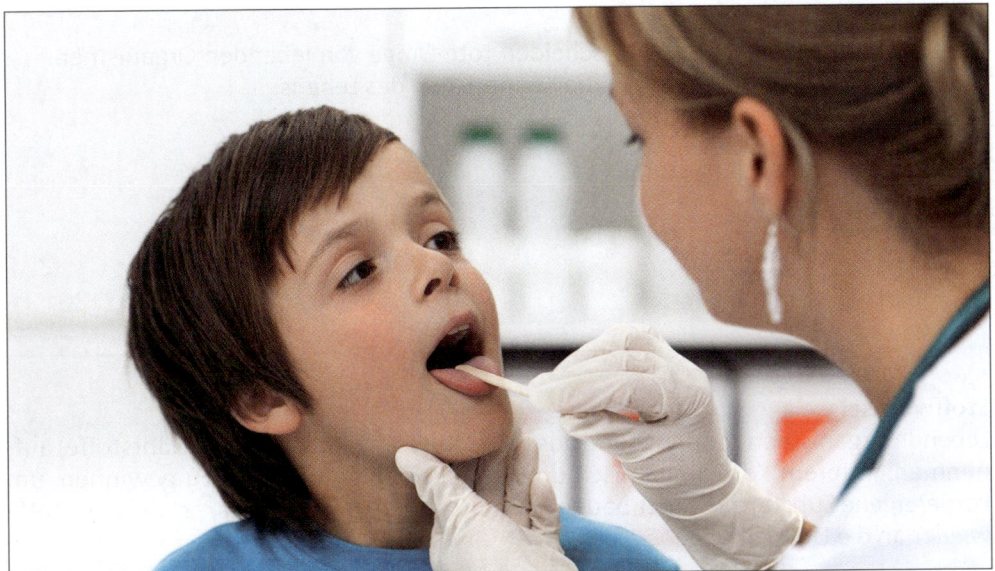

Das klinische Wörterbuch „Pschyrembel" sagt, dass Medizin oder lat. ars medicina (ärztliche Kunst) die Wissenschaft vom gesunden und kranken Menschen ist, von den Ursachen, Wirkungen und der Vorbeugung und Heilung von Krankheiten (eine andere Bedeutung von Medizin ist: Medikament, Arzneimittel).

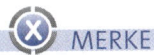 MERKE

Menschen sind Lebewesen:
Medizin ist eine Wissenschaft vom Leben.

Menschen können gesund oder krank sein:
Medizin ist eine Wissenschaft von Gesundheit und Krankheit.

1. Medizin als eine Wissenschaft vom Leben

1.1 Kennzeichen des Lebens

Was ist eigentlich „Leben"? Welche Kennzeichen unterscheiden tote Dinge, z. B. einen Stein, von einem lebenden Wesen?

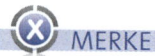 MERKE

> Bestimmte Fähigkeiten unterscheiden tote Dinge von lebenden Organismen. Diese Fähigkeiten nennt man die Kennzeichen des Lebens:
> - Stoffwechsel
> - Informationsverarbeitung
> - Wachstum
> - aktive Bewegung
> - Fortpflanzung.

Stoffwechsel
Lebende Organismen können Stoffe aus ihrer Umwelt (z. B. Sauerstoff, Nährstoffe) aufnehmen, in ihrem Körper chemisch umwandeln (z. B. um Energie zu gewinnen, um körpereigene Substanzen aufzubauen) und unbrauchbare oder sogar schädliche Stoffe wieder an die Umwelt abgeben.

Informationsverarbeitung
Lebende Organismen sind „reizbar", d. h. sie können Informationen aus ihrer Umwelt aufnehmen (z. B. ein Geräusch), sie können diese Information bewerten (z. B. als Gefahrensignal) und sie können auf die Bedeutung der Information mit einer sinnvollen Handlung reagieren (z. B. durch eine Flucht aus der Gefahrenzone).

Wachstum
Lebende Organismen können ihren eigenen Körper vergrößern und zerstörtes Gewebe ersetzen. Dazu benötigen sie Stoffe aus ihrer Umwelt, die sie in körpereigene Substanzen umbauen.

Aktive Bewegung
Lebende Organismen können sich aus eigener Kraft bewegen. Für diese aktive Bewegung benötigen sie Energie, die durch ihren Stoffwechsel geliefert wird.

Fortpflanzung
Lebende Organismen können neue („junge") Organismen der gleichen Art bilden. (Der gleichen Art bedeutet: Aus der Fortpflanzung von Menschen entstehen wieder Menschen, aus der Fortpflanzung von Bakterien entstehen wieder Bakterien.)

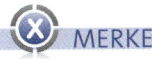 MERKE

In einem gesunden Organismus laufen die Lebensfunktionen Stoffwechsel, Informationsverarbeitung, Wachstum, aktive Bewegung und Fortpflanzung reibungslos ab (siehe Abb. 1.1).

Krankheiten sind Störungen dieser Lebensfunktionen.

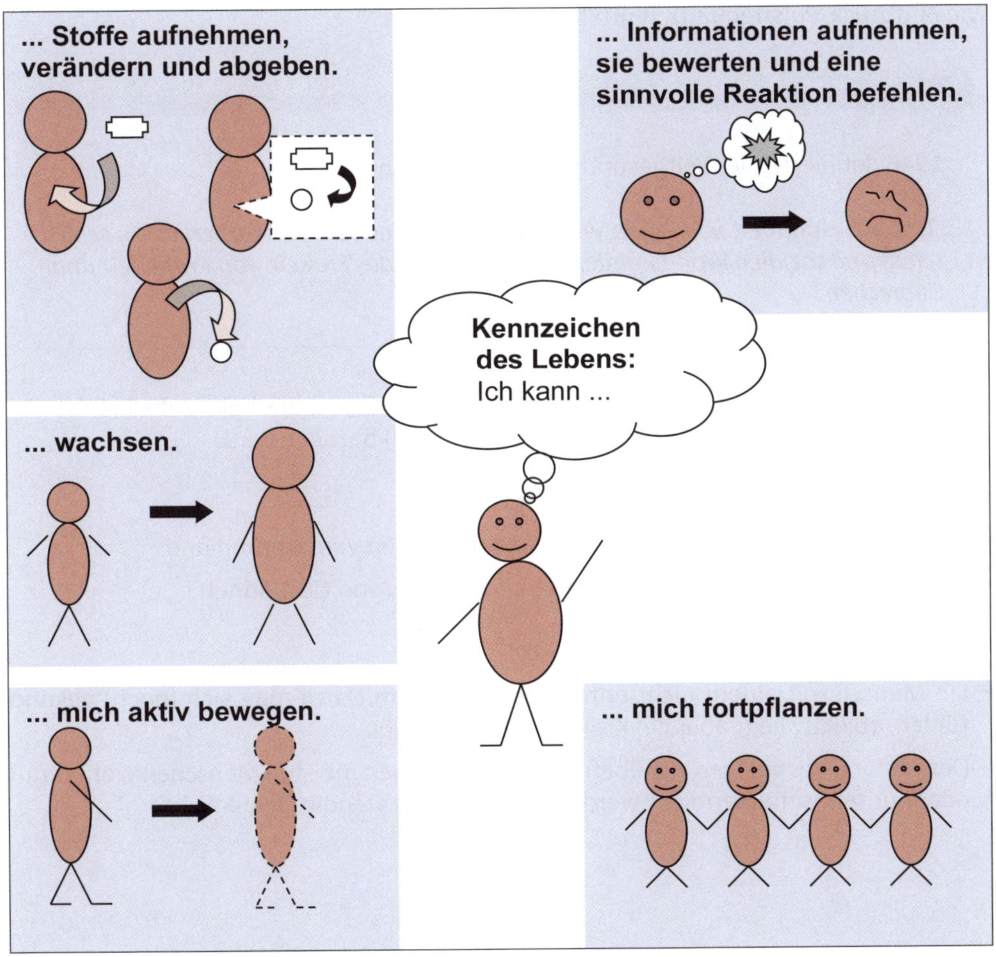

Abb. 1.1: Kennzeichen des Lebens

2. Medizin als eine Wissenschaft von Gesundheit und Krankheit

2.1 Definitionen Gesundheit – Krankheit

Was ist eigentlich Gesundheit? Befragt man Menschen aus verschiedenen Kulturkreisen nach ihrem persönlichen Verständnis von „Gesundheit", so erhält man sehr unterschiedliche Antworten. Gesundheit wird z. B. mit Leistungsfähigkeit gleichgesetzt oder mit dem Zustand des Glücklichseins oder mit Schönheit oder es wird einfach als Zustand des nicht-krank-Seins beschrieben.

Mediziner definieren Gesundheit und Krankheit oft anhand objektiv messbarer Werte wie Blutdruck, Pulsfrequenz, Blutbild oder Urinwerte.

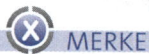 MERKE

1946 definierte die Weltgesundheitsorganisation WHO:

„Unter Gesundheit verstehen wir den Zustand des völligen körperlichen, seelischen und sozialen Wohlbefindens und nicht nur das Freisein von Krankheit und Gebrechen."

Bemerkenswert an dieser Definition ist, dass der Begriff „Gesundheit" auf alle Erlebnisbereiche eines Menschen (körperlich, seelisch, sozial) bezogen wird.

Die WHO rückte jedoch mit ihrer Definition

- ▶ die subjektive Einschätzung („Wohlbefinden") in den Vordergrund und
- ▶ formulierte mit dem Ausdruck „völlig" ein Idealbild von Gesundheit.

Gegen beide Punkte richtet sich die Kritik:

- ▶ Ein Mensch mit einem nicht entdeckten Tumor im Darm mag sich (noch) gesund fühlen, objektiv liegt aber ein Krankheitszustand vor.
- ▶ Der Zustand des völligen Wohlbefindens wird von den meisten Menschen wohl kaum oder nur sehr selten erreicht werden. Sind wir also ständig „krank"?

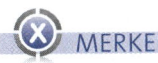 MERKE

Eine neuere Definition von Gesundheit lautet:

„Gesundheit bezeichnet den Zustand des objektiven und subjektiven Befindens einer Person, der gegeben ist, wenn diese Person sich in den physischen, psychischen und sozialen Bereichen ihrer Entwicklung im Einklang mit den Möglichkeiten und Zielvorstellungen und den jeweils gegebenen äußeren Lebensbedingungen befindet.

Gesundheit ist beeinträchtigt, wenn sich in einem oder mehreren dieser Bereiche Anforderungen ergeben, die von der Person in der jeweiligen Phase im Lebenslauf nicht erfüllt und bewältigt werden können. Die Beeinträchtigung kann sich, muss sich aber nicht, in Symptomen der sozialen, psychischen und physisch-physiologischen Auffälligkeit manifestieren.“

(Quelle: *Hurrelmann, K.*, Gesundheitssoziologie, Weinheim 2000)

Nach diesem Verständnis ist Gesundheit ein Gleichgewichtsstadium, das zu jedem lebensgeschichtlichen Zeitpunkt immer erneut hergestellt werden muss.

Um das leisten zu können, muss ein Mensch die Fähigkeit haben:
- am Leben Freude zu empfinden
- Störungen seines Wohlbefindens früh zu erkennen
- Ursachen dieser Störungen abzuwehren
- sich mit bereits eingetretenen Erkrankungen aktiv auseinanderzusetzen
- evtl. chronische Krankheiten zu akzeptieren und das Leben darauf einzustellen.

Die Gesellschaft muss dem Menschen
- Arbeits- und Lebensbedingungen bieten, die ihm eine Entfaltung der eigenen Fähigkeiten und die Integration in die Gemeinschaft ermöglichen
- angemessene Angebote zur Behandlung und Betreuung von Erkrankungen bieten.

2.2 Kurative und präventive Medizin

Aufgabe der medizinischen Wissenschaft — sowohl in der Forschung als auch in der praktischen Anwendung — ist die Sicherstellung der Gesundheit der Menschen.

Ein sehr wichtiger und großer Aufgabenbereich der Medizin ist die Behandlung und wenn möglich, Heilung bereits eingetretener Erkrankungszustände. Diesen Bereich der Medizin nennt man kurative Medizin.

So wichtig die kurative Medizin ist: Es ist immer besser, eine Erkrankung zu verhindern, als sie zu behandeln! Vorbeugende Maßnahmen zur Verhinderung von Krankheiten sind das Aufgabengebiet der **präventiven Medizin** (auch **Prophylaxe** genannt).

Präventivmaßnahmen zur Verhinderung von Krankheitszuständen bzw. zur Vermeidung einer Verschlimmerung von Erkrankungen können zu verschiedenen „Zeitpunkten" einsetzen (siehe Abb. 1.2):

► Die Erfassung und Ausschaltung gesundheitsschädigender Faktoren vor ihrem Wirksamwerden nennt man **primäre Prävention** (z. B. Desinfektion und Sterilisation von Praxisgegenständen und Instrumenten, Konservieren von Lebensmitteln, Vermeidung von gesundheitsgefährdenden Angewohnheiten wie Rauchen, Essen von zu viel tierischen Fetten, Bewegungsfaulheit, Alkoholmissbrauch, aktive Impfungen). Primäre Prävention wird oft auch als Hygiene bezeichnet (s. u.).

► Unter **sekundärer Prävention** versteht man alle Maßnahmen, die geeignet sind, möglichst frühzeitig eine Diagnose und Therapie bereits eingetretener Erkrankungen zu sichern (Früherkennungsuntersuchungen).

► Befindet sich ein Patient bereits in einem vorgerückten Krankheitsstadium, sorgt die **tertiäre Prävention** dafür, die Schwere der Krankheit zu mindern, Verschlimmerungen zu vermeiden, Folgen der Erkrankung zu begrenzen und dem Patienten durch geeignete Maßnahmen die berufliche und soziale Wiedereingliederung zu ermöglichen (z. B. Diabetikerschulung, Sportkurse für Herzinfarktpatienten, Rollstuhltraining). In den Bereich der tertiären Prävention gehören vor allem die vielen von medizinischen und/oder psychotherapeutischen Fachkräften begleiteten Selbsthilfegruppen, die sich um chronisch erkrankte Patienten kümmern und ihnen helfen, den Lebensalltag zu bewältigen. Tertiäre Prävention wird oft auch Rehabilitation genannt.

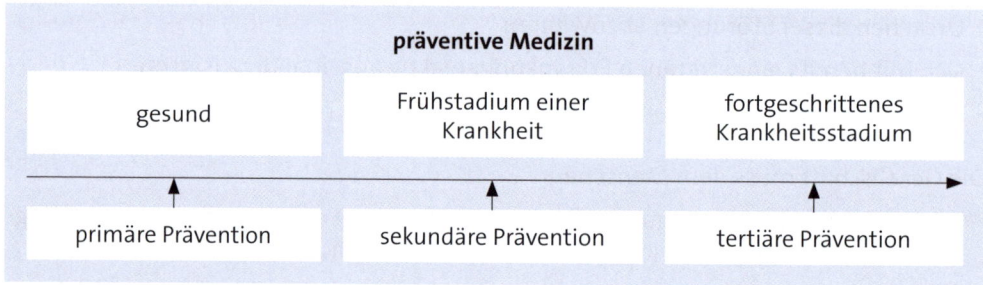

Abb. 1.2: präventive Maßnahmen

2.3 Hygiene

Bei dem Wort Hygiene denken die meisten Menschen zunächst an Sauberkeit, z. B. im Umgang mit Nahrungsmitteln, bei der Körperpflege, an Sauberhaltung der Wohnung und des Arbeitsplatzes. Im medizinischen Sinn aber muss der Begriff Hygiene viel weiter gefasst werden.

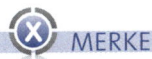 MERKE

Hygiene kommt vom griechischen Wort hygieinos = heilsam, gesund und leitet sich her von der griechischen Göttin Hygieia, die als Göttin der Gesundheit angesehen wurde.

Hygieia war nach der griechischen Mythologie eine Tochter des Heilgottes Asklepios (lat. Äskulap), dessen Stab und Schlange bis heute Symbol der Heilkunst sind.

Die Wissenschaft von der Hygiene untersucht die Einflüsse der belebten und unbelebten Umwelt auf die menschliche und tierische Gesundheit. Ihr Ziel ist es, Krankheiten zu verhüten und das Wohlbefinden sowie die Leistungsfähigkeit der Menschen zu erhalten und zu steigern.

2.3.1 Umwelthygiene

Wir alle wissen, dass uns unendlich viele Einflüsse unserer (belebten und unbelebten) Umwelt krank machen und uns damit in unserem Privat- und Arbeitsleben beeinträchtigen können. Entsprechend weit gefasst sind auch die Bereiche, auf die sich hygienische Maßnahmen erstrecken: z. B. auf Gefährdungen durch Schadstoffe und Krankheitserreger in der Luft, im Wasser, im Boden, in Abfällen und Lebensmitteln, durch Lärmbelästigung. Diese Gefährdungen können uns im Privatleben und am Arbeitsplatz treffen (siehe Abb. 1.3).

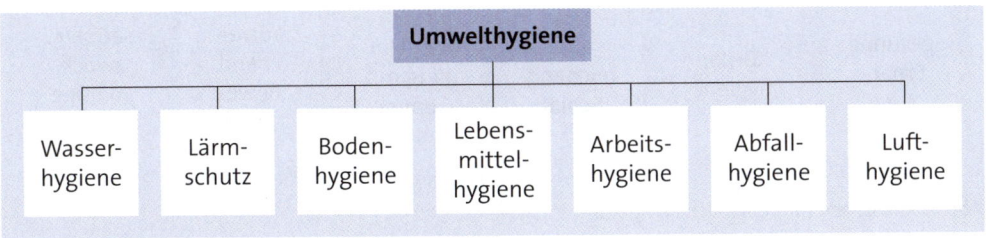

Abb. 1.3: Aufgabenbereiche der Umwelthygiene

2.3.2 Praxishygiene

In einer Arztpraxis gehen Gesundheitsgefährdungen vor allem von

► Krankheitserregern aus, die den Körper von Menschen besiedeln sowie sämtliche Gegenstände und Materialien kontaminieren können

► ätzenden, reizenden oder giftigen Stoffen

► medizinischen Geräten und Instrumenten (vgl. Abb. 1.4).

Grundlagen der Praxishygiene mit dem gesamten Inventar sind das Infektionsschutz-gesetz, das Tierseuchengesetz, die Unfallverhütungsvorschriften, die Röntgenverord-nung, das Abfallbeseitigungsgesetz sowie die Richtlinien zur Beseitigung von Abfällen aus allen Einrichtungen des medizinischen Bereichs.

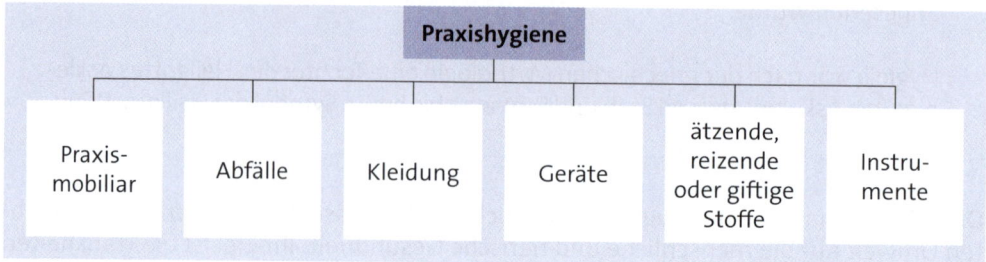

Abb. 1.4: Praxishygiene (Beispiele)

2.3.3 Persönliche Hygiene

Das Wissen über Gesundheitsgefährdungen ist gut und notwendig. Aber es muss auch umgesetzt werden! Und zwar nicht nur am Arbeitsplatz, sondern auch in der persönli-chen Lebensführung jedes Menschen. Unter persönlicher Hygiene versteht man alle Verhaltensweisen, die dazu dienen, den Menschen gesund zu erhalten (vgl. Abb. 1.5).

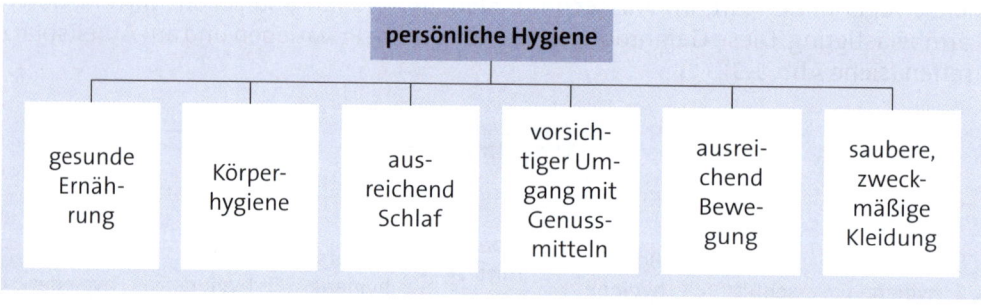

Abb. 1.5: Beispiele für persönliche Hygiene

2.3.4 Psychohygiene

Psychische und psychosomatische Erkrankungen können genauso wie rein körperliche Erkrankungen durch Umweltfaktoren verursacht oder ausgelöst werden. Mit der Ver-meidung solcher Schädigungen befasst sich die Psychohygiene.

Psychische und psychosomatische Erkrankungen können durch eine Vielzahl von Fak-toren im Leben von Menschen verursacht oder ausgelöst werden (siehe Abb. 1.6).

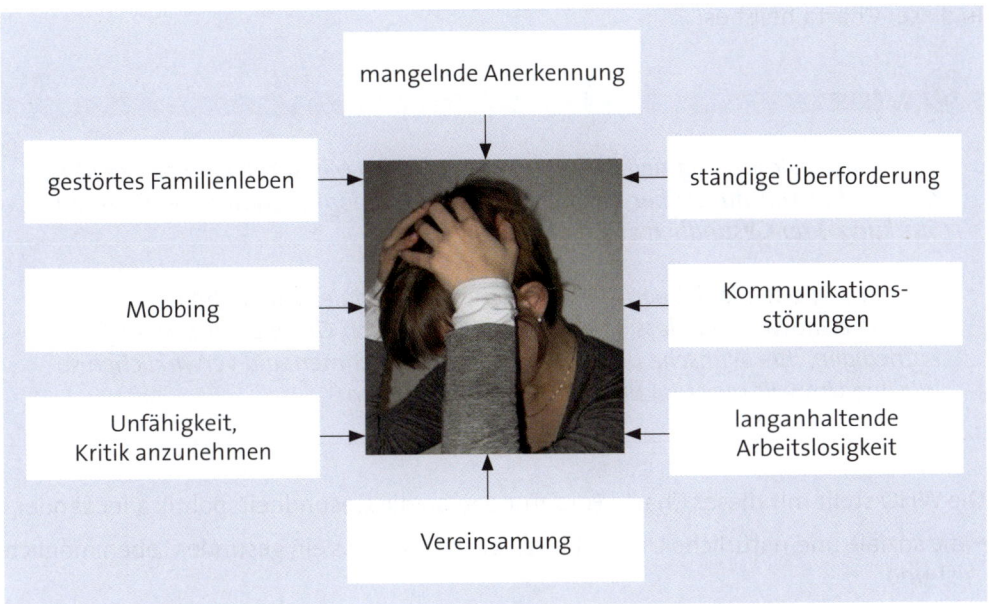

mangelnde Anerkennung

gestörtes Familienleben

ständige Überforderung

Mobbing

Kommunikations-
störungen

Unfähigkeit,
Kritik anzunehmen

langanhaltende
Arbeitslosigkeit

Vereinsamung

Abb. 1.6: Verursachung oder Auslösung von psychischen und psychosomatischen Erkrankungen (Beispiele)

2.4 Gesundheitsförderung

Prävention setzt da an, wo zu erwartenden Gesundheitsstörungen vorgebeugt werden kann und zielt auf die Zurückdrängung von Krankheitsrisiken.

Einen anderen Ansatz hat die Gesundheitsförderung: Sie zielt auf die Verbesserung der Bedingungen für Gesundheit, indem sie sowohl die sozialen Bedingungen für Gesundheit als auch die Fähigkeiten des Menschen, die es ihm ermöglichen, gesund zu sein und zu bleiben, fördert.

Beide Ansätze – Prävention und Gesundheitsförderung – sind gleichberechtigt nebeneinander stehende und sich gegenseitig bedingende Formen von Eingriffen in das Gesundheits-Krankheitsgeschehen. Beide haben die Absicht, durch helfende, unterstützende, kontrollierende und korrigierende Maßnahmen in den Prozess der Krankheitsentstehung einzugreifen. Sie wollen das Krankheitsgeschehen schon im Vorfeld oder im Frühstadium abbrechen, es mindern und – wenn möglich – rückgängig machen.

Die Weltgesundheitsorganisation WHO hat auf einer Konferenz in Ottawa (Kanada) 1986 eine wichtige Urkunde (eine sog. Charta) zur Gesundheitsförderung verabschiedet.

In dieser Charta heißt es:

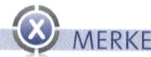 MERKE

„Gesundheitsförderung zielt auf einen Prozess, allen Menschen ein höheres Maß an Selbstbestimmung über ihre Gesundheit zu ermöglichen und sie damit zur Stärkung ihrer Gesundheit zu befähigen.

Um ein umfassendes körperliches, seelisches und soziales Wohlbefinden zu erlangen, ist es notwendig, dass sowohl einzelne als auch Gruppen ihre Bedürfnisse befriedigen, ihre Wünsche und Hoffnungen wahrnehmen und verwirklichen sowie ihre Umwelt meistern bzw. sie verändern können."

Die WHO stellt mit dieser Charta Forderungen an die Gesundheitspolitik aller Länder,

- die soziale und natürliche Umwelt so zu gestalten, dass ein gesundes Leben möglich ist und
- jene Fähigkeiten der Menschen, die ihnen eine Gesunderhaltung ermöglichen, zu stärken.

B. Grundlagen der medizinischen Fachsprache

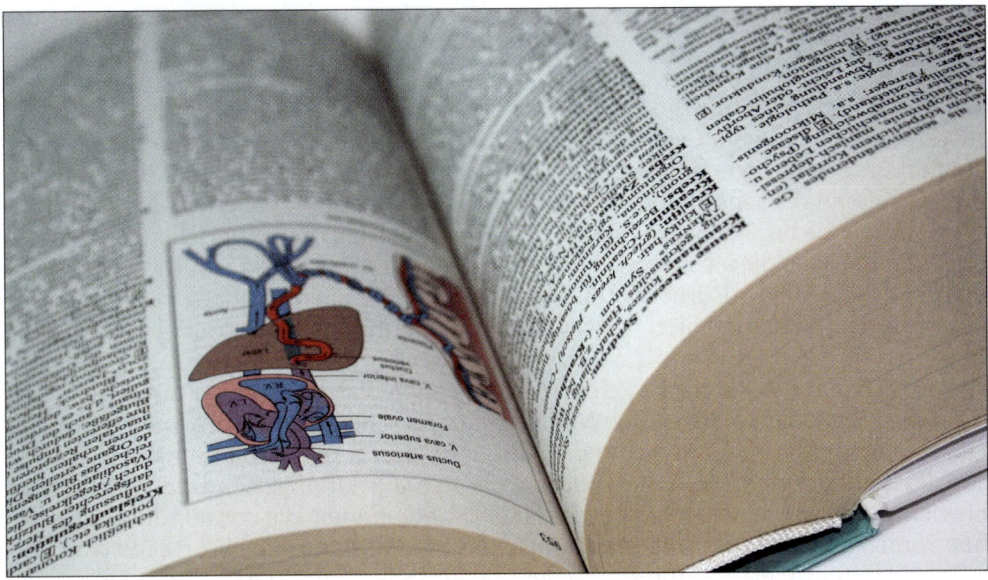

Wie jedes andere Fachgebiet verfügt auch die Medizin über eine eigene Fachsprache, die allgemein verwendet wird und international anerkannt ist. Ein solcher Katalog von Fachwörtern gewährleistet, dass z. B. bestimmte Organe oder spezielle krankhafte Veränderungen dieser Organe auf der ganzen Welt immer mit denselben Ausdrücken bezeichnet werden. Dieses erleichtert sowohl die Verständigung der Mediziner untereinander als auch mit Vertretern anderer Berufe, die mit Medizin befasst sind, z. B. Apothekern und Angehörigen der medizinischen Assistenzberufe.

Medizinische Fachwörter nutzen jedoch nur dann etwas, wenn demjenigen, der sie gebraucht, auch ihre genaue Bedeutung klar ist. Fremdwörter zu benutzen, ohne den deutschen Sinn wiedergeben zu können, ist unwissenschaftlich; es klärt keinen Sachverhalt, sondern wirkt nur verwirrend und kann im Einzelfall sogar gefährlich sein. Darüber hinaus belasten Fachausdrücke, die man ohne Kenntnis ihrer Bedeutung auswendig lernt, nur das Gedächtnis. Je mehr man aber von den sprachlichen Zusammenhängen versteht, desto leichter prägen sich die Fachwörter durch Gedankenverbindungen ein.

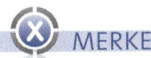 MERKE

Benutzen Sie nie medizinische Fachausdrücke, deren Bedeutung Ihnen nicht klar ist! Gegenüber Patienten, die ja überwiegend nicht in medizinischer Fachsprache ausgebildet sind, sollten Sie Fachwörter vermeiden.

1. Herkunft der medizinischen Fachsprache

Fast alle medizinischen Fachausdrücke gehören entweder der griechischen oder der lateinischen Sprache an.

Schon etwa seit dem fünften vorchristlichen Jahrhundert hatten die griechischen Naturwissenschaftler genauere Vorstellungen vom Bau des menschlichen Körpers und stellten Beschreibungen beobachteter Krankheitsbilder auf. Die Römer übernahmen die griechische Wissenschaft und trieben die Erkenntnisse, vor allem in der Anatomie, weiter voran. Sie bezeichneten Organe und Organteile neu mit lateinischen Ausdrücken oder übernahmen die alten griechischen Worte und „latinisierten" sie. Dieses trifft übrigens auch für viele Ausdrücke außerhalb der medizinischen Fachsprache zu; so sagen wir heute z. B. nicht griechisch Museion, sondern latinisiert Museum.

Lange nachdem das Römische Reich untergegangen war, blieben das Lateinische und das Griechische die Sprachen der Wissenschaft. Forscher bezeichneten neu entdeckte Einzelheiten mit lateinischen oder griechischen Ausdrücken. Dabei kam es vielfach zu sog. Bastardbildungen, d. h. Ausdrücken, die sich aus lateinischen und griechischen Elementen zusammensetzen. Aber das ist eine Gewohnheit, die uns aus unserem eigenen Sprachgebrauch vertraut ist; wir mischen ebenfalls deutsche Worte mit französischen („Herrentoilette"), mit englischen („Jeansladen") und lateinisch-griechischen Ausdrücken („Stadtzentrum"). Darüber hinaus haben heute viele medizinische Fachausdrücke neben ihrer Originalform noch eine zweite, der deutschen Sprechweise angepasste Form, z. B. Venen statt Venae. Und bei vielen Ausdrücken ist uns oft gar nicht mehr bewusst, dass sie ursprünglich aus der lateinischen Sprache stammen, z. B. Nase – Nasus, Muskel – Musculus, Zelle – Cella, Fieber – Febris.

Einige wenige Ausdrücke in der medizinischen Fachsprache stammen nicht aus dem Lateinischen oder Griechischen, sondern aus anderen Sprachen (siehe Abb. 2.1). Es handelt sich zumeist um Krankheitsbezeichnungen, welche Störungen benennen, die in dem entsprechenden Sprachraum häufig vorkamen, z. B. Beri-Beri (sudanesisch für „Steifer Gang"; Vitamin-B_1-Mangelkrankheit), Cholera (wahrscheinlich von dem hebräischen chaul rah = böse Krankheit), Scharlach (persisch sakirlât = rote Farbe), Skorbut (wahrscheinlich von dem norwegischen scheur bek = rissiger, wunder Mund).

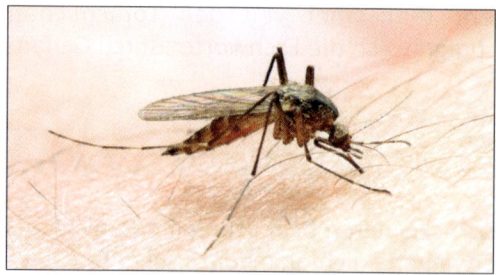

Abb. 2.1: Anopheles-Mücke, die Überträgerin der Malariaerreger (Malaria von italienisch mala aria = schlechte Luft. Man vermutete, dass die Gase, die aus sumpfigen Gebieten aufstiegen, die Krankheit verursachen.)

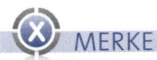 **MERKE**

Terminus (Mz. Termini), übersetzt aus der lateinischen Sprache = festgelegter Grenzpunkt, bedeutet Fachausdruck. Die Lehre von der Fachsprache heißt **Terminologie** (von gr. logos = Wort, Lehre).

2. Hinweise zu Schreibweise und Aussprache der medizinischen Fachausdrücke

Die Schreibweise der lateinischen und griechischen Fachausdrücke ist in der Regel recht einfach, da sie zumeist so buchstabiert werden, wie man sie spricht. Einige Hinweise sind jedoch zu beachten:

► Das Lateinische kennt kein k, sondern nur c. Zur Zeit der Römer wurde c wie k gesprochen. Heute gilt die Ausspracheregel: c vor e, i, y, ae, oe wird wie c gesprochen (und in eingedeutschter Form mit z geschrieben). Vor a, o, u, au und vor Mitlauten wird c wie k gesprochen (und in eingedeutschter Form mit k geschrieben). Beispiel: Appendicitis acuta = akute Appendizitis (akute Entzündung des Wurmfortsatzes).

Das Griechische dagegen kennt kein c, und man schreibt k bzw. z, z. B. Kardia = Herz, Zygote = befruchtete Einzelle. Viele der ursprünglich griechischen Ausdrücke wurden jedoch latinisiert. Beispiel: griechisch Kystis, lateinisch Cystis, eingedeutscht Zyste (kleiner Hohlraum, Blase).

► Die Buchstabenkombination -ti wird wie -zi gesprochen, aber in lateinischen Fachwörtern niemals so geschrieben, z. B. Substantia spongiosa = schwammartige Substanz.

► Die Doppelselbstlaute eu, ei und oi werden in medizinischen Ausdrücken stets getrennt gesprochen, also e-u, e-i und o-i. Die Doppelselbstlaute ae (und griechisch ai) und oe werden wie ä bzw. ö gesprochen und in eingedeutschter Form auch so geschrieben. Beispiele: griechisch Oesophagus, deutsch Ösophagus (Speiseröhre), Ätiologie (Lehre von den Krankheitsursachen) von griechisch aitia = die Ursache, Äquivalent (das Gleichwertige) von lateinisch aequus = gleich.

► Das Griechische kennt kein f. Dieser Laut wird durch -ph dargestellt, z. B. Pharynx = Rachen. Bei griechischen Ausdrücken, die in die Umgangssprache eingegangen sind, schreibt man heute f, also Fotografie statt Photographie. In medizinischen Fachausdrücken ist das nicht zulässig!

► Hauptwörter werden sowohl in der lateinischen als auch in der griechischen Sprache normalerweise klein geschrieben. In der medizinischen Fachsprache schreibt man Hauptwörter groß, z. B. Appendizitis, Kardia.

3. Hinweise zur Grammatik der medizinischen Fachsprache

Medizinisches Assistenzpersonal hat – wie auch sehr viele Mediziner – nur in den seltensten Fällen Lateinisch oder gar Griechisch in der Schule gelernt. Das ist auch zum Verständnis der Terminologie nicht notwendig

Die Grammatik der lateinischen (bzw. griechischen Sprache) ist kompliziert und umfangreich. Da das Hauptanliegen jedoch nicht die Bildung medizinischer Fachausdrücke, sondern das Verständnis ihrer Bedeutung ist, reicht in der Regel die Erlernung einiger weniger Regeln der lateinischen Grammatik aus.

Wie die Mehrzahlform eines lateinischen Hauptwortes lautet, richtet sich zumeist (es gibt viele Ausnahmen) nach seiner Endung.

Endet das Haupt-wort in der Einzahl auf:	... so lautet die Endung für die Mehrzahl:	Beispiele
-a	-ae	Vena (Ez.), Venae (Mz.) (= Vene, Venen)
-us	-i	Terminus (Ez.), Termini (Mz.) (= Ausdruck, Ausdrücke)
-um	-a	Labium (Ez.), Labia (Mz.) (= Lippe, Lippen)
-us	-us (lang gesprochen)	Processus (Ez.), Processus (Mz.) (= Fortsatz, Fortsätze)
-es	-es (lang gesprochen)	Species (Ez.), Species (Mz.) (= Art, Arten)
Konsonanten	unregelmäßige Mehrzahlbildung	Foramen (Ez.), Foramina (Mz.) (= Loch, Löcher)

Im Deutschen ist es üblich, mehrere Hauptwörter zu einem Ausdruck zusammenzusetzen; beispielsweise sagen wir *Gebärmutterhals*. Die lateinische Sprache benutzt hier meist eine Konstruktion im zweiten Fall (Genitiv) und schreibt *Cervix uteri*, wörtlich „der Hals der Gebärmutter". Hierbei steht das erst genannte Hauptwort im ersten Fall und das zweit genannte Hauptwort im zweiten Fall.

In der lateinischen Sprache tragen die Hauptwörter im ersten und im zweiten Fall (wie auch im Deutschen) unterschiedliche Endungen.

Endung des Haupt-wortes im 1. Fall	Endung des Haupt-wortes im 2. Fall	Beispiele
-a	-ae	Coxa = Hüfte Os coxae = das Hüftbein (wörtl. „das Bein der Hüfte")
-us	-i	Uterus = Gebärmutter Cervix uteri = der Gebärmutterhals
-um	-i	Ischium = die Sitzfläche Os ischii = das Sitzbein

4. Bildung zusammengesetzter medizinischer Begriffe

Einfache, d. h. allein stehende Hauptwörter sind die Basis der medizinischen Fachsprache. Sie bezeichnen Organe bzw. Organteile und Krankheitserscheinungen, z. B. Cervix = Hals, Uterus = Gebärmutter, Ventriculus = Magen, Morbus = Krankheit, Syndrom = Komplex gemeinsam auftretender Krankheitserscheinungen, Ulcus = Geschwür, Herpes = bläschenförmiger Ausschlag, Diabetes = verstärkter Harnfluss.

Diese Hauptwörter können durch Beifügungen näher bestimmt werden.

▸ Bereits besprochen wurde die Beifügung eines zweiten Hauptwortes das im zweiten Fall steht (Genitivkonstruktion), z. B. Ulcus ventriculi = Magengeschwür, Cervix uteri = Gebärmutterhals.

▸ Beifügungen können auch Eigenschaftswörter sein, z. B. simplex = einfach, mellitus = süß: Herpes simplex, Diabetes mellitus.

Stammen Hauptwort und Eigenschaftswort aus der lateinischen Sprache, haben beide sehr oft die gleiche Endung, z. B. Tunica mucosa = Schleimhaut, Musculus maximus = großer Muskel, Ligamentum transversum = querverlaufendes Band, Glandulae pyloricae = Magenpförtnerdrüsen. Stammen Hauptwort und Eigenschaftswort aus verschiedenen Sprachen (wie Herpes simplex, Diabetes mellitus), ist das leider nicht der Fall. Hier kann man nur auswendig lernen!

▸ Bei Krankheitsbezeichnungen kommen relativ häufig Beifügungen in Form eines Eigennamens vor. Die Krankheitsbezeichnung gibt dabei den Forscher an, der eine bestimmte Krankheit entdeckt oder als erster genau untersucht und beschrieben hat, z. B. Morbus Crohn, Morbus Bechterew, Cushing-Syndrom, Larsson-Syndrom. In eingedeutschter Form spricht man dann z. B. von der Bechterew-Krankheit oder der Cushing-Krankheit. Auch in Ausdrücken, die Organe bzw. Organteile benennen, kommen hin und wieder Eigennamen vor, z. B. Golgi-Apparat, Langerhans-Inseln,Bartholin-Drüsen.

▸ Die Beifügung durch ein Hauptwort, das im ersten Fall steht, kommt in lateinischen Fachwörtern sehr selten, in griechischen Fachwörtern dagegen – wie im Deutschen gebräuchlich – oft vor, z. B. Zoster = Gürtel: Herpes zoster (Gürtelrose). Oft gehen bei der Aneinanderfügung von Hauptworten einzelne Buchstaben „verloren" oder es werden welche eingefügt, z. B. Myos = Muskel, Kardia = Herz: Myokard (Herzmuskel); Nephros = Niere, Ektomie = operative Entfernung: Nephrektomie (operative Nierenentfernung).

Medizinische Begriffe können nicht nur aus Hauptwörtern oder Hauptwörtern mit Beifügungen bestehen, sondern sie können auch aus Stämmen und Vor- sowie Nachsilben zusammengesetzt werden. Diese Art der Wortbildung ist uns auch aus der deutschen Sprache vertraut.

Vorsilben	Stämme (Haupt-, Tätigkeits- oder Eigenschaftswörter)	Nachsilben
ver-	suchen	
	Schön-	heit
un-	glück-	lich

Einige Stämme, Vor- und Nachsilben kommen außerordentlich häufig in medizinischen Fachausdrücken vor und sollten deshalb beherrscht werden.

Stamm	Bedeutung	Stamm	Bedeutung
-algesie, -algie	Schmerz	Pyro-	Fieber
-ektomie	Entfernung	-rrhoe/rrhö	Ausfluss
-gen	verursachend	sklero-	hart, trocken
-gnose	Erkenntnis	-skop, -skopie	Betrachtung
-graphie/grafie, -gramm	Aufzeichnung	steno-	eng, verengt
Karzino-, Cancer	Krebs	Terato-	Missbildung
Onko-	Geschwulst	-tomie	Schnitt
Patho-,-pathie	Krankheit	Traumato-	Verletzung
Pyo-	Eiter	-zid	tötend

Vorsilbe	Bedeutung	Vorsilbe	Bedeutung
a-, an-, in-, im-, ir-	Verneinung	hyper-	Überfunktion
ana-	auseinander	hypo-	Unterfunktion
anti-, contra-	gegen	inter-	zwischen
con-, sym-, syn-	zusammen	para-, par-	neben
dia-, per-	hindurch	peri-	um herum
dys-	krankhafte Störung	post-	danach
e-, ek-, ex-	aus, heraus	prae/prä-, pro-	vor
endo-, intra-	innerhalb	re-	wieder, zurück
ekto-, exo-, extra-	außerhalb	sub-	unter
en-, em-, in-, im-	in, hinein	super-, supra-	über, oberhalb
epi-	auf	trans-	hindurch, hinüber

Nachsilbe	Bedeutung	Nachsilbe	Bedeutung
-ago, -igo	krankhafte Aktivität	-om	Geschwulst
-ia, -ie, -iasis, -ismus	Krankheit	-ose, -osis	abbauender Prozess
-itis	Entzündung		

C. Der Aufbau des Organismus

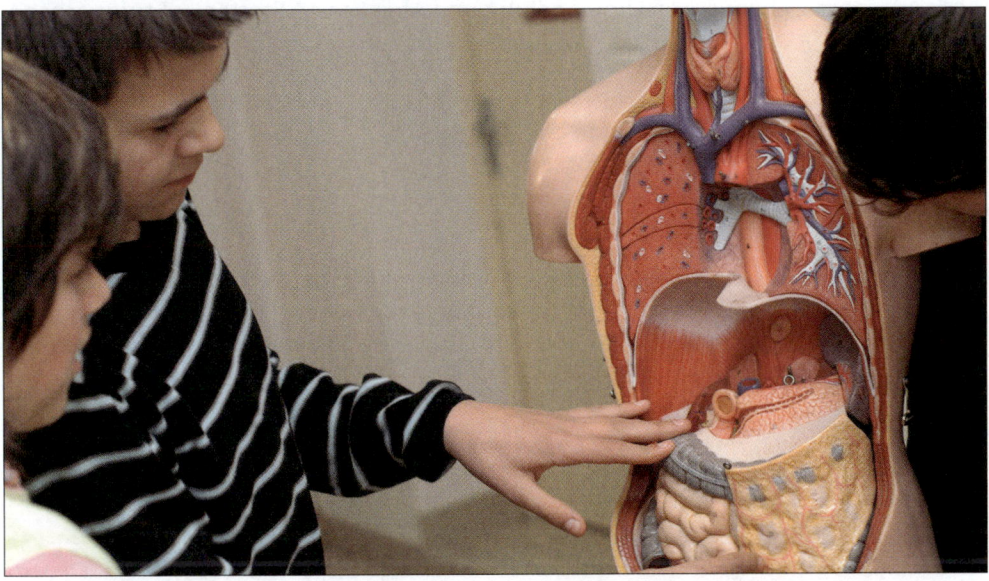

Bestimmte Fähigkeiten unterscheiden tote Dinge von lebenden Organismen. Diese Fähigkeiten nennt man die Kennzeichen des Lebens: Stoffwechsel, Informationsverarbeitung, Wachstum, aktive Bewegung und Fortpflanzung.

Das durch diese Fähigkeiten gekennzeichnete Leben ist an die Existenz von Zellen gebunden. Alle Lebewesen bestehen aus einer oder vielen Zellen. Eine Ausnahme von dieser Regel machen nur die Viren.

1. Die Zelle

Die kleinsten selbstständigen Bau- und Arbeitseinheiten des menschlichen Organismus sind die Zellen.

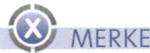 MERKE

Termini:

Zelle	gr. Zytos, lat. Cella oder Cellula
Lehre von den Zellen	Zytologie

Zellen sind befähigt:

- zur Aufnahme, chemischen Umwandlung und Abgabe von Stoffen (= Stoffwechsel)
- zur Aufnahme, Verarbeitung und Weiterleitung von Informationen (= Informationsverarbeitung)
- zu Wachstum
- zu aktiver Bewegung
- zur Fortpflanzung.

Alle Zellen des menschlichen Körpers sind Abkömmlinge der befruchteten Eizelle (Zygote), aus der sie durch vielfache Teilungsvorgänge entstehen. Die dabei entstehenden Zellen unterscheiden sich in Größe und Form und spezialisieren sich auf die Erfüllung unterschiedlicher Aufgaben (siehe Abb. 3.1).

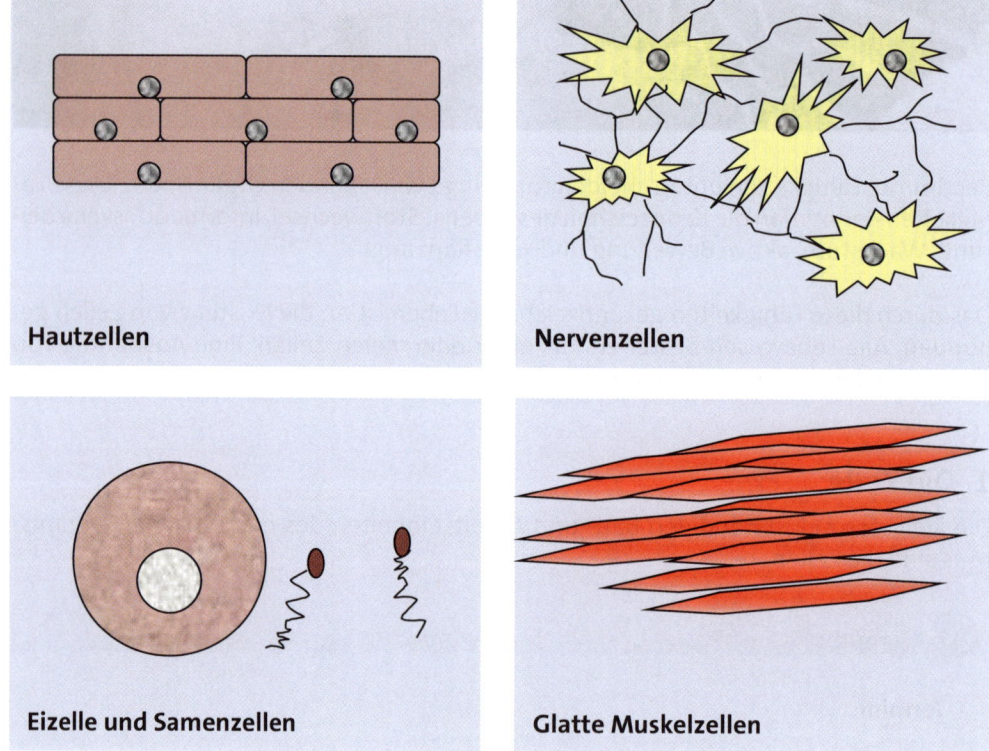

Hautzellen

Nervenzellen

Eizelle und Samenzellen

Glatte Muskelzellen

Abb. 3.1: Beispiele für verschiedene Zellformen aus dem Körper des Menschen (Modelle)

Trotz der Vielfalt in Größe, Form und Aufgabe besitzen alle Zellen des menschlichen Körpers einen grundsätzlich einheitlichen Bauplan (siehe Abb. 3.2).

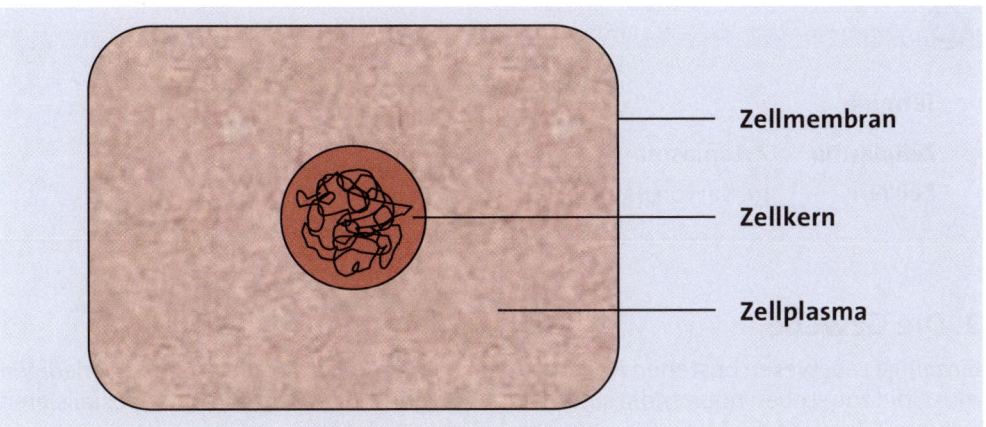

Abb. 3.2: Zelle (schematische Darstellung)

Jede Zelle besteht aus einer Zellmembran, dem Zellplasma und dem Zellkern.

Die **Zellmembran:**

► umschließt die Zelle und grenzt sie nach außen ab

► lässt manche Substanzen von außen in das Zellinnere und von innen nach außen durchtreten, andere nicht („selektive Durchlässigkeit"; die Zellmembran ist das Organ, das für den Stoffaustausch der Zelle mit ihrer Umwelt verantwortlich ist)

► kann Reize aufnehmen

► besitzt auf ihrer Oberfläche chemische Merkmale, die typisch und einmalig für die Zellen eines bestimmten Gewebes (s. u.) und eines bestimmten Lebewesens sind. Diese chemischen Merkmale nennt man Antigene oder Zellmarker. Die Antigene erlauben jedem Organismus zu erkennen, um was für eine Zelle es sich handelt und ob sie zum eigenen Körper gehört oder nicht.

Das **Zellplasma:**

► besteht aus Wasser, in dem zahlreiche Stoffe (z. B. Eiweiß, Zucker, Salze, Fette, Farbstoffe) gelöst bzw. aufgeschwemmt sind

► enthält zahlreiche kleine Zellorgane, die sog. Organellen, die alle Arbeiten erledigen, welche die jeweilige Zelle zu leisten hat.

Der **Zellkern:**

► Der Zellkern ist das Steuerzentrum der Zelle. Er gibt die Befehle, welche Arbeiten die Zelle zu erledigen hat. Die Anweisungen für die Zellarbeiten liegen in Form eines Codes vor. Diesen Code nennt man Erbmaterial oder DNA oder Gene. Das Erbmaterial ist im Zellkern in langen Fäden (46 in allen Körperzellen, 23 in Ei- und Samenzellen) angeordnet. Diese DNA-Fäden bilden bei der Zellteilung die Chromosomen.

► Vom Zellplasma ist der Zellkern durch eine Kernmembran getrennt, die zahlreiche Poren besitzt, sodass ein dauernder Stoffaustausch zwischen Kern und Plasma möglich ist.

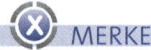 **MERKE**

Termini:

Zellplasma	Zytoplasma
Zellkern	gr. Karyon, lat. Nucleus

2. Die Gewebe

Einzellige Lebewesen bestehen nur aus einer einzigen Zelle, die alle Aufgaben erledigen muss, die zum Leben notwendig sind. In einem mehrzelligen Organismus spezialisieren sich die Zellen auf die Erfüllung unterschiedlicher Aufgaben.

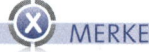 **MERKE**

Termini:

Gewebe	Histos
Lehre von den Geweben	Histologie

Die erste Zelle eines Menschen ist die befruchtete Eizelle (Zygote). In ihrem Zellkern sind alle genetischen Anweisungen enthalten, die gebraucht werden, um einen kompletten Menschen „herzustellen" und am Leben zu erhalten.

Im Laufe der Entwicklung des Ungeborenen teilt sich die befruchtete Eizelle unzählige Male. Die entstehenden Zellen teilen sich wieder und wieder. Dabei wird das Erbmaterial im Zellkern vor jeder Zellteilung verdoppelt und dann zu genau gleichen Teilen auf die beiden neuen Zellen verteilt: Jede Zelle eines Lebewesens enthält also das gesamte Erbmaterial (siehe Abb. 3.3).

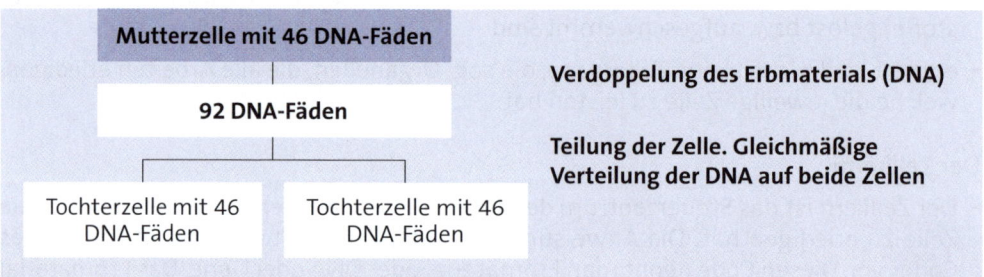

Abb. 3.3: Zellteilung (schematisch; als Mutterzelle bezeichnet man immer die sich teilende Zelle, als Tochterzellen die bei der Teilung entstehenden Zellen)

Aber bei einem vielzelligen Lebewesen benötigt nicht jede Zelle das gesamte Erbmaterial. Deshalb wird der größte Teil der Erbinformation für immer verschlossen und nur noch der kleine Teil benutzt, der zur Erfüllung bestimmter Aufgaben notwendig ist. Diesen Vorgang der Spezialisierung nennt man Gewebebildung.

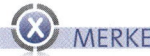 **MERKE**

Ein Gewebe ist ein Verband von Zellen, die sich auf die Erfüllung der gleichen Aufgaben spezialisiert haben und die gleich aussehen.

Man unterscheidet **vier Gewebeklassen** (siehe Abb. 3.4).

- ► Zu den **Deckgeweben** (Epithelgeweben) gehören die Oberflächenepithelien, die die inneren und äußeren Oberflächen des Körpers bedecken, Drüsenepithelien, die Drüsensekrete absondern können und Sinnesepithelien, die Reize aufnehmen können. Alle Deckgewebe bilden einen geschlossenen Zellverband.

- ► Die **Binde- und Stützgewebe** geben dem Körper Halt und Form, verbinden verschiedene Gewebearten miteinander und haben wichtige Stoffwechselaufgaben. Darüber hinaus ist das Bindegewebe für die Abwehr von Krankheitserregern von Bedeutung. Zur Klasse der Binde- und Stützgewebe gehören das Bindegewebe, das Fettgewebe, Knorpelgewebe und Knochengewebe.

  Zwischen den Zellen der Binde- und Stützgewebe befindet sich die Zwischenzellsubstanz. Die Zwischenzellsubstanz kann flüssig oder gelartig sein, sie enthält im Bindegewebe zahlreiche Fasern und in den Stützgeweben Kalksalze zur Härtung.

- ► Die Zellen der **Muskelgewebe** sind darauf spezialisiert, sich zusammenziehen zu können; sie dienen der aktiven Bewegung. Im Einzelnen unterscheidet man glattes Muskelgewebe der inneren Organe, quer gestreiftes Muskelgewebe der Skelettmuskulatur und das Herzmuskelgewebe.

- ► Das **Nervengewebe** dient der Aufnahme von Reizen, der Weiterleitung der Erregung und der Verarbeitung der Impulse. Es besteht aus den Nervenzellen, welche die oben angeführten Aufgaben erfüllen, und dem Nervenhüll- und -stützgewebe, das die Nervenzellen auch ernährt.

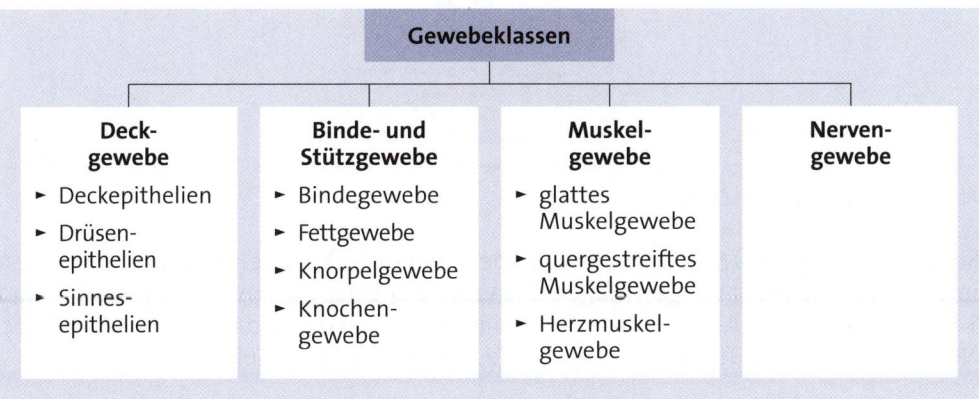

Abb. 3.4: Gewebeklassen

3. Organe

Die verschiedenen Gewebe des menschlichen Körpers schließen sich zu Organen (von gr. organon = Werkzeug; siehe Abb. 3.5) zusammen.

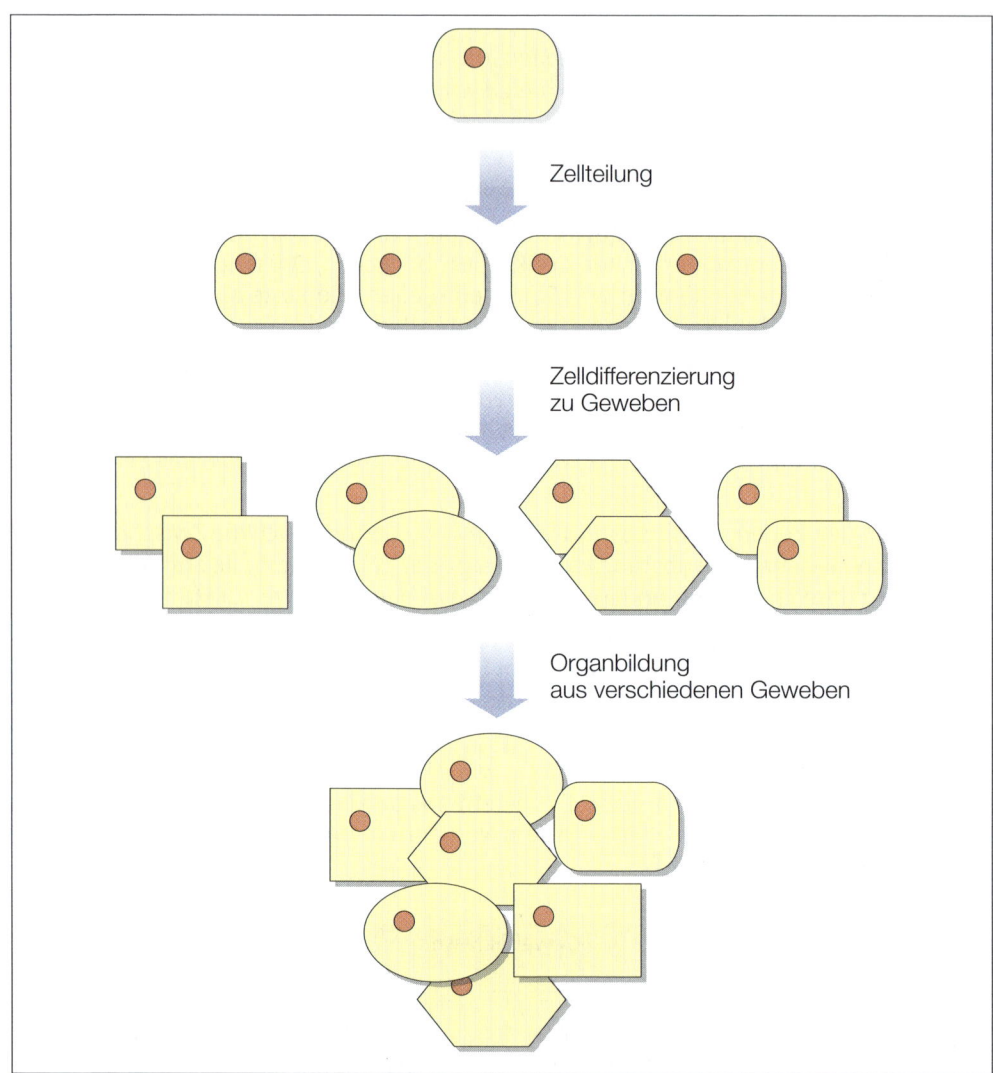

Abb. 3.5: Von der Zelle zum Organ

So formen z. B. glattes Muskelgewebe, Bindegewebe, Deckepithelien, Drüsenepithelien und Nervengewebe das Organ Magen. Die Versorgung des Organs mit Nährstoffen und Sauerstoff sowie der Abtransport von Abfallstoffen wird durch das Blut gewährleistet. Nervengewebe sorgt für die Verbindung des Organs mit dem Gehirn.

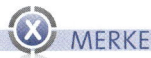
MERKE

Ein Organ ist ein „Werkzeug" des Körpers, das sich aus verschiedenen Geweben zusammensetzt, die gemeinsam eine übergeordnete Aufgabe erfüllen.

4. Organsysteme – Organismus

Mehrere Organe können wiederum zu Organsystemen zusammentreten, die zusammen für einen ganzen Aufgabenkomplex zuständig sind (siehe Abb. 3.6).

Man unterscheidet folgende Organsysteme:

- Das **Bewegungssystem** setzt sich aus den Knochen des Skeletts und der Skelettmuskulatur zusammen. Die Knochen halten den Körper aufrecht, schützen innere Organe und dienen als Ansatzstellen für Muskeln, welche die Bewegung des Körpers bewerkstelligen.

- Das **Atmungssystem** sorgt für die Aufnahme von Sauerstoff aus der Luft sowie die Ausscheidung von Kohlendioxid.

- Das **Blutkreislaufsystem:** Das kreisende Blut, das durch die Arbeit des Herzens durch die Gefäße gepumpt wird, transportiert alle Stoffe, die im Körper verteilt bzw. wieder ausgeschieden werden müssen.

- Das **Verdauungssystem** ist verantwortlich für die Aufnahme von Nahrung, deren Abbau und die Ausscheidung unverdaulicher Reste.

- Das **Exkretionssystem** sichert die Ausscheidung von Stoffen, die im Stoffwechsel anfallen und die den Körper nicht über das Atmungssystem oder das Verdauungssystem verlassen können. Außerdem reguliert das Exkretionssystem den Flüssigkeitshaushalt des Körpers.

- Das **Fortpflanzungssystem** hat die Aufgabe, die Keimzellen zu bilden, das Zusammentreffen der Keimzellen zu ermöglichen und im weiblichen Organismus Wachstum und Reifung des Keimlings zu gewährleisten. Das Fortpflanzungssystem ist das einzige Organsystem, das grundsätzlich unterschiedlich in den beiden Geschlechtern aufgebaut ist.

- Das **Immunsystem:** Die Zellen des Immunsystems bekämpfen körperfremde Substanzen, die in den Körper eingedrungen sind, sowie entartete Körperzellen. Die Immunzellen befinden sich zum großen Teil in den Lymphorganen, sind aber auch im Blut anzutreffen und können frei in Körpergewebe ausschwärmen.

- Das **Hormonsystem** koordiniert in Zusammenarbeit mit dem Nervensystem die Organtätigkeiten und reguliert Stoffwechsel, Wachstum und Fortpflanzung. Zudem haben die Hormone entscheidenden Einfluss auf die Psyche.

- Das **Nervensystem und die Sinnesorgane** sorgen für die Aufnahme von Informationen aus der Umwelt oder aus dem eigenen Körper, die Verarbeitung dieser Informationen und eine sinnvolle Reaktion. Das Nervensystem reguliert und koordiniert in

Zusammenarbeit mit dem Hormonsystem die Organtätigkeiten. Der komplizierteste Teil des Nervensystems, das Gehirn, ist der „Sitz" unserer Persönlichkeit.

Die Gesamtheit aller Organsysteme, deren geordnete und sinnvolle Zusammenarbeit zur Gewährleistung der Lebensfunktionen bezeichnet man als Organismus.

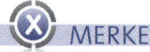 MERKE

Termini:

Lehre vom Aufbau des Organismus	Morphologie
Lehre vom Aufbau einzelner Körperteile	Anatomie
Lehre von der Funktion des Organismus	Physiologie

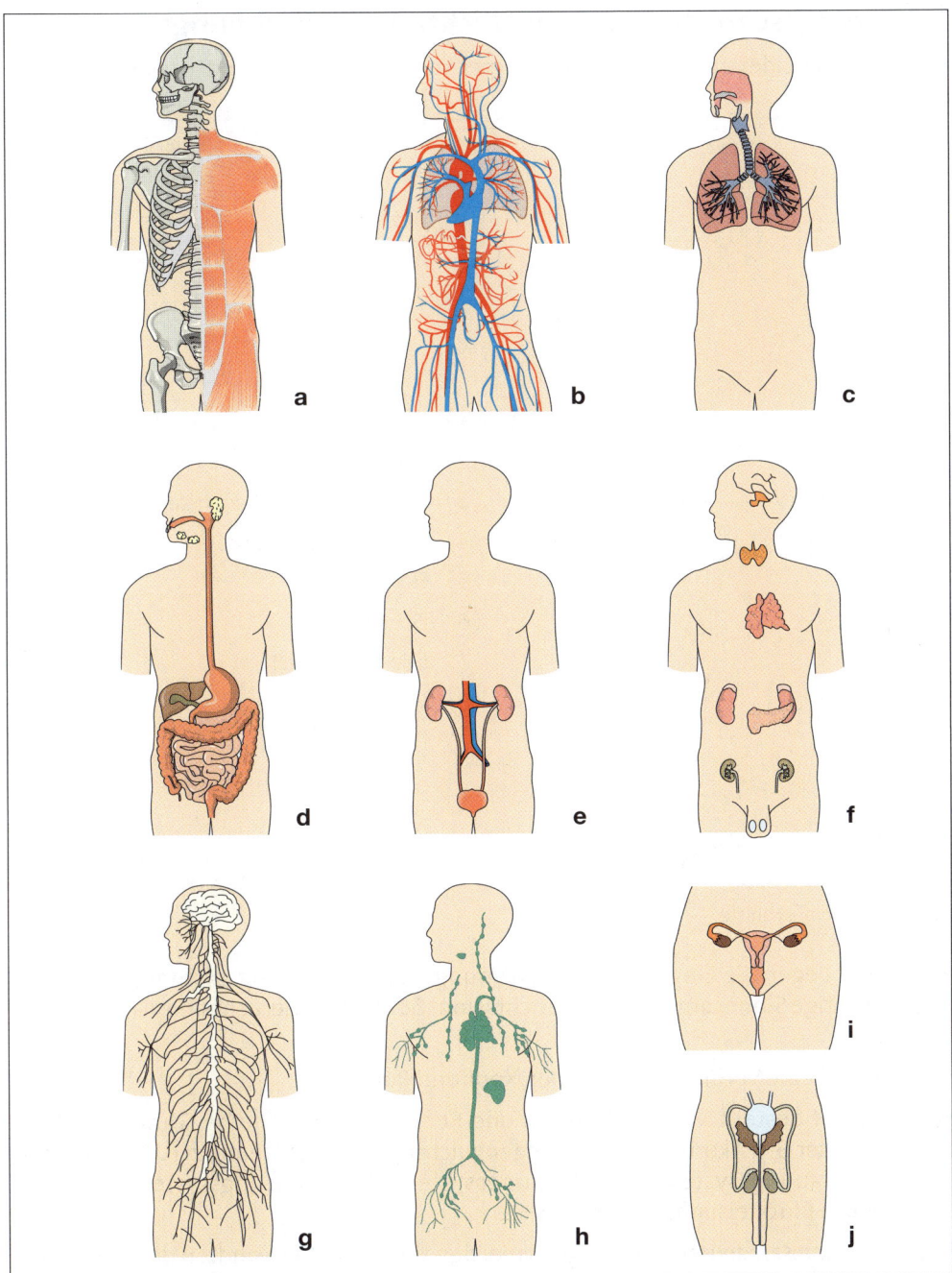

Abb. 3.6: Organsysteme des menschlichen Organismus
a = Bewegungssystem; b = Blutkreislaufsystem; c = Atmungssystem; d = Verdauungssystem; e = Exkretionssystem; f = Hormonsystem; g = Nervensystem; h = Immunsystem; i = weibliches Fortpflanzungssystem;
j = männliches Fortpflanzungssystem

5. Körperabschnitte, Lage- und Richtungsbezeichnungen

Man unterscheidet am menschlichen Körper verschiedene Abschnitte (siehe Abb. 3.7).

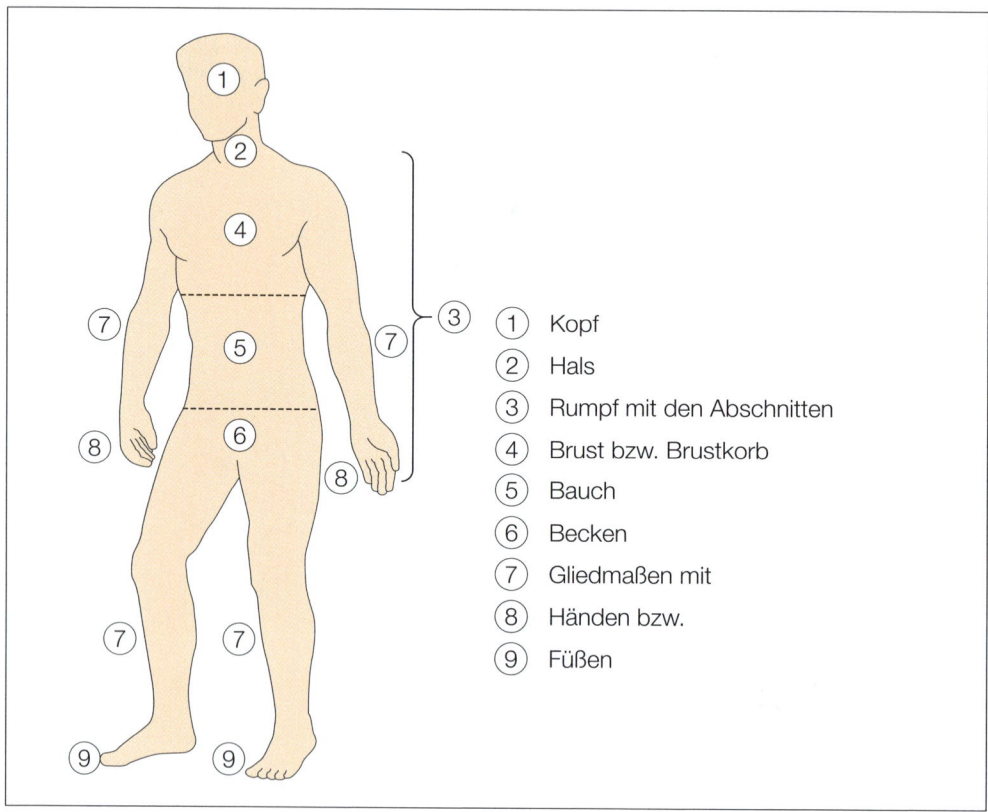

① Kopf

② Hals

③ Rumpf mit den Abschnitten

④ Brust bzw. Brustkorb

⑤ Bauch

⑥ Becken

⑦ Gliedmaßen mit

⑧ Händen bzw.

⑨ Füßen

Abb. 3.7: Körperabschnitte

► Am Kopf liegen die Eingänge für das Atmungs- und Verdauungssystem und hier liegen wichtige Sinnesorgane: z. B. Gesichtssinn, Gehörsinn, Geruchssinn, Geschmackssinn.

► Der Hals ist die Verbindung zwischen Kopf und Rumpf.

► Der Rumpf besteht aus Brust, Bauch und Becken. Das knöcherne Grundgerüst der Brust ist der Brustkorb. Im Rumpf liegen wichtige Organsysteme, z. B. Atmungssystem, Verdauungssystem, Ausscheidungssystem, Fortpflanzungssystem sowie der Motor des Blutkreislaufsystems, das Herz.

► Die Gliedmaßen dienen ursprünglich (bei den tierischen Verwandten des Menschen) vor allem der Fortbewegung. Beim Menschen sind dafür nur noch die Beine mit den Füßen verantwortlich. Die Arme mit den Händen werden überwiegend für das Hantieren von Gegenständen genutzt.

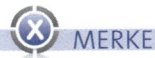 MERKE

Termini:

Kopf	Caput	**Brustkorb**	Thorax
Hals	Collum oder Cervix	**Bauch**	Abdomen
Rumpf	Truncus	**Becken**	Pelvis
Brust	Pectus	**Gliedmaßen**	Extremitäten

Oben, unten, rechts und links, hinten und vorn: Diese Angaben werden – natürlich meistens in Latein! – auch in der Medizin benutzt, wenn die Lage von Organen bzw. Organteilen angegeben werden soll (siehe Abb. 3.8).

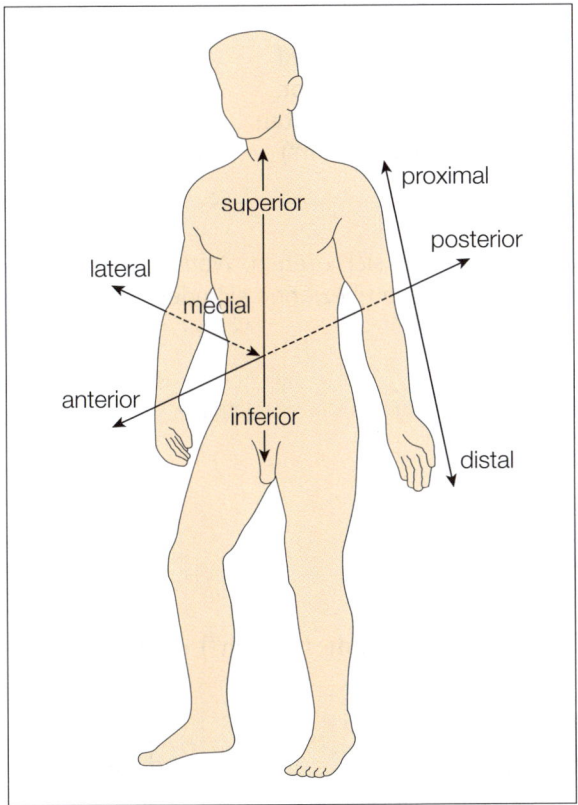

Abb. 3.8 Anatomische Lage- und Richtungsbezeichnungen

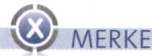 MERKE

Termini:

links	sinister	**am Ende gelegen**	terminal
rechts	dexter	**daneben**	
(weiter) oben	superior	**verlaufend**	collateral
(weiter) unten	inferior	**quer durch**	
(weiter) vorn	anterior	**verlaufend**	transversal
(weiter) hinten	posterior	**der Länge nach**	
innen	internus	**verlaufend**	longitudinal
außen	externus	**waagerecht**	horizontal
tief liegend	profundus	**senkrecht**	vertikal
oberflächlich		**von vorn nach**	
liegend	superficialis	**hinten ("als**	
seitlich liegend	lateral	**würde ein Pfeil**	
in der (Körper-)		**den Körper von**	
Mitte liegend	medial	**vorn nach hinten**	
		durchbohren")	sagittal

Aber der Mensch bewegt sich, kann liegen, stehen, sich drehen. Wo ist da oben und unten? Genauere Lage- und Richtungsbezeichnungen beziehen sich deshalb auf Körperteile des Menschen.

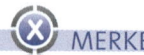 MERKE

Termini:

am Bauch, in Richtung Bauch ("vorn")	ventral
am Rücken, in Richtung Rücken ("hinten")	dorsal
am Kopf, in Richtung Kopf ("oben")	kranial
am unteren Ende des Rumpfs, in Richtung Rumpfende ("unten")	kaudal
am Hals, in Richtung Hals	zervikal
am Brustkorb, in Richtung Brustkorb	thorakal
körperfern, weiter vom Rumpf weg	distal
körpernah, nah am Rumpf	proximal

D. Allgemeine Krankheitslehre

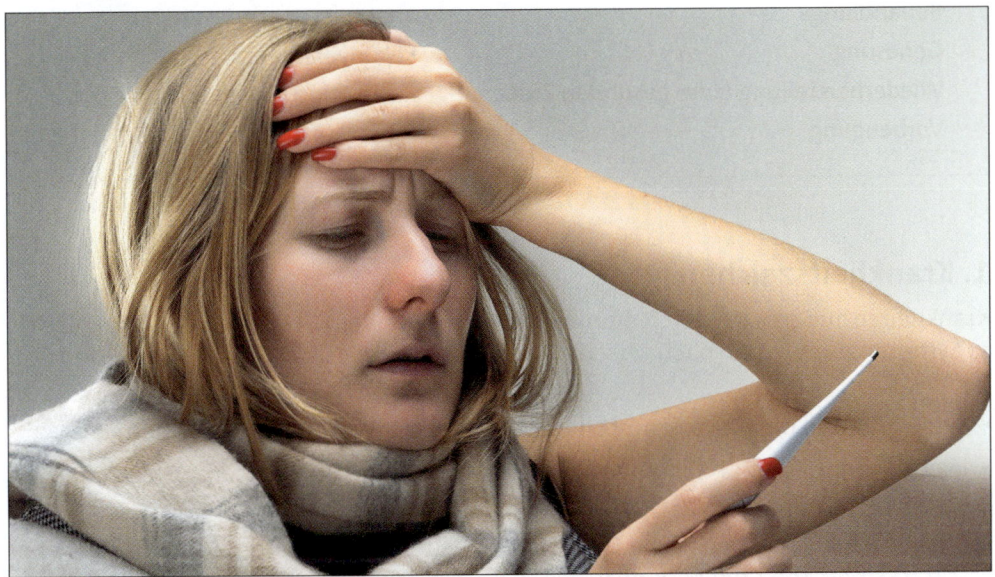

Den Zustand völligen körperlichen, seelischen und sozialen Wohlbefindens bezeichnet man als Gesundheit. Die Störung dieses Zustands, die einhergeht mit herabgesetzter Erlebnis- und Leistungsfähigkeit, nennen wir Krankheit.

Die meisten Krankheiten sind mit Krankheitszeichen verbunden. Die Beachtung dieser Krankheitszeichen sowie die Erforschung der Krankheitsvorgeschichte führen zur exakten Feststellung und Benennung der Krankheit. Meist kann der behandelnde Arzt auch eine Vorhersage über den wahrscheinlichen Krankheitsverlauf machen.

An die Feststellung der Krankheit schließt sich gewöhnlich die Behandlung an, die im günstigen Fall zur Genesung und völligen Wiederherstellung führt. Zur Vermeidung einer erneuten Erkrankung wird der Arzt über Maßnahmen der Vorbeugung informieren.

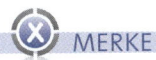 MERKE

Termini:

Krankheit	Pathos, -pathie
allgemeine Krankheitslehre	Pathologie
Krankheitsentstehung	Pathogenese
Krankheitszeichen	Symptom
Erforschung der Krankheitsvorgeschichte	Anamnese
Feststellung und Benennung der Krankheit	Diagnose

Vorhersage	Prognose
Behandlung	Therapie
Genesung	Rekonvaleszenz
Wiederherstellung (zum gesunden Zustand)	Restitution, Regeneration
Vorbeugung	Prophylaxe (gr.), Prävention (lat.)

1. Krankheitszeichen

Krankheiten äußern sich durch Krankheitszeichen, sie werden Symptome genannt. Diese Symptome kann man nach verschiedenen Kriterien (Gesichtspunkten) einteilen (siehe Abb. 4.1):

► subjektive und objektive Symptome („Wer kann die Symptome feststellen?")

► lokale Symptome und Allgemeinsymptome („Welchen Teil des Körpers betreffen die Symptome?")

► spezifische und unspezifische Symptome („Deuten die Symptome auf eine ganz bestimmte Krankheit hin oder nicht?").

► **Subjektive Symptome** kann nur der Patient selbst feststellen, z. B. Schmerzen, Krankheitsgefühl.

► **Objektive Symptome** kann auch eine andere Person, z. B. der Arzt, feststellen: z. B. Hautausschläge, Fieber, Veränderungen des Blutbilds.

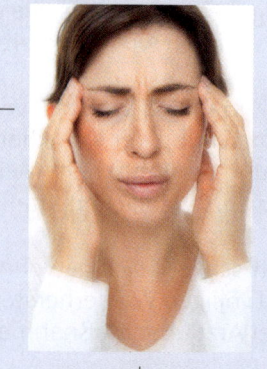

► **Spezifische Symptome** sind kennzeichnend für eine ganz bestimmte Krankheit, z. B. der ganz typische Hautausschlag bei bestimmten Infektionskrankheiten.

► **Unspezifische Symptome** treten bei sehr vielen Krankheiten auf und weisen nicht eindeutig auf eine bestimmte Krankheit hin, z. B. Fieber.

► **Lokale Symptome** betreffen nur eine bestimmte erkrankte Stelle des Körpers, z. B. Eiterbildung in einem Abszess, Schmerz.

► **Allgemeinsymptome** betreffen den Gesamtorganismus, z. B. Krankheitsgefühl, Fieber.

Abb. 4.1: Klassifizierung der Symptome

2. Krankheitsursachen

Die inneren und äußeren Faktoren, welche zur Erkrankung führen können, nennt man Krankheitsursachen.

Grundsätzlich unterscheidet man endogene und exogene Krankheitsursachen (siehe Abb. 4.2).

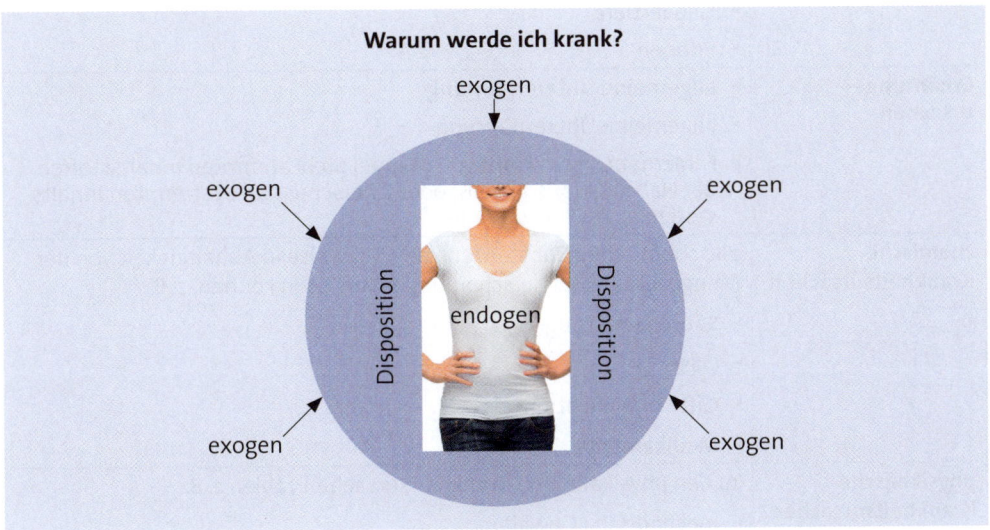

Abb. 4.2: Zusammenwirken von endogenen und exogenen Krankheitsursachen sowie Dispositionen

Unter **endogenen** („von innen verursacht") Ursachen versteht man Fehler im Erbgut. Diese Fehler können bereits bei einem oder beiden Eltern vorliegen (und vererbt werden) oder sie entstehen spontan (sog. Mutation) im Erbgut eines Menschen zu einem sehr frühen Zeitpunkt der vorgeburtlichen Entwicklung.

Exogen bedeutet „von außen verursacht". Man versteht darunter alle schädlichen Einwirkungen auf einen Menschen (vor oder nach der Geburt) und unterscheidet (siehe Tab. S. 44):

► Krankheitserreger

► Ernährungsursachen

► chemische Ursachen

► physikalische Ursachen

► psychosoziale Ursachen.

Beispiele für Krankheitsursachen	
Krankheitserreger	► Bakterien
	► Viren
	► Pilze
	► Protozoen
	► Würmer
	► Gliedertiere
	► Prionen
Ernährungs-ursachen	► allgemeine Unterernährung
	► allgemeine Überernährung
	► Fehlernährung in Form von Mangel an bestimmten Inhaltsstoffen der Nahrung (z. B. Eiweiß) oder Überschuss an bestimmten Inhaltsstoffen (z. B. Cholesterin)
chemische Krankheitsursachen	alle chemischen Substanzen, die – teilweise in Abhängigkeit von der Menge – Krankheitserscheinungen auslösen können, z. B.:
	► Säuren und Laugen
	► Gase
	► Gifte und Suchtmittel
	► Medikamente
physikalische Krankheitsursachen	zu den physikalischen Krankheitsursachen zählen z. B.:
	► mechanische Gewalt
	► Strahlungen
	► Lärm
	► Kälte und Wärme
	► elektrischer Strom
psychosoziale Krankheitsursachen	Übernormale, lang anhaltende Belastungen, wie z. B.:
	► schwerer Kummer
	► Mangel an Zuwendung und Liebe
	► Unzufriedenheit mit Beruf oder Partnerschaft
	► hoher Leistungs- und Erfolgsdruck
	► ständige Überforderung
	können nicht nur psychische Erkrankungen verursachen, sondern auch körperliche Auswirkungen haben (= psychosomatische Erkrankungen).

Endogene oder exogene Faktoren, die für sich allein genommen meist keine Erkrankung verursachen, aber das Risiko erhöhen, eine bestimmte Erkrankung zu bekommen, nennt man **Risikofaktoren**. Oft summieren sich mehrere Risikofaktoren (siehe Abb. 4.3).

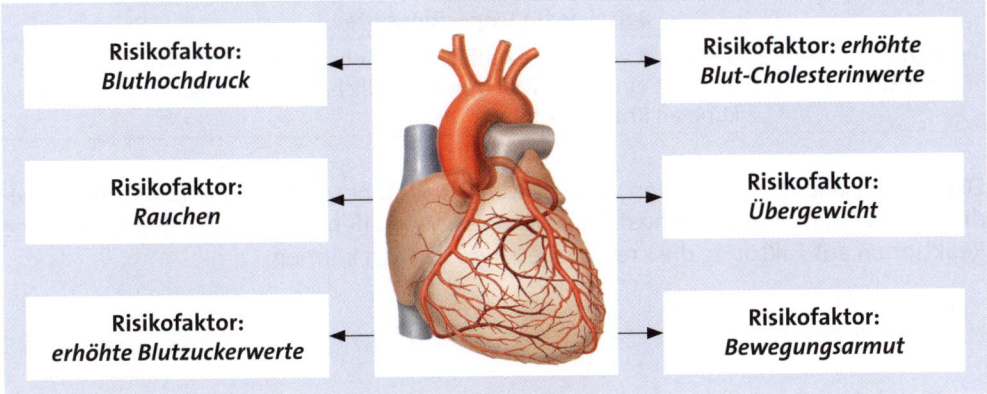

Abb. 4.3: Beispiele für Risikofaktoren des Herzinfarkts

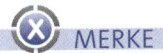 MERKE

Termini:

Lehre von den Krankheitsursachen	Ätiologie
durch das Erbgut verursacht	endogen
von außen verursacht	exogen
Veränderung der Erbinformation	Mutation

3. Dispositionen

Menschen reagieren individuell sehr unterschiedlich auf die Einwirkung von Faktoren, die Krankheiten verursachen können. Diese individuell unterschiedliche Reaktionsbereitschaft, die sich im Verlaufe des Lebens eines Menschen auch sehr oft ändern kann, nennt man Disposition.

Beispiele für Dispositionsarten	
vorübergehende Disposition	momentaner Ernährungszustand (Mangel- oder Fehlernährung schwächt das Immunsystem), Jahreszeit (feuchtes Wetter mit schnell wechselnden Temperaturen fördert die Anfälligkeit für Erkältungserkrankungen)
natürliche Disposition	Alter (eine noch nicht ausgebildete Immunität macht anfällig für bestimmte Infektionskrankheiten), Geschlecht (die Anatomie und Physiologie der Geschlechtsorgane begünstigen bestimmte Erkrankungen)
pathologische Disposition	eine Grundkrankheit bedingt eine höhere Anfälligkeit für eine andere Erkrankung (z. B. haben Menschen mit hohem Blutdruck ein erhöhtes Risiko für Herzinfarkt und Schlaganfall)

Beispiele für Dispositionsarten	
erbliche Disposition	im Erbgut verankerte Anfälligkeit für bestimmte Erkrankungen (z. B. existiert eine genetisch unterschiedliche Gefährdung für eine Erkrankung an Brustkrebs)

Die Summe aller Dispositionen wird als **Konstitution** bezeichnet. Die Konstitution bedingt die allgemeine Leistungsfähigkeit eines Menschen, auch im Hinblick auf seine Reaktionen auf Faktoren, die Krankheiten verursachen können.

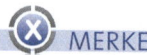 MERKE

Termini:

Veranlagung, Erkrankungsbereitschaft	Disposition
Summe aller Dispositionen	Konstitution

4. Krankheitsformen

Die meisten Krankheiten führen zu Veränderungen von Körpergeweben bzw. die Krankheitszeichen lassen sich durch diese Gewebeveränderungen begründen. Nach der hauptsächlichen krankhaften Gewebereaktion kann man unterteilen in:

► Fehlbildungen

► Stoffwechselerkrankungen

► abbauende Gewebeveränderungen

► wuchernde Gewebeveränderungen

► Entzündungen.

4.1 Fehlbildungen

Fehlbildungen sind die Folge vorgeburtlicher Entwicklungsstörungen. Einzelne Gewebe, Organe oder – seltener – auch der Gesamtorganismus sind fehlerhaft ausgebildet.

Fehlbildungen entstehen vor allem in der Zeit der Organentwicklung während der Embryonalphase eines Menschen (siehe Abb. 4.4).

Man unterscheidet endogene und exogene Ursachen. Exogene Ursachen sind viel häufiger für Fehlbildungen verantwortlich zu machen als endogene.

Exogene schädigende Einwirkungen, die das Kind im Mutterleib treffen, können z. B. sein: Viruserkrankungen der Mutter, schädigende Arzneimittel, Sauerstoffmangel, Unter- bzw. Fehlernährung, Strahlung, Stoffwechselkrankheiten der Mutter. In der Regel ist die Schadwirkung umso größer, je früher während der Embryonalphase sie das ungeborene Kind trifft.

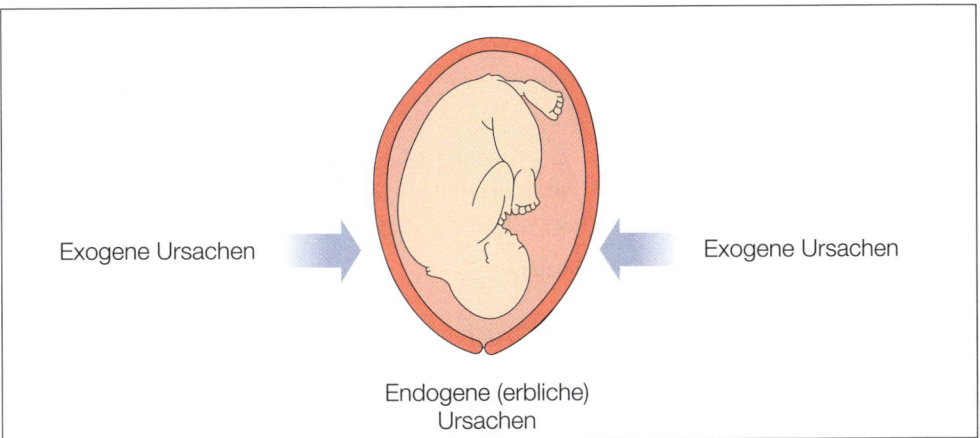

Abb. 4.4: Entstehung von Fehlbildungen

Beispiele für Fehlbildungen sind: Spaltbildungen im Kiefer-Gaumen-Bereich, Spaltbildungen der Wirbelsäule, Fehlen oder mangelhafte Ausbildung von Gliedmaßen, Zwergwuchs, Fehlen innerer Organe.

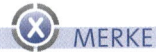 MERKE

Termini:

Entstehung von Fehlbildungen	Teratogenese
Fehlbildungen verursachend	teratogen

4.2 Stoffwechselerkrankungen

Stoffwechselerkrankungen sind Störungen der normalen Stoffwechselvorgänge, die durch Mangel oder Überschuss an körpereigenen Wirkstoffen (Enzymen und Hormonen) und/oder Veränderungen der normalen Konzentration von Stoffen in den Körperflüssigkeiten und Geweben (siehe Abb. 4.5) verursacht werden.

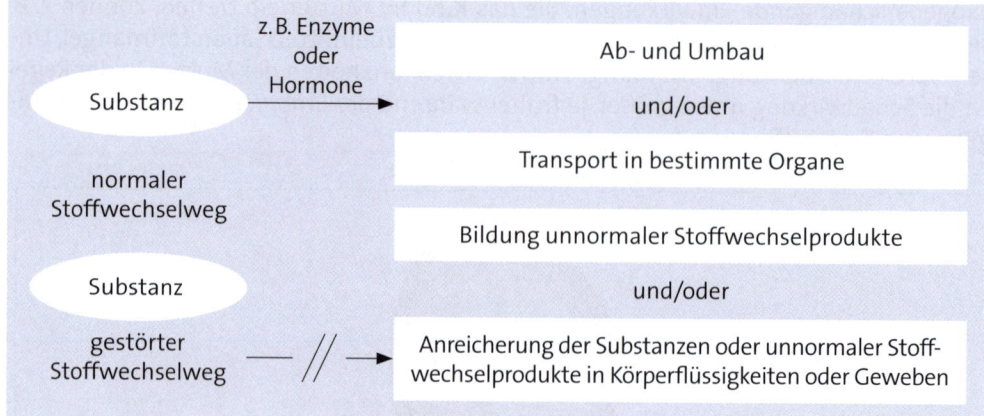

Abb. 4.5: Pathogenese von Stoffwechselerkrankungen

Stoffwechselkrankheiten können bereits bei der Geburt des Kindes vorhanden sein (angeborene Stoffwechselerkrankungen) oder erst im Laufe des Lebens auftreten (vgl. auch Kapitel H). Beispiele für Stoffwechselerkrankungen sind: Diabetes mellitus, Hypercholesterinämie, Gicht, Laktoseintoleranz (Milchzuckerunverträglichkeit).

4.3 Abbauende Gewebeveränderungen

Abbauende Gewebeveränderungen nennt man auch **regressive Erkrankungen.** Sie sind durch Rückbildung von Zellen, Geweben oder Organen gekennzeichnet.

Nach dem Ausmaß der Rückbildung unterscheidet man:

- ► Degeneration
- ► Atrophie
- ► Nekrose (siehe Abb. 4.6).

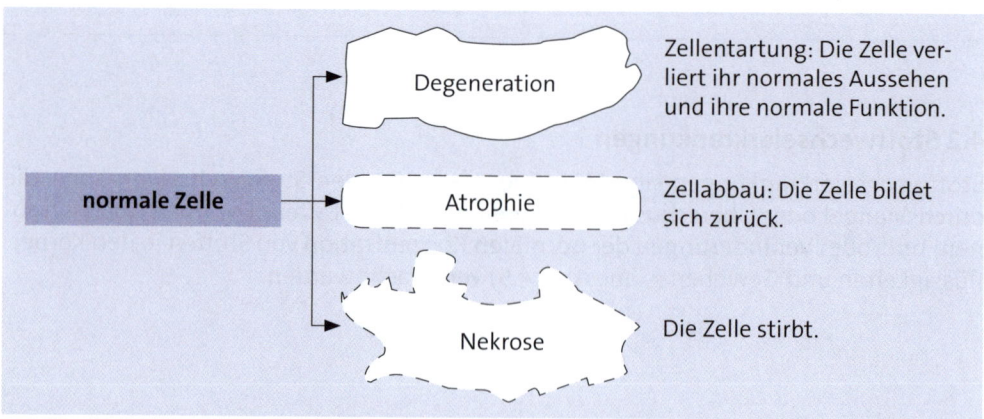

Abb. 4.6: Regressive Zellveränderungen

Unter **Degeneration** versteht man eine Entartung von Zellen, Geweben oder Organen infolge einer Schädigung (vgl. Nekrose). Degenerierte Zellen, Gewebe oder Organe verlieren ihr normales Aussehen und ihre normale Funktionsfähigkeit.

Atrophie bezeichnet den Abbau von Zellen, Geweben oder Organen, z. B. infolge:

► zunehmenden Alters (Altersatrophie, z. B. der Haut)

► dauernder Druckschädigung (Druckatrophie, z. B. Rückbildung des Kieferknochens durch steigenden Druck einer Zyste)

► Nichtgebrauch eines Organs (Inaktivitätsatrophie, z. B. Muskelrückbildung nach Ruhigstellung durch einen Gipsverband).

Als **Dystrophie** bezeichnet man die Schädigung von Zellen, Geweben und Organen infolge chronischer Ernährungsmängel; der Übergang zur Atrophie ist fließend.

Der Tod von Zellen, Geweben oder Organen wird als **Nekrose** bezeichnet. Zur Nekrose kommt es durch eine Gewebeschädigung, z. B. durch:

► physikalische Faktoren (Hitze, Kälte, Strahlung, mechanische Verletzungen)

► chemische Faktoren (Säuren, Laugen, Gifte)

► Krankheitserreger bzw. die von ihnen produzierten Giftstoffe

► Sauerstoff- und/oder Nährstoffmangel bei Durchblutungsstörungen.

Betrifft die Nekrose zunächst die Haut oder Schleimhaut, später eventuell auch tiefere Gewebeschichten, spricht man von einem Geschwür (Ulkus).

Nekrosen, die durch den Verschluss einer Arterie (Schlagader) verursacht werden, nennt man Infarkt (z. B. Herzinfarkt).

Wird totes Gewebe von Fäulnisbakterien befallen oder mumifiziert es durch Wasserverdunstung, kommt es zur sog. Gangrän.

 MERKE

Termini:

Entartung	Degeneration
Abbau, Schwund	Atrophie
Schädigung durch Ernährungsmängel	Dystrophie
Zelltod	Nekrose
Geschwür	Ulkus
Zelltod infolge eines Gefäßverschlusses	Infarkt
verfaultes oder mumifiziertes totes Gewebe	Gangrän

4.4 Wuchernde Gewebeveränderungen

Bei den wuchernden Gewebeveränderungen, auch progressive Gewebeveränderungen genannt, liegt ein abnormes Wachstum eines Gewebes vor. Die Wucherung kann beispielsweise durch

► besonders starke Beanspruchung

► dauernde Reizung

► Veränderungen des Erbmaterials in den Zellen

ausgelöst werden.

Progressive Gewebeveränderungen sind nicht immer krankhaft. So liegt der Wundheilung nach einer Verletzung auch ein verstärktes Gewebewachstum zugrunde.

Man unterscheidet (siehe Abb. 4.7):

► **Hypertrophie** = die Größe der Zellen nimmt zu. Ein Beispiel für Hypertrophie ist das abnorme Wachstum der Herzmuskulatur bei (Leistungs-)Sportlern.

► **Hyperplasie** = die Zahl der Zellen nimmt zu. Ein Beispiel für Hyperplasie sind die Wucherungen der Gebärmutterschleimhaut.

Sind die entstehenden Zellen zusätzlich mehr oder weniger entartet, spricht man von Geschwülsten (Tumoren).

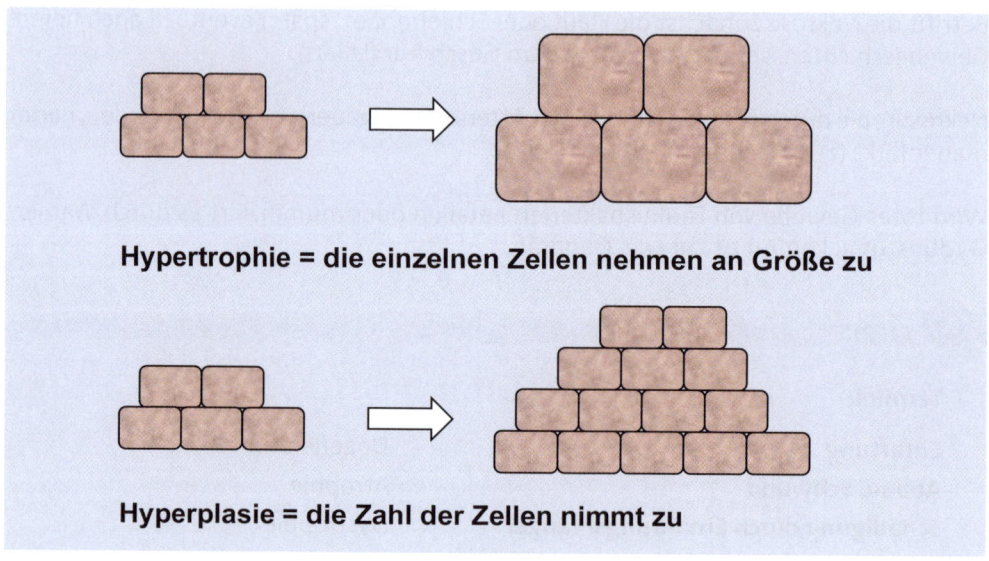

Abb. 4.7: Hypertrophie und Hyperplasie (schematisch)

Tumore (Geschwülste) entstehen durch ungehemmte Zellteilung. Es gibt gutartige und bösartige Tumore (siehe Abb. 4.8). Bösartige Tumore werden im Deutschen „Krebs" genannt.

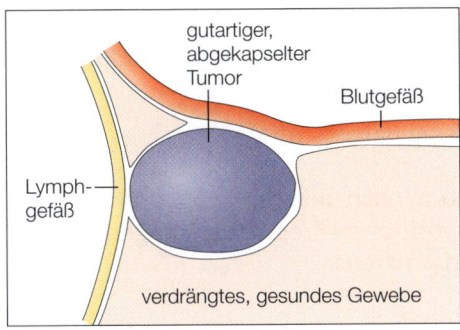

Gutartige (benigne) Tumore

► wachsen meist langsam

► dringen nicht in das gesunde Gewebe ein; sie bleiben meist deutlich abgegrenzt

► bilden nie Tochtergeschwülste (Metastasen) in entfernt liegenden Geweben

► ihre Zellen ähneln dem Gewebe, aus dem sie entstanden sind.

(Eine besondere Form der gutartigen Geschwülste sind die Granulome, die insbesondere durch manche Mikroorganismen verursacht werden. Granulome bestehen aus gefäßreichem Bindegewebe.)

Bösartige (maligne) Tumore

► wachsen meist sehr schnell

► dringen in das gesunde Gewebe ein, von dem sie kaum abgegrenzt sind

► bilden leicht Tochtergeschwülste (Metastasen) in entfernt liegenden Geweben

► ihre Zellen ähneln kaum dem Gewebe, aus dem sie entstanden sind.

Abb. 4.8: Kennzeichen gutartiger und bösartiger Tumore (Auswahl)

An der Entstehung eines Tumors sind endogene und exogene Faktoren beteiligt. Faktoren, die ein bösartiges Tumorwachstum auslösen können, nennt man cancerogene oder karzinogene Faktoren.

Anders als bei einer Entzündung (s. u.), bei der das Gewebe sofort auf die Schädigung reagiert, rufen krebsauslösende Faktoren zunächst eine vom Patienten völlig unbemerkte Veränderung der Zellen hervor. Erst nach Ablauf einer „stillen Periode", die wenige Monate bis viele Jahre dauern kann, beginnen die geschädigten Zellen mit der ungehemmten Zellteilung.

Krebsauslösende exogene Faktoren können sein:

► physikalische Faktoren (energiereiche Strahlung, andauernde mechanische Reizung eines Gewebes, z. B. durch eingeatmete feinste Nadeln aus Asbest oder anderen Dämmungsmaterialien)

► chemische Faktoren (z. B. Inhaltsstoffe des Zigarettenrauchs, Inhaltsstoffe von Farben, Lacken, Holzschutzmitteln, Pflanzenschutzmitteln)

- Viren (sog. onkogene Viren)
- dauernde Reizung eines Gewebes durch chronische Entzündungen (z. B. chronische Darmentzündung, chronische Gallenblasenentzündung)
- falsche Ernährungsgewohnheiten (z. B. zu wenig Ballaststoffe).

In vielen Fällen ist die Ursache von Krebswachstum noch unbekannt. Für andere Krebs-erkrankungen ist eine im Erbgut verankerte Disposition zu Krebserkrankungen bekannt (vgl. Dispositionen), z. B. beim Brust- oder Dickdarmkrebs.

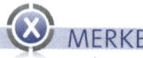 **MERKE**

Termini:

Zellvergrößerung	Hypertrophie
abnorme Zellvermehrung	Hyperplasie
Geschwulst	Tumor
Tochtergeschwulst	Metastase
Lehre von den Geschwulstkrankheiten	Onkologie
Geschwulstbildung auslösend	onkogen
gutartig	benigne/beningnus
bösartig	maligne/malignus
krebsauslösender Faktor	karzinogen (gr.), kanzerogen (lat.)

4.5 Entzündungen

Die Entzündung ist eine Abwehrreaktion des Körpers auf einen schädigenden Reiz. Ihr Ziel ist es, den Auslöser zu beseitigen und den angerichteten Schaden zu reparieren.

Am Anfang einer Entzündung steht immer die Gewebeschädigung. Sie kann beispiels-weise verursacht werden durch:

- physikalische Faktoren (Hitze, Kälte, Strahlung, mechanische Verletzungen)
- chemische Faktoren (Säuren, Laugen, Gifte)
- Krankheitserreger bzw. die von ihnen produzierten Giftstoffe.

Unabhängig von der Art des schädigenden Reizes reagiert der Körper gleichförmig mit der Entzündungsreaktion. Man unterscheidet

- die lokale (örtlich begrenzte) und die
- allgemeine Entzündungsreaktion.

Lokale Entzündungsreaktion (siehe Abb. 4.9)

Das geschädigte Gewebe gibt Entzündungs- und Schmerzstoffe ab. Diese Entzündungs- und Schmerzstoffe bewirken

- eine verstärkte Durchblutung des betroffenen Gewebegebiets (Hyperämie)
- ein Poröswerden der Gefäßwände, sodass Blutflüssigkeit austritt und weiße Blutkörperchen in das geschädigte Gebiet einwandern (Exsudation)
- eine Reizung der Schmerzempfänger.

Infolge der verstärkten Durchblutung kommt es zur

- Rötung (**Rubor**)
- Überwärmung (**Calor**) des entzündeten Gebiets.

Durch den Austritt von Blutflüssigkeit tritt eine

- Schwellung (**Tumor**) auf.

Die Reizung der Schmerzempfänger führt zu

- Schmerz (**Dolor**).

Schmerzendes, geschwollenes Gewebe kann seine normalen Aufgaben nicht mehr erfüllen:

- gestörte Funktion (**Functio laesa**).

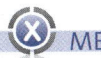 MERKE

Rubor, Calor, Tumor, Dolor und Functio laesa sind die fünf Hauptsymptome einer lokalen Entzündungsreaktion.

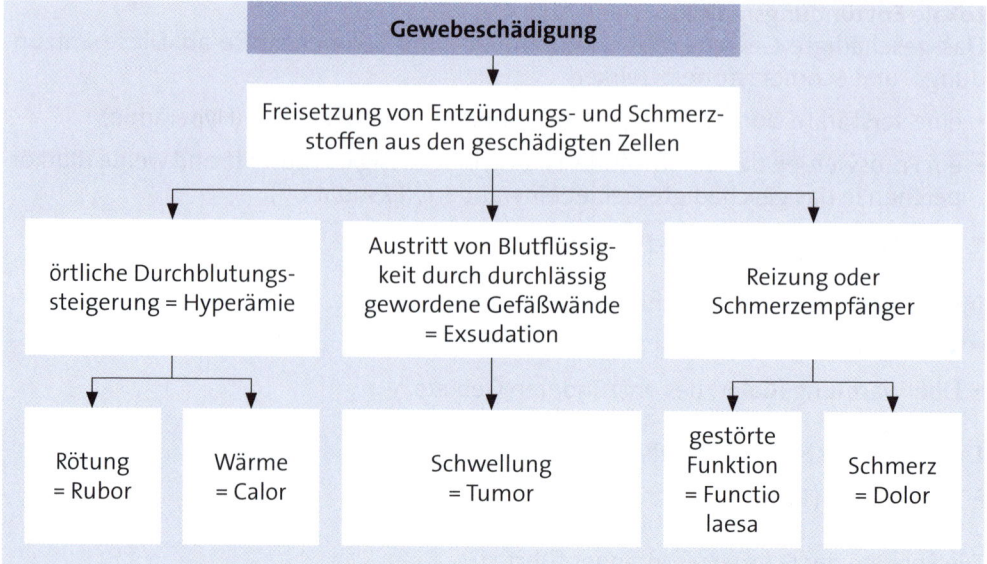

Abb. 4.9: Ablauf der lokalen Entzündungsreaktion

Eine besonders häufige Form der lokalen Entzündungsreaktion ist die eitrige Entzündung, die zumeist durch eitererregende Mikroorganismen verursacht wird. Die eitrige Entzündung ist dadurch gekennzeichnet, dass besonders viele weiße Blutkörperchen in das Entzündungsgebiet einwandern. Diese weißen Blutkörperchen bilden zusammen mit abgestorbenen Gewebeteilen den Eiter.

Man unterscheidet folgende Formen der eitrigen Entzündung:

► **Abszess:** Eiter ist von dem umliegenden Gewebe abgegrenzt

► **Phlegmone:** Eiter breitet sich ungehindert im Gewebe aus

► **Empyem:** Eiteransammlung in einer natürlichen Körperhöhle.

Allgemeine Entzündungsreaktion

Größere Entzündungen, besonders der inneren Organe, beeinträchtigen den Gesamtorganismus und rufen eine allgemeine Körperreaktion hervor:

► Die Zahl der weißen Blutkörperchen nimmt zu.

► Es tritt Fieber auf.

► Der Patient fühlt sich abgeschlagen und krank.

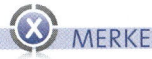 MERKE

Termini:

Durchblutungssteigerung	Hyperämie
Austritt von Blutflüssigkeit und -zellen	Exsudation
Rötung	Rubor
(hier) Schwellung	Tumor
Wärme	Calor
Schmerz	Dolor
gestörte Funktion	Functio laesa
eitererregend	pyogen
Eiterbeutel	Abszess
flächenhafte eitrige Entzündung	Phlegmone
Eiteransammlung in einer Körperhöhle	Empyem

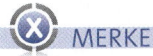 MERKE

Viele Krankheitsbilder erklären sich aus einer Kombination der verschiedenen Krankheitsformen:

Tumore können Stoffwechselstörungen verursachen, chronische Entzündungen können Gewebewucherungen oder Gewebeabbau hervorrufen, Fehlbildungen können Ursachen von Stoffwechselerkrankungen sein usw.

5. Krankheitsverläufe

Bei der Fülle verschiedener Krankheiten und der individuell unterschiedlichen Art, auf Krankheitsursachen zu reagieren, kann man natürlich nicht von einem Krankheitsverlauf, der für alle Menschen und Krankheiten gleich ist, sprechen.

Eine wichtige Unterscheidung ist die zwischen akutem und chronischem Verlauf:

akut	► plötzlicher Beginn
	► schneller, heftiger Krankheitsverlauf
	► meist deutliche Ausprägung der Symptome
chronisch	► schleichender Beginn
	► langsamer, milder Krankheitsverlauf
	► schwächere Ausprägung der Symptome

Als perakut wird ein besonders heftiger Krankheitsverlauf bezeichnet, als subakut ein Krankheitsverlauf, der zwischen akut und chronisch steht. Selbstverständlich gibt es zwischen den verschiedenen Krankheitsverläufen fließende Übergänge: Eine chronische Krankheit kann in ein akutes Stadium übergehen, aus einer akuten Erkrankung kann sich ein chronisches Leiden entwickeln.

Oft haben Krankheiten einen phasenartigen Verlauf. Nach einer Vorläuferphase, in der sich die Krankheitssymptome mehr oder weniger schnell entwickeln, tritt die Hauptkrankheitsphase mit deutlicher Ausprägung der Symptome auf. Diese Phase kann anschließend in die Genesungsphase übergehen, in der sich die Symptome langsam abschwächen. In der Hauptkrankheitsphase kann es auch zu einer Verschlimmerung bzw. Steigerung der Symptome kommen, selbst während der Genesung ist ein Rückfall in die Hauptkrankheitsphase möglich (siehe Abb. 4.10).

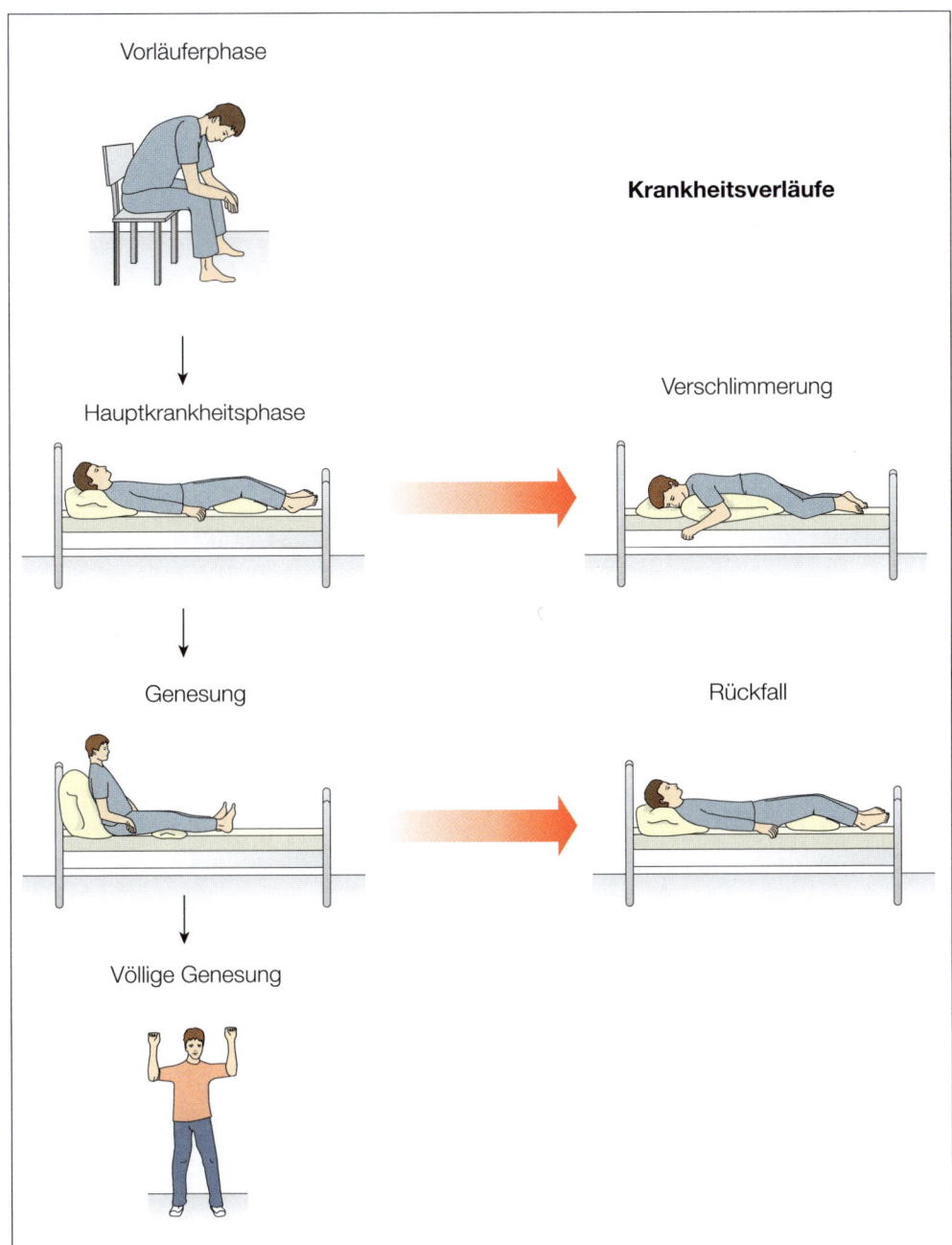

Vorläuferphase

Krankheitsverläufe

Hauptkrankheitsphase

Verschlimmerung

Genesung

Rückfall

Völlige Genesung

Abb. 4.10: Krankheitsverläufe

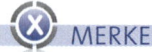 **MERKE**

Termini:

Vorläuferphase	Prodromalstadium
Genesungsphase	Rekonvaleszenz
Verschlimmerung	Exazerbation
Rückfall	Rezidiv

E. Medizinische Mikrobiologie und Infektionslehre

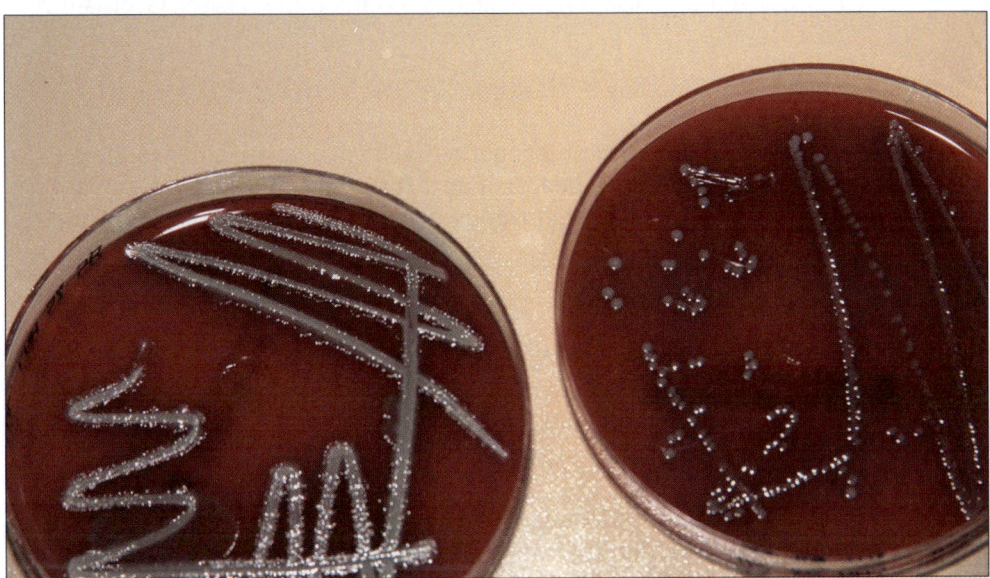

Zu den weltweit häufigsten Krankheitsverursachern zählen winzige Lebewesen – sie werden oft auch „Keime" genannt –, die sich in oder an dem Körper von Menschen und Tieren aufhalten oder sich auf Gegenständen oder in toten Substanzen befinden. Je niedriger der Hygienestandard eines Landes ist, desto größer ist die Gefahr, von diesen Kleinstlebewesen befallen zu werden.

Aber auch ein guter Hygienestandard schützt nicht vor Infektionen. Viele der winzigen Lebewesen sind überall, und sie sind sehr „gewitzt", wenn es um die Sicherung ihres Überlebens geht!

1. Parasitismus

Die Umwelt des Menschen und auch der menschliche Körper selbst sind ständig von einer nahezu unübersehbaren Vielzahl von kleinen und kleinsten Lebewesen besiedelt, die alle schon viele Millionen, teilweise Milliarden Jahre vor der Entstehung des Menschen auf unserem Planeten existierten. Die frühesten Bakterien traten beispielsweise vor etwa 3,1 Milliarden Jahren als vermutlich erste Lebewesen auf der Erde auf.

Die meisten dieser kleinen Organismen leben völlig unabhängig vom Menschen. Manche macht sich der Mensch sogar zu Nutze: er stellt z. B. mithilfe von Hefepilzen aus Fruchtsäften Wein her, er produziert mithilfe von Bakterien und/oder Pilzen Käse, Joghurt und Sauerkraut. Und manche Pilze liefern dem Menschen die wichtigen Antibiotika (z. B. Penicillin).

Ursprünglich waren alle diese kleinen Organismen frei lebend. Als im Laufe der Erdgeschichte immer mehr und immer größere Pflanzen, Tiere und zum Schluss der Mensch entstanden, „entdeckten" einige dieser kleinen Lebewesen, dass es sich bequemer und einfacher auf Kosten eines anderen Organismus leben lässt. Sie wurden zu Parasiten (Schmarotzer).

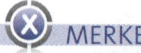 **MERKE**

> Parasiten sind Lebewesen, die immer oder zeitweise in oder auf einem anderen, meist größeren Organismus leben, sich dort fortpflanzen und/oder sich auf seine Kosten ernähren. Diesen Organismus, der dem Parasiten Wohnraum und Nahrung bietet, nennt man Wirt.

Nicht alle Parasiten, die den Menschen als Wirt benutzen, schädigen ihn. So sind z. B. unsere Hautoberfläche, unsere Mundhöhle und die Scheide der Frau ständig von bestimmten Bakterien bevölkert. Die Anwesenheit dieser Bakterien verhindert, dass sich andere, gefährliche Mikroorganismen ansiedeln können.

Manche Parasiten sind sogar unmittelbar nützlich und lebenswichtig: Harmlose Darmbakterien ernähren sich von den im Darm des Menschen vorhandenen Nährstoffen. Dieser Nährstoffverlust ist für den Menschen ohne Belang. Die Darmbakterien aber produzieren gleichzeitig das für den Menschen wichtige Vitamin K.

► Parasiten, die den Menschen merkbar schädigen, nennt man **pathogen** (Krankheiten verursachend). Die Wissenschaft, die sich mit pathogenen Mikroorganismen und den durch sie verursachten Krankheiten beschäftigt, heißt medizinische Mikrobiologie.

► Parasiten, welche keine Krankheitserscheinungen im Menschen hervorrufen, nennt man **apathogen** (keine Krankheiten verursachend).

Der Wirt, z. B. der Mensch, ist in der Regel den pathogenen Parasiten nicht hilflos ausgeliefert. Er setzt seine Abwehrmechanismen gegen sie ein und versucht, sie zu vernichten oder zumindest in ihrer Tätigkeit so einzuschränken, dass sie ihm nicht ernsthaft schaden können (vgl. Kapitel F).

 MERKE

Termini:

Kleinstlebewesen	Mikroorganismen
Lehre von den Kleinstlebewesen	Mikrobiologie
Schmarotzer	Parasit
Krankheiten verursachend	pathogen
keine Krankheiten verursachend	apathogen
Lehre von den pathogenen Kleinstlebewesen und den durch sie verursachten Krankheiten	medizinische Mikrobiologie

2. Infektion und Kontamination

Einige Mikroorganismen haben sich so stark spezialisiert, dass sie nur noch in oder auf einem Wirt überleben können, sie sind **obligate Parasiten**. Die meisten Mikroorganismen sind vielseitiger; sie können als Parasit einen Wirt benutzen, aber auch auf bzw. in toten Gegenständen und Substanzen (z. B. Kleidungsstücke, Erdboden, Einrichtungsgegenstände, Instrumente, Nahrungsmittel, Wasser) weiterleben oder zumindest eine Zeit überdauern; sie sind **fakultative Parasiten**.

Die Besiedlung eines lebenden Organismus mit Parasiten bezeichnet man als **Infektion**, die Besiedelung eines toten Gegenstands oder einer toten Substanz nennt man **Kontamination**. Ruft der Parasit nach Besiedlung seines Wirtsorganismus in diesem eine Krankheit hervor, so spricht man von einer Infektionskrankheit.

Parasiten, die nur die Oberfläche eines Wirtes befallen, werden als **Ektoparasiten** bezeichnet. Sie suchen sich oft Stellen, an denen sie relativ geschützt leben können, beispielsweise Kopf- und Schamhaare, Achselhöhlen, Innenseite der Oberschenkel, Kniekehle und Armbeuge, das Gebiet hinter den Ohren oder die Hautpartie unter der weiblichen Brust.

Parasiten, die in den Organismus eindringen können, nennt man **Endoparasiten**. Eintrittspforten sind die Körperöffnungen wie Mund, Nase, After, Harnröhre, Scheide, sowie Verletzungen in der Haut und den Schleimhäuten. Einige Parasiten können durch die intakte Haut in den Körper eindringen; andere gelangen durch Stich oder Biss, z. B. eines Insekts, direkt in Blut- und Lymphgefäße.

Der Parasit kann entweder an der Eintrittspforte liegen bleiben oder aktiv durch das Gewebe wandern bzw. passiv mit dem Blut- oder Lymphstrom im Körper verschleppt werden, bis er das Gebiet erreicht, das für seine Ansprüche die geeigneten Lebensbedingungen bietet.

Pathogene Mikroorganismen machen in der Regel nicht sofort nach der Besiedlung ihres Wirtsorganismus krank. Es verstreicht eine gewisse Zeit, in welcher der Parasit sein bevorzugtes Gebiet im Wirtskörper sucht, sich dort vermehrt und mit der Schädigung des Wirtsorganismus beginnt. Die Zeitspanne zwischen Infektion und Auftreten der ersten Krankheitserscheinungen ist die **Inkubationszeit**. Je nach Art des bestimmten pathogenen Mikroorganismus ist die Inkubationszeit unterschiedlich lang (von wenigen Stunden bis zu Tagen, Wochen, Monaten, in seltenen Fällen sogar Jahren).

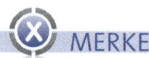
MERKE

Termini:

Besiedlung von Gegenständen oder Substanzen mit Mikroorganismen	Kontamination
Besiedlung eines lebenden Organismus mit Mikroorganismen	Infektion
durch Mikroorganismen verursachte Erkrankungen	Infektionskrankheit
Mikroorganismen, die nur parasitär existieren können	obligate Parasiten
Parasiten, die sowohl frei als auch parasitär existieren können	fakultative Parasiten
Parasiten, die nur die Oberfläche eines lebenden Organismus besiedeln	Ektoparasiten
Parasiten, welche in den lebenden Organismus eindringen können	Endoparasiten
Zeitspanne zwischen Infektion und Ausbruch der Infektionskrankheit	Inkubationszeit

3. Pathogenität

Mit der Infektion kommt es zu einer Wechselbeziehung zwischen Wirt und Parasit. Ob diese Infektion auch zu einer Erkrankung führt oder aber stumm bleibt, hängt davon ab,

▸ welche pathogenen und virulenten Eigenschaften der Parasit aufweist und

▸ wie schnell und wirksam der Wirt seine Abwehrkräfte gegen den Parasiten einsetzen kann.

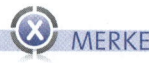
MERKE

Unter Pathogenität versteht man die Fähigkeit eines Parasiten, einen Wirt so zu schädigen, dass eine Erkrankung eintritt. Die Virulenz bezeichnet den Grad der Pathogenität („Angriffskraft" des Parasiten).

Der Begriff **Pathogenität** bezieht sich

- immer auf eine ganz bestimmte Wirtsart (Wirtsspezifität: Viele pathogene Mikroorganismen verschiedener Tiere sind nicht pathogen für den Menschen und umgekehrt)

- sehr oft auf ein bestimmtes Organ bzw. Körpergebiet des Wirtsorganismus (Organspezifität: Die Mikroorganismen, die normalerweise im Dickdarm des Menschen leben, sind dort nicht pathogen. Gelangen sie jedoch durch Verletzungen in die Bauchhöhle, rufen sie gefährliche Entzündungen hervor.)

- oft auf den allgemeinen Gesundheitszustand des befallenen Wirts (viele Parasiten sind im gesunden Menschen nicht pathogen, können jedoch Krankheiten hervorrufen, wenn ihre Anzahl – z. B. aufgrund einer Abwehrschwäche des Menschen oder durch Vernichtung konkurrierender Mikroorganismen – über das „normale" Maß ansteigt = opportunistische Erreger)

- oft auf das Alter des Wirts: sehr junge oder sehr alte Menschen sind besonders empfindlich gegenüber manchen Mikroorganismen.

Die **Virulenz** eines pathogenen Mikroorganismus ist abhängig

- von der Art der Schädigung, die er seinem Wirtsorganismus zuführt (ruft er z. B. nur Fieber mittlerer Stärke oder sehr hohes, lebensbedrohliches Fieber hervor?)

- dem Organ oder Gewebe, das er schädigt (eine Schädigung der äußeren Haut ist in der Regel weniger gefährlich für den Gesamtzustand des Wirts als beispielsweise die Schädigung eines lebenswichtigen Organs wie der Leber)

- von der Geschwindigkeit, mit der sich ein Parasit in seinem Wirt vermehrt.

Die Fähigkeit der Parasiten, ihre Wirte zu schädigen und Krankheiten hervorzurufen, hat verschiedene Ursachen (siehe Abb. 5.1):

Toxische Schädigungen
Sehr viele pathogene Parasiten schädigen ihren Wirtsorganismus durch Giftstoffe (Toxine), die sie entweder aktiv abgeben oder die bei Zerfall der Parasiten frei werden. Toxine können z. B. einen Zelltod herbeiführen, die Impulsübertragung der Nervenzellen stören, Eiterbildung oder Fieber verursachen.

Mechanische Schädigung
Der Wirt kann durch Parasiten vielfache mechanische Schädigungen erleiden: Durch schmarotzende Pilze auf der Haut oder den Schleimhäuten oder den Biss oder Stich von blutsaugenden Parasiten sind Hautschädigungen die Folge. Bei der Wanderung von Wurmlarven durch verschiedene Organe kann es zur Zerstörung von Geweben und dabei manchmal zu starken inneren Blutungen kommen. Würmer können auch die Darmschleimhaut stark schädigen oder durch Massenbefall Darmwege verstopfen und Gallenwege oder Lymphbahnen blockieren. Malariaerreger zerstören die roten Blutkörperchen, Milben legen Gänge und Höhlen in der Haut an und andere Parasiten verdrängen durch ihr Wachstum Wirtsgewebe. Der Wirt reagiert auf diese Schädigungen oft mit einer Entzündung des betroffenen Gebiets.

Allergisch bedingte Schädigungen

Substanzen, die von Parasiten abgegeben werden (z. B. Speichel, Kot) oder Bestandteile ihrer äußeren Hülle können im Wirt allergische Erscheinungen verursachen. Diese allergischen Erscheinungen können als zwar lästige, aber harmlose oberflächliche Entzündungen (z. B. Quaddel nach einem Mückenstich) auftreten, es können aber auch ausgedehnte Schleimhautschwellungen, z. B. in den Atemwegen oder sogar der lebensbedrohliche allergische Schock ausgelöst werden.

Tumorwachstum

Eine besondere Gruppe der Viren, die Tumorviren, verändert die Erbsubstanz der Wirtszellen so, dass die befallenen Zellen beginnen, unkontrolliert und undifferenziert zu wachsen und sich zu teilen. Es entstehen gutartige (z. B. Warzen) oder evtl. auch bösartige Tumore (z. B. Leukämie).

Nahrungsentzug

Viele Parasiten ernähren sich vom Nahrungsbrei im Darm. In der Regel ist der dadurch bedingte Nahrungsentzug für den Wirt ohne Bedeutung, kann jedoch, insbesondere bei Kindern, bei Massenbefall mit bestimmten Mikroorganismen bedeutsam werden. Auf jeden Fall sind wegen der Entzündungsreaktionen Durchfall und/oder Störungen der Nährstoffaufnahme durch die Darmschleimhaut möglich, die den Wirt merkbar schädigen.

Blutentzug

Blutsaugende Tiere zapfen dem Wirt Blut ab. Auch dieser Blutverlust ist in der Regel belanglos. Entscheidend ist aber die mögliche Übertragung von anderen pathogenen Parasiten durch den Stich oder Biss des Tiers, das oft selber Wirt für pathogene Mikroorganismen ist.

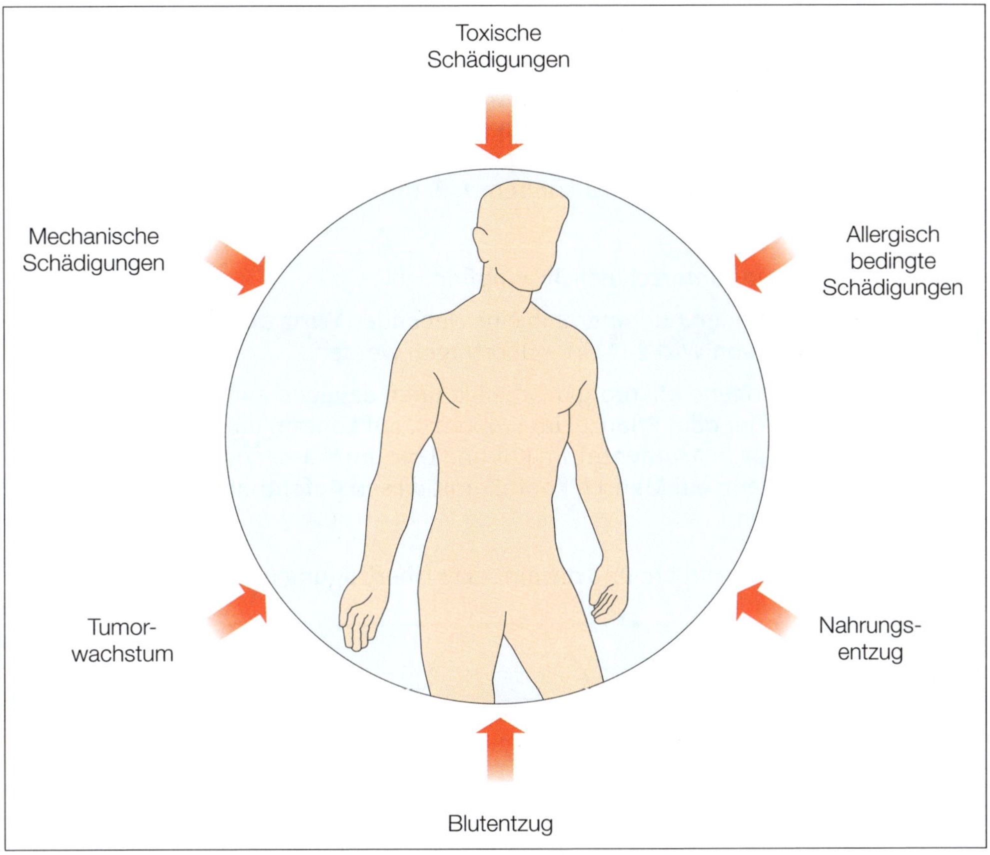

Toxische
Schädigungen

Mechanische
Schädigungen

Allergisch
bedingte
Schädigungen

Tumor-
wachstum

Nahrungs-
entzug

Blutentzug

Abb. 5.1: Parasiten können ihre Wirte auf unterschiedliche Weise schädigen

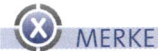 MERKE

Termini:

Fähigkeit des Mikroorganismus, bei seinem Wirt eine Krankheit zu verursachen	Pathogenität
Grad der Pathogenität	Virulenz
Spezialisierung des Mikroorganismus auf bestimmte Wirtsarten	Wirtsspezifität
Spezialisierung des Mikroorganismus auf bestimmte Organe bzw. Körpergebiete des Wirts	Organspezifität
Mikroorganismen, die nur in besonderen Fällen Krankheiten verursachen, z. B. bei Abwehrschwäche des Wirts	opportunistische Erreger
Gift	Toxin

4. Übertragung von Erregern

Nach der Besiedelung eines Wirtsorganismus haben Parasiten zunächst einmal „ausgesorgt"; sie haben einen Ort gefunden, wo sie wohnen, sich ernähren und fortpflanzen können. Die meisten Parasiten benötigen darüber hinaus für sich oder ihre Nachkommen eine Möglichkeit, den Wirtsorganismus auch wieder zu verlassen, um auf neue Wirte übertragen werden zu können (z. B. mit Kot, Urin, Schleimtröpfchen der Atemluft, Blut, Eiter).

Erreger sind allerdings unterschiedlich „empfindlich":

▶ Manche Erreger können nur innerhalb eines lebenden Wirts existieren und auf neue Wirte nur direkt – von Wirt zu Wirt – übertragen werden.

▶ Viele andere pathogene Mikroorganismen können dagegen außer in oder auf ihren Wirten (Mensch, Tier oder Pflanze) im Erdboden, auf kontaminierten Gegenständen (z. B. Praxismobiliar, Instrumente), im Kot und Urin, im Wasser oder in Nahrungsmitteln überleben. Wenn ein Mensch Kontakt mit diesen Aufenthaltsorten hat, kann er sich dabei infizieren.

Man unterscheidet die direkte und die indirekte Übertragung (siehe Abb. 5.2).

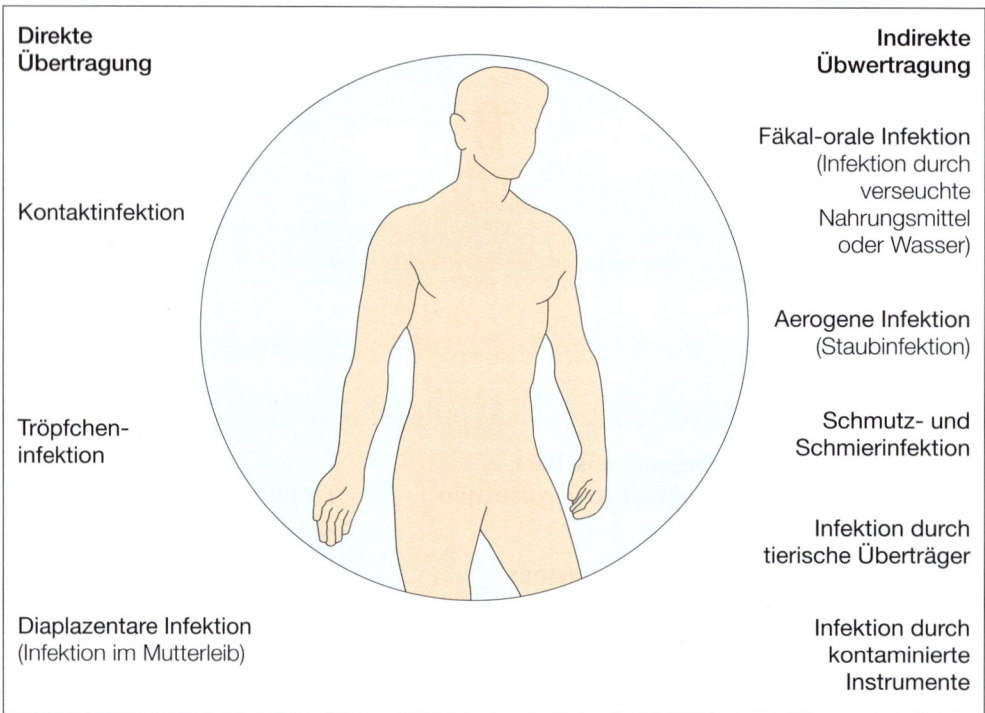

Abb. 5.2: Übertragungswege von Erregern

Direkte Übertragung

Eine direkte Übertragung liegt vor, wenn der Erreger von einem Wirt unmittelbar (direkt) auf den nächsten übertragen wird, z. B.:

▸ Die erregerhaltigen Körperflüssigkeiten eines infizierten Menschen (oder Tiers) gelangen auf Schleimhäute oder direkt durch kleine Verletzungen in Blut- und Lymphbahnen eines anderen Menschen (z. B. Syphilis- oder HIV-Übertragung beim Geschlechtsverkehr, Tollwutübertragung durch Biss eines infizierten Säugetiers). Diese Art der Infektion nennt man **Kontaktinfektion**.

▸ Eine direkte Übertragung liegt auch vor, wenn erregerhaltiger Schleim ausgehustet oder ausgeniest wird, und diese Schleimtröpfchen von einem anderen Menschen unmittelbar eingeatmet werden (z. B. Übertragung der Grippeviren). Diese Übertragungsart nennt man **Tröpfcheninfektion**.

▸ Eine besondere Art der direkten Übertragung ist die Infektion des ungeborenen Kindes im Mutterleib. Erreger aus dem Organismus der Frau gelangen über den Mutterkuchen in das Kind (**diaplazentare Infektion**, z. B. Rötelinfektion des Embryos).

Indirekte Übertragung

Voraussetzung für die indirekte Übertragung ist die Fähigkeit der Erreger, längere Zeit außerhalb eines Wirtsorganismus überleben zu können.

▸ Existieren die Erreger in oder auf toter Substanz, oder können sie hier zumindest eine gewisse Zeit überleben, kann sich der Mensch durch Aufnahme dieser Substanzen infizieren. Er kann die Erreger beispielsweise mit der Nahrung oder durch Wasser aufnehmen. Insbesondere Mikroorganismen, die mit dem Kot ausgeschieden werden, können bei schlechter Hygiene über den Mund aufgenommen werden (**fäkalorale Infektion** oder Infektion durch verseuchte Nahrungsmittel oder Wasser, z. B. Typhus).

▸ Manche Erreger können an Staubpartikeln haften bleiben, und diese kontaminierten Staubpartikel können dann von einem Menschen eingeatmet werden (**aerogene Infektion** oder Staubinfektion, z. B. Tuberkulose).

▸ Erreger, die sich im Erdboden befinden oder an Gegenständen haften, können durch kleine oder kleinste Wunden in den Organismus eindringen (**Schmutz- und Schmierinfektion**, z. B. Wundstarrkrampfinfektion).

▸ Eine indirekte Übertragung liegt auch vor, wenn blutsaugende Tiere (Insekten oder Spinnentiere) Krankheitserreger durch Biss oder Stich auf den Menschen übertragen (**Infektion durch tierische Überträger**, z. B Malariaübertragung, Übertragung der Borreliose).

▸ Im Bereich der Medizin gibt es noch besondere, von „der Natur nicht eingeplante" Übertragungsmöglichkeiten durch **stechende oder schneidende Instrumente**. Mit kontaminierten Instrumenten können natürlich alle Erreger übertragen werden, die nur einen indirekten Übertragungsweg benötigen, aber auch solche, die normalerweise eine direkte Übertragung erfordern, sofern erregerhaltige Körperflüssigkeiten eines infizierten Wirts unmittelbar mit kontaminierten Instrumenten auf den nächsten Wirt übertragen werden. Auch die **Organ-, Gewebe- oder Blutübertragungen** sind solche Sonderwege!

Viele Erreger können sowohl direkt als auch indirekt übertragen werden (so kann die Pest direkt von Mensch zu Mensch übertragen werden oder durch den Biss von Flöhen, die sich vorher durch Bisse auf Ratten, den natürlichen Wirten der Pesterreger, infiziert haben; die Tuberkuloseübertragung ist möglich durch Tröpfcheninfektion, durch Staubinfektion und durch kontaminierte Nahrungsmittel). Andere Krankheiten, welche durch Erreger übertragen werden, die wenig widerstandsfähig gegen Umweltbedingungen wie Trockenheit, Hitze und Kälte sind, können nur direkt übertragen werden (z. B. HI-Viren; Ausnahme: Solche Erreger können auch indirekt übertragen werden, wenn z. B. mit scharfen oder spitzen Instrumenten Mikroorganismen aus der Blutbahn eines Wirts aufgenommen und unmittelbar danach mit den kontaminierten Instrumenten auf einen neuen Wirt übertragen werden. Diese Übertragungsart nennt man iatrogen von gr. -iater = Arzt).

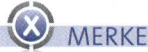 MERKE

Termini:

über den Mutterkuchen (Plazenta)	diaplazentar
„vom Kot in den Mund"	fäkal-oral
über die Luft	aerogen
durch kontaminierte Instrumente	iatrogen

5. Schutzmaßnahmen der Parasiten

Jeder Wirt verfügt über eine Reihe von Abwehrmechanismen, mit deren Hilfe er sich gegen Parasiten zur Wehr setzt (vgl. Kapitel „Abwehrmechanismen"). Die pathogenen Mikroorganismen bzw. die von ihnen produzierten Toxine werden entweder vernichtet und/oder an der Ausbreitung gehindert.

Diesen Abwehrmechanismen versucht der Parasit selbstverständlich zu entgehen, und viele Mikroorganismen verwenden dafür eine Reihe von „Tricks", die von den Abwehrmechanismen des Wirts oder durch geeignete Arzneimittel überwunden werden müssen.

Kapselbildung
Sehr viele Mikroorganismen schützen sich vor den Abwehrmaßnahmen des Wirtes durch die Bildung dichter, widerstandsfähiger Kapseln. Diese Kapseln werden meist als Zysten bezeichnet; bei einigen Bakterienarten existieren besondere Arten von Kapseln, die man hier Sporen nennt. Die widerstandsfähigen Kapseln können nicht nur dem Schutz des Parasiten vor Angriffen durch das Abwehrsystem des Wirts dienen, sondern bei vielen Arten von Mikroorganismen auch der Verbreitung und Übertragung auf andere Wirte. Der Parasit wartet sozusagen eingekapselt „auf bessere Zeiten", ist gegen ungünstige Umweltbedingungen wie Kälte, Wärme, Trockenheit recht gut geschützt und benötigt während seiner Wartezeit auch kaum Sauerstoff oder Nährstoffe.

Rückzug

Ein anderer „Trick" vieler Mikroorganismen besteht darin, sich in bestimmte Gewebe bzw. Organe des Wirts zurückzuziehen, in denen die Abwehrmechanismen des Wirts nicht voll zum Einsatz kommen. Dazu gehören das Rückenmark und das Gehirn bzw. die Hirn-Rückenmarks-Flüssigkeit oder das Auge.

Merkmalsveränderung

Viele Parasiten können den chemischen Aufbau ihrer äußeren Membran bzw. Wand relativ rasch verändern und werden deshalb von den Abwehrmechanismen des Wirts nicht schnell genug als „Feind" erkannt. Der Wirtsorganismus muss sich auf die veränderten Parasitenmerkmale erst neu einstellen und verliert wertvolle Zeit, während der die Eindringlinge unbehindert schmarotzen können.

Maskierung

Baut der Parasit vom Wirt hergestellte Stoffe (z. B. Eiweiße) in seine eigene äußere Hülle ein, so spricht man von „Maskierung". Das Abwehrsystem des Wirts erkennt den so getarnten Parasiten nicht mehr als fremd und unternimmt nichts gegen ihn.

Den Dauerkampf zwischen Wirten und Parasiten kann man sehr gut mit dem sich Hochschaukeln von Waffensystemen vergleichen: Auf jeden neuen Trick des „Angreifers" lässt sich der „Verteidiger" ein wirksames Gegenmittel einfallen. Das kompliziert aufgebaute menschliche Abwehrsystem des Menschen einerseits und die raffinierten Tricks der pathogenen Mikroorganismen andererseits zeugen von diesem seit Millionen von Jahren andauernden Kampf (vgl. Kapitel F).

6. Grundbegriffe der Seuchenlehre

Die Übertragung eines Erregers vom ersten Wirt auf den zweiten ist der erste Schritt zur Ausbreitung einer Infektionskrankheit.

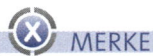 MERKE

Mit dem Ausbreitungsgeschehen von Krankheiten, in diesem Fall von Infektionskrankheiten, beschäftigt sich die Wissenschaft der Epidemiologie, die deutsche Bezeichnung lautet „Seuchenlehre".

Das Wort Seuche ist ein alter Begriff; wohl jeder von uns denkt dabei an Pest oder Pocken, also an das plötzliche, massenhafte Auftreten von Infektionskrankheiten. Aber: ist der Schnupfen, der im Herbst oder Frühjahr so viele von uns befällt, auch eine Seuche?

Genauer sind die Begriffe Epidemie, Pandemie und Endemie:

► Unter einer **Epidemie** versteht man das gehäufte Auftreten einer Infektionskrankheit innerhalb eines begrenzten Gebiets (z. B. Deutschland, Europa, Südostasien) innerhalb eines begrenzten Zeitraums (von wenigen Tagen oder Wochen bis zu vielen Jahren). Die großen Seuchen Pocken und Pest, die im 14. Jahrhundert Europa heimsuchten, sind Beispiele für Epidemien.

► Eine **Pandemie** ist das gehäufte Auftreten einer Infektionskrankheit innerhalb eines begrenzten Zeitraums, aber ohne räumliche Begrenzung d. h., eine Pandemie kann letztlich die gesamte Welt betreffen. Ein Beispiel ist die Grippewelle, die 1957 die ganze Welt erfasste.

► Unter einer **Endemie** (oder einer endemischen Krankheit) versteht man das Auftreten einer Infektionskrankheit in einem bestimmten Gebiet ohne zeitliche Begrenzung. So sind die Infektionskrankheiten Masern und Mumps endemisch in Deutschland.

Warum sich manche Infektionskrankheiten in einer Bevölkerung oder sogar über die ganze Welt so ausbreiten, während andere auf Einzelfälle beschränkt bleiben, hängt vom Zusammenwirken zahlreicher Faktoren ab (siehe Abb. 5.3):

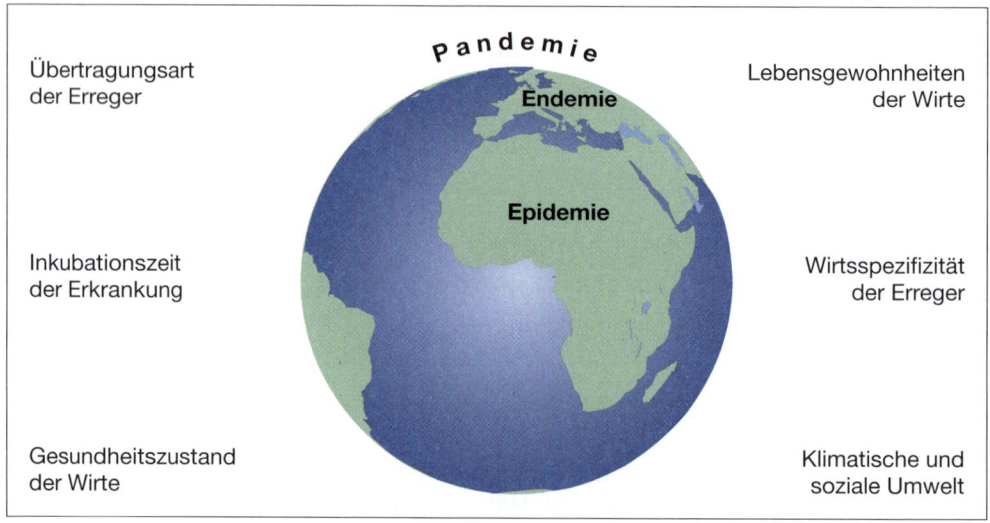

Abb. 5.3: Faktoren des Seuchengeschehens

Übertragungsart

Erreger, die nur durch direkten Kontakt zwischen Wirten übertragen werden können (etwa durch Geschlechtsverkehr), breiten sich in der Regel langsamer aus als Erreger, die mit der Atemluft oder indirekt über Nahrungsmittel, Wasser, Staub oder Schmutz übertragen werden. Erreger, die durch bestimmte tierische Überträger übertragen werden, können sich nur dort ausbreiten, wo diese Überträger vorkommen.

Inkubationszeit
Je länger die Inkubationszeit ist, desto leichter kann sich eine Infektionskrankheit ausbreiten, weil die Infizierten lange Zeit nicht erkannt werden und unerkannt die Krankheit verbreiten können.

Wirtsspezifität
Erreger, die in vielen Wirten leben können, breiten sich viel leichter aus als Erreger, die sich auf eine oder wenige Wirtsarten spezialisiert haben.

Lebensgewohnheiten der Wirte
Bestimmte Gewohnheiten wie unhygienische Lebensweise oder häufig wechselnde Geschlechtspartner fördern die Ausbreitung von Erregern.

Gesundheitszustand der Wirte
Gesunde, gut ernährte Wirte mit einem guten Abwehrsystem werden mit Erregern besser fertig als geschwächte Wirte, unter denen sich Infektionskrankheiten deshalb leichter und schneller ausbreiten können.

Klimatische und soziale Umwelt
Ein feuchtwarmes Klima fördert die Ausbreitung von Erregern, die außerhalb eines Wirts überleben können.

Leben viele Menschen unter schlechten hygienischen Verhältnissen auf engem Wohnraum, vielleicht auch noch in engem Kontakt mit Tieren zusammen, können sich Infektionskrankheiten leicht und schnell ausbreiten.

7. Erreger von Infektionskrankheiten
Kleine Lebewesen, welche für die Krankheitslehre des Menschen von Bedeutung sind, gehören zu den:

▶ Bakterien

▶ Viren

▶ Prionen

▶ Protozoen

▶ Pilzen

▶ Würmern

▶ Gliedertieren.

Die Zuordnung dieser verschiedenen Organismen zum Wissensgebiet der medizinischen Mikrobiologie ist eigentlich nicht immer korrekt. Nur Bakterien, Viren, Prionen und Protozoen sind immer „klein"; sie bestehen lediglich jeweils aus einer Zelle bzw. sind noch nicht einmal eine Zelle (Viren) oder sie sind gar keine Lebewesen (Prionen). Pilze, Würmer und Gliedertiere sind mehrzellige Organismen. Viele Arten dieser Lebewesen erreichen beträchtliche Größen. Es hat sich aber als praktisch erwiesen, solche Arten dieser Lebewesen, die Krankheiten des Menschen verursachen können, unter dem Thema medizinische Mikrobiologie abzuhandeln (siehe Abb. 5.4).

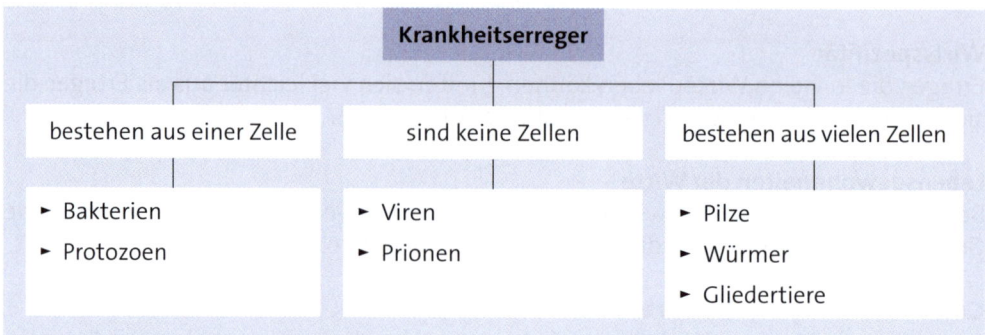

Abb. 5.4: Übersicht über Krankheitserreger

7.1 Bakterien

Bakterien sind einzellige Organismen mit einem (in der Regel) eigenen Stoffwechsel, d. h. sie können auch außerhalb eines Wirtes existieren und deshalb auf Nährböden gezüchtet werden. Bakterien pflanzen sich durch einfache Zellteilung rasch fort. Die Bakterienzelle ist von einer festen Zellwand umgeben, die dem Bakterium seine Form gibt. Zusätzlich können schützende Kapseln ausgebildet sein. Manche Bakterien tragen eine oder mehrere Geißeln und sind dadurch beweglich.

Bakterien unterscheidet man grundsätzlich nach ihrer Form (siehe Abb. 5.5):

► kugelförmige Bakterien (Kokken)

► stäbchen- und fadenförmige Bakterien

► schraubenförmige Bakterien.

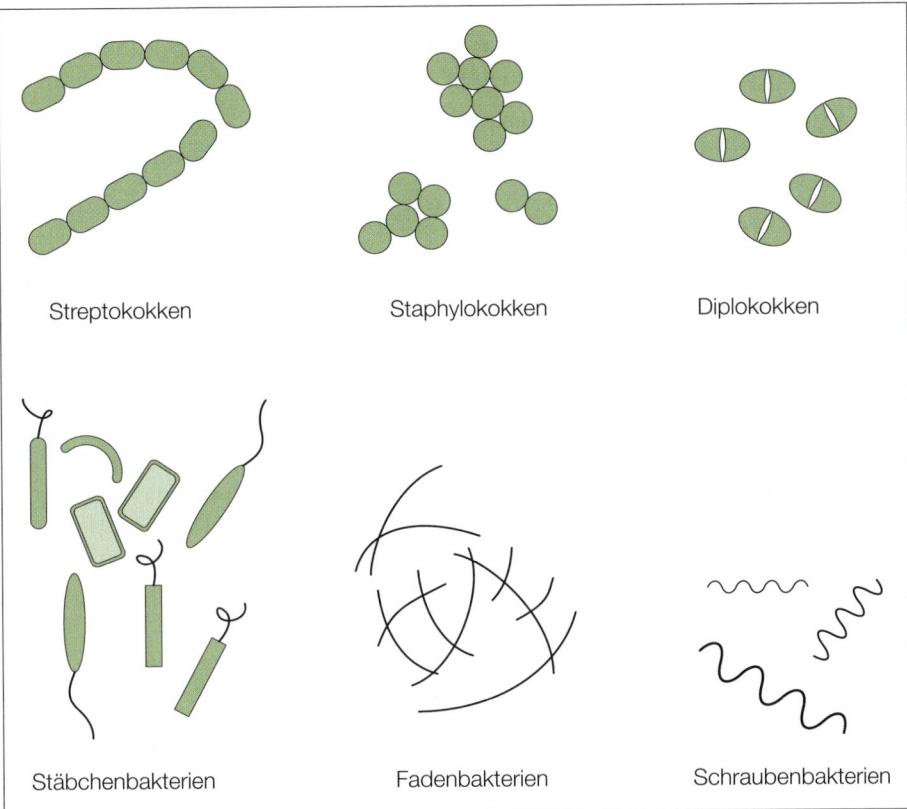

Abb. 5.5: Bakterienformen (schematisch)

Die kugelförmigen Bakterien legen sich zu Haufen (Staphylokokken), Ketten (Streptokokken) oder Paaren (Diplokokken) zusammen. Die stäbchen- und fadenförmigen Bakterien können unbeweglich oder durch eine oder mehrere Geißeln beweglich sein. Die Stäbchenform kann variieren: dick, dünn, kommaförmig. Auch die Schraubenbakterien zeigen unterschiedliche Zellformen.

Folgende Sonderformen der Bakterien kann man noch unterscheiden:

► **Bazillen:** Bakterien, die Sporen bilden, nennt man Bazillen.
Bakteriensporen sind Dauerformen, die eine erhöhte Widerstandsfähigkeit gegenüber Umwelteinflüssen wie Hitze, Kälte und Trockenheit haben (z. B. Erreger des Wundstarrkrampfs = Tetanusbazillen, des Milzbrandes, des Gas- oder Wundbrandes und der gefährlichen Lebensmittelvergiftung Botulismus).

► **Mykoplasmen** sind Bakterien ohne Zellwand, d. h. mit veränderlicher Form (z. B. Erreger bestimmter Arten von Lungenentzündung).

▶ **Chlamydien** heißen die Sonderformen der Bakterien, die sich nur in lebenden Zellen vermehren können (z. B. die Erreger der Papageienkrankheit, der ägyptischen Augenkrankheit sowie besonderer Infektionen der Geschlechtsorgane des Menschen).

▶ **Rickettsien** sind besonders kleine Bakterien, die ebenfalls nur in lebenden Zellen existieren können (z. B. Erreger des durch Kleiderläuse übertragenen Fleckfiebers).

7.2 Viren

Viren sind die kleinsten Lebewesen auf der Erde. Ein sehr eingeschränktes Leben! Vermutlich entwickelten Viren sich aus Bakterien, die sich sozusagen hundertprozentig auf eine parasitische Lebensweise eingestellt hatten. Sie bestehen nicht aus einer Zelle, sondern nur aus Erbmaterial, das von einer schützenden Eiweißhülle umgeben ist (siehe Abb. 5.6). Diese Eiweißhülle enthält Merkmale (Antigene, auch „spikes" genannt). Viren haben keinen eigenen Stoffwechsel (sie können deshalb auch nicht auf Nährböden gezüchtet werden, sondern nur in lebenden Zellen), sie können sich nicht bewegen und sich nicht selbsttätig vermehren. Sie können nur „krank machen". Viren dringen in die Zellen ihrer Wirte ein und benutzen zu ihrer Vermehrung den Stoffwechselapparat der Wirtszelle.

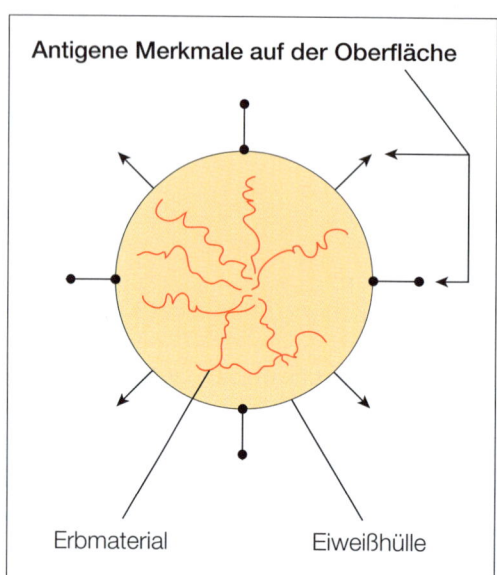

Abb. 5.6: Aufbau eines Virus (Modell)

Viren sind sehr klein. Mit dem Lichtmikroskop sind sie nicht zu sehen.

Die „Eroberung" einer Wirtszelle durch Viren verläuft in mehreren Stadien: Zuerst lagert sich das Virus an seiner speziellen Wirtszelle an. Je nach Virusart bevorzugt es bestimmte Zellen seines Wirts, z. B. Schleimhautzellen, Leberzellen. Nach der Anlagerung dringt das Virus in die Wirtszelle ein. Dabei streift es entweder seine äußere Eiweißhülle ab, oder aber es dringt mitsamt der Eiweißhülle ein. Auf jeden Fall entledigt es sich seiner Eiweißhülle in der Wirtszelle („Striptease"). Nur das aus Erbmaterial bestehende Innere des Virus dringt jetzt in den Zellkern der Wirtszelle ein und „erobert" ihn, d. h. das Erbmaterial des Virus zwingt den Zellkern der Wirtszelle, den „Befehl" zu geben, die gesamten Aktivitäten der Zelle der „Herstellung" neuer Viren zu widmen. Die Wirtszelle wird also daran gehindert, ihre eigentlichen Aufgaben zu erfüllen, da sie mit der Produktion neuer Viren beschäftigt ist.

Sind die neuen Viren fertiggestellt (bestehend aus Erbmaterial der Viren und ihren Eiweißhüllen), gibt die Wirtszelle die Viren frei. Dabei geht oft die Wirtszelle zugrunde (siehe Abb. 5.7).

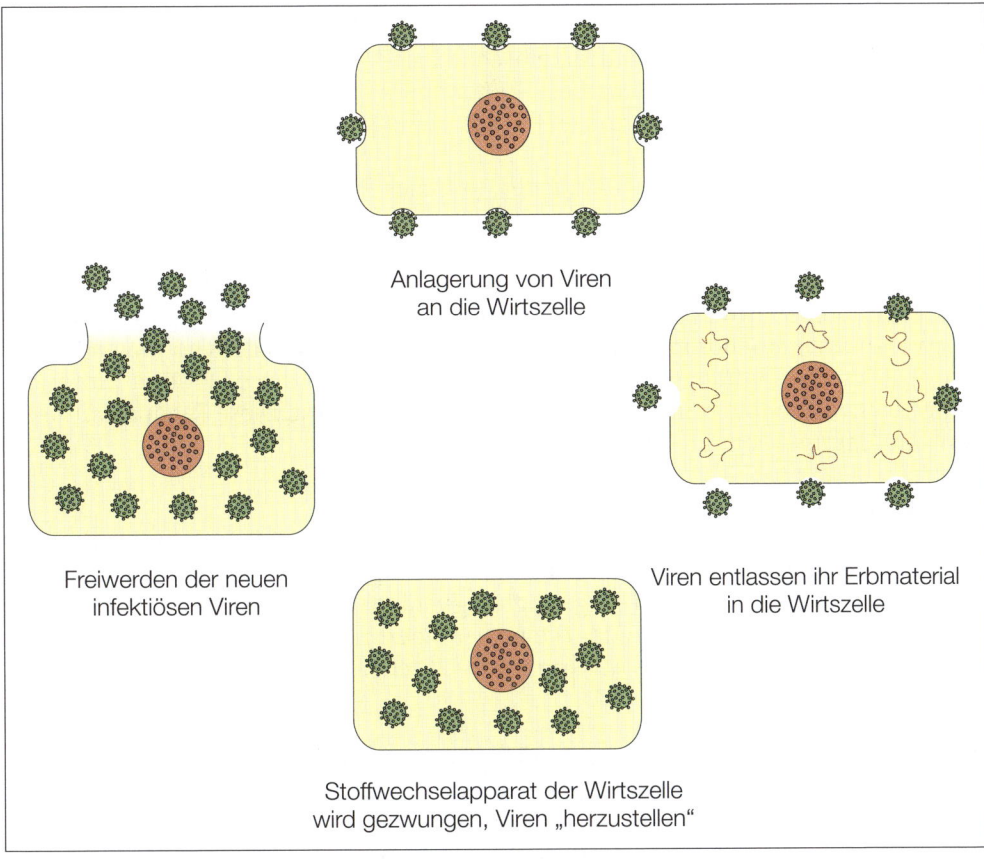

Abb. 5.7: Virusvermehrung (schematisch)

Obwohl Viren sich nur mithilfe einer Wirtszelle vermehren, können viele Viren außerhalb von Wirtszellen (z. B. auf Gegenständen, im Erdboden) sehr lange Zeit überdauern.

7.3 Prionen

Die Bezeichnung für diese erst seit kurzer Zeit bekannten Erreger leitet sich her aus der englischen Sprache: proteinaceous infectious particles = infektiöse Proteinpartikel; eigentlich müsste es also Proinen heißen.

Prionen sind Eiweißmoleküle, die sich infektiös verhalten können und eine hohe Affinität zum Nervengewebe haben. Vermutlich sind sie die Erreger von Erkrankungen des Zentralnervensystems wie Scrapie der Schafe, BSE der Rinder, Creutzfeldt-Jakob-Krankheit (CJK oder CJD) des Menschen und einiger anderer seltener degenerativer Erkrankungen des Zentralnervensystems bei Mensch und Tier.

Das Prionenprotein kommt in verschiedenen Formen vor: Das normale Prionenprotein (nPrP) wird durch eine genetische Information (Abschnitt auf der DNA) codiert, welche in Varianten in vielen Säugetierarten einschließlich Mensch vorkommt. Das nPrP hat eine bestimmte dreidimensionale Gestalt (Konfiguration). Veränderungen dieser Konfiguration machen aus dem normalen PrP das pathogene PrP (pPrP).

Für die Veränderung der Konfiguration des normalen PrP gibt es drei Möglichkeiten:

Vererbte Punkt-(Gen-)Mutation
Ein Lebewesen, z. B. ein Mensch, erbt von einem Elternteil eine genetische Information, die an einer Stelle von der normalen PrP-Information abweicht. Als Folge wird in diesem Lebewesen ein Prionenprotein hergestellt, das geringfügig von dem normalen PrP abweicht. Diese geringfügige Abweichung führt dazu, dass dieses Protein (unter bestimmten Umständen?) eine andere Konfiguration annimmt. Diese Theorie würde die familiäre Häufung von CJD-Fällen erklären.

Neumutation
Die genetische Information für die Herstellung des normalen PrP mutiert in einer oder mehreren Zellen (spontan bzw. aufgrund noch nicht geklärter äußerer Einwirkungen). Als Folge wird von diesen Zellen ein geringfügig verändertes Prionenprotein hergestellt, das (unter bestimmten Umständen?) eine veränderte Konfiguration annimmt. Diese Theorie würde das sporadische Auftreten von CJD erklären.

Infektion
Ein in seiner Konfiguration verändertes PrP gelangt in einen anderen Organismus (gleicher Art, z. B. Schaf – Schaf, Rind – Rind, Mensch – Mensch oder verschiedener Arten, z. B. Rind – Mensch). Das in seiner Konfiguration veränderte PrP lagert sich an ein normales PrP an und „zwingt" ihm die veränderte Konfiguration auf. Dieses so veränderte PrP lagert sich jetzt seinerseits an ein normales PrP etc. (Schneeballprinzip, siehe Abb. 5.8). Diese Theorie würde das epidemische Auftreten von Prionenerkrankungen erklären.

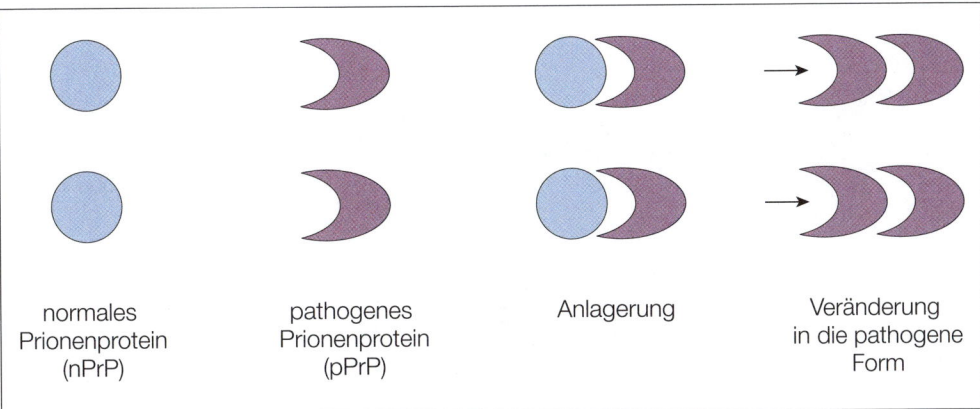

normales
Prionenprotein
(nPrP)

pathogenes
Prionenprotein
(pPrP)

Anlagerung

Veränderung
in die pathogene
Form

Abb. 5.8: Prionenvermehrung (Modell)

Wie auch immer es zur Bildung des pathogenen Prionenproteins kommt, sicher ist, dass dieses Protein zur Bildung von Ablagerungen im Zentralnervensystem neigt. Diese Ablagerungen werden Plaques genannt. Sie behindern den Stoffwechsel des Nervengewebes und führen schließlich zum Absterben von Nervenzellen.

7.4 Protozoen

Protozoen sind einzellige Tiere (siehe Abb. 5.9). Die meisten Protozoen leben frei im Wasser. Einige Arten haben sich auf die parasitische Lebensweise spezialisiert. Protozoen sind in der Regel beweglich, meist durch Geißeln. Aber manche Protozoenarten bilden unbewegliche, von einer widerstandsfähigen Membran umgebene Zysten, die der Verbreitung der kleinen Tiere dienen.

Einige der parasitisch lebenden Protozoen benötigen für ihre Entwicklung nicht nur einen Wirt, sondern können bestimmte Entwicklungsstadien nur in sog. Zwischenwirten durchmachen. Viele dieser Zwischenwirte sind blutsaugende Gliedertiere, die durch Stich oder Biss die Protozoen auf den Menschen übertragen (beispielsweise die Anopheles-Mücke die Malaria, die TseTse-Fliege die Schlafkrankheit, die Zecke die Borreliose und andere Infektionskrankheiten).

Protozoen können ihre menschlichen Wirte auf vielfältige Art schädigen: Sie dringen unter teilweise erheblichen Zerstörungen in Gewebe und Organe der Menschen ein, stören die Gewebe und Organe bei der Erfüllung ihrer Aufgaben, verstopfen bei Massenbefall Gefäße, geben bei ihrem Zerfall Giftstoffe ab oder rufen allergische Reaktionen des Wirtsorganismus hervor.

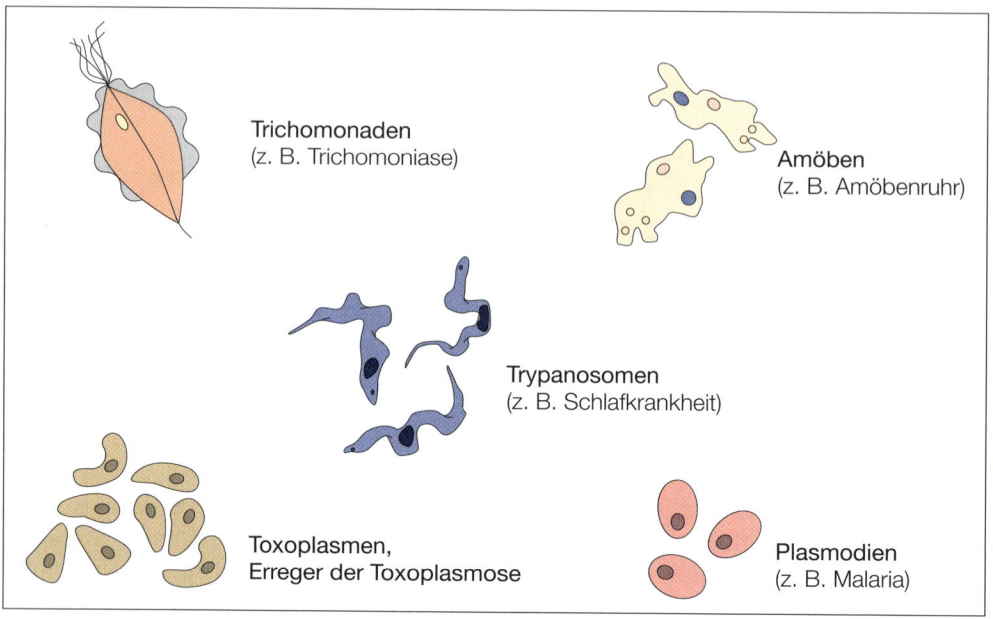

Abb. 5.9: Beispiele für Protozoen, die für den Menschen pathogen sind

7.5 Pilze, Würmer, Gliedertiere

Pilze sind mehrzellige Organismen. Sie leben parasitisch oder ernähren sich von abgestorbener organischer Substanz. Ihre Vermehrung erfolgt durch Wachstum der Pilzfäden oder durch Sporen. Pilzsporen sind besonders widerstandsfähige Zellen, die bei günstigen Lebensbedingungen wieder zu Pilzfäden auskeimen können.

Pilze können Krankheiten verursachen, sie werden als Mykosen bezeichnet. Viele Pilze befallen nur die Körperoberflächen des Menschen (Haut oder Schleimhaut, Haare, Nägel) und rufen oberflächliche Mykosen hervor, beispielsweise den Fußpilz.

Manche Pilze können aber auch in den Organismus eindringen und sich über die Blut- und Lymphbahnen oder entlang der Nervenbahnen ausbreiten (tiefe Mykosen).

Beispiele für tiefe Mykosen sind Soor (Candidamykose, siehe Abb. 5.10), dessen Erreger allerdings nur bei geschwächten Menschen in den Organismus eindringen kann (Opportunist), sowie viele tropische Pilzerkrankungen.

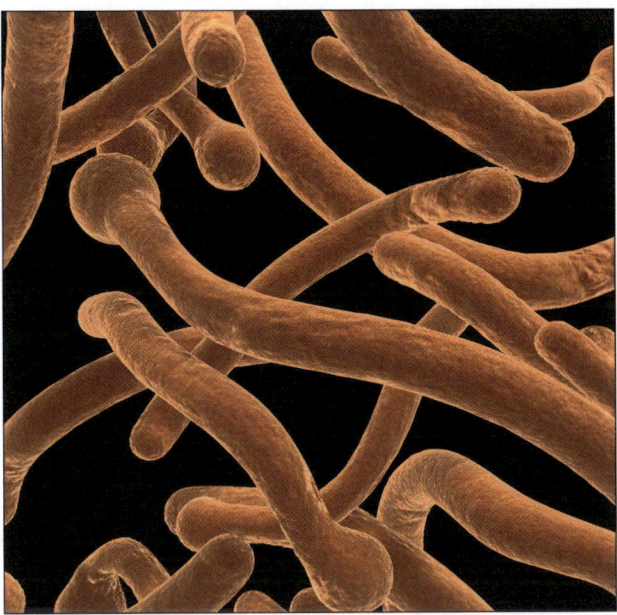

Abb. 5.10: Candida albicans, der Soorpilz

Würmer sind mehrzellige Tiere. Die weitaus meisten Arten leben frei. Die im Menschen parasitierenden Würmer gehören zu den Gruppen der Saug-, Band- und Fadenwürmer (siehe Abb. 5.11).

Wie bei den Protozoen benötigen viele Würmer einen oder mehrere Zwischenwirte (z. B. Schnecken, andere Säugetiere) für ihren oft komplizierten Entwicklungsgang. Die Verbreitung der entsprechenden Wurmerkrankungen ist an die Verbreitung der Zwischenwirte und an die Kontaktmöglichkeiten der Menschen mit diesen Zwischenwirten gebunden.

Viele Würmer produzieren sehr widerstandsfähige Eier oder eingekapselte Jungtiere, die der Übertragung auf einen neuen Wirt dienen. Der Mensch infiziert sich meistens durch die Aufnahme dieser Eier oder Jungtiere mit infizierter Nahrung oder Wasser oder infolge mangelhafter Toilettenhygiene.

Die Würmer befallen in der Regel Hohlräume des menschlichen Körpers wie Darm, Atemwege, Blutgefäße, es gibt jedoch auch Wurmarten, die in die Muskulatur oder in das Nervensystem vordringen.

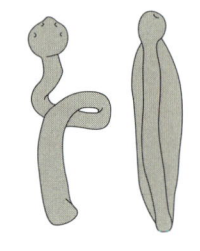

Verschiedene Saugwürmer:
Sie befallen Gallengänge, Lunge und Venen.
Krankheitsbeispiele:
- Lungenegelbefall
- Leberegelbefall
- Bilharziose.

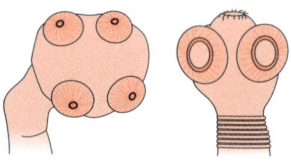

Verschiedene Bandwürmer (nur der Kopf dargestellt)**:**
Sie befallen den Darm und die Leber.
Krankheitsbeispiele:
- Schweinebandwurmbefall
- Rinderbandwurmbefall
- Hundebandwurmbefall.

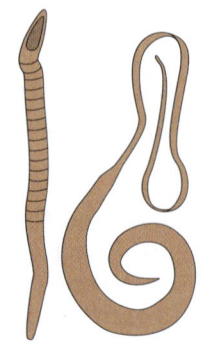

Verschiedene Fadenwürmer:
Sie befallen hauptsächlich den Darm.
Krankheitsbeispiele:
- Spulwurmbefall
- Rinderbandwurmbefall
- Madenwurmbefall.
Trichinen befallen Darm und Muskulatur.

Abb. 5.11: Beispiele für pathogene Würmer

Gliedertiere leben frei und suchen den Menschen in der Regel nur auf, um Blut zu saugen oder zu lecken. Einige Arten sind allerdings so spezialisiert, dass sie nur auf ganz bestimmten Wirtsarten Blut aufnehmen können und sich deshalb auch auf ihrem Wirt festsetzen bzw. zumindest eine längere Zeit auf ihm verweilen. Die meisten Gliedertiere, die den Menschen befallen, gehören zur Gruppe der Insekten (Mücken, Läuse, Flöhe, Wanzen), einige wenige zur Gruppe der Spinnentiere (Zecken, Milben; siehe Abb. 5.12).

Die Bedeutung dieser Parasiten für die Krankheitslehre des Menschen beruht in einigen Fällen auf den Schädigungen, die sie der Haut des Menschen zufügen können bzw. den Immunreaktionen des Menschen auf die stechenden oder beißenden Tiere. Ernster sind die Auswirkungen von Blutsaugern, die selber Wirte bzw. Zwischenwirte von pathogenen Mikroorganismen sind, die sie auf den Menschen übertragen können, z. B. Übertragung der Virus-Hirnhautentzündung oder der Borreliose durch Zecken, Übertragung von Pesterregern durch Bisse der Rattenflöhe, Malaria- und Schlafkrankheitsübertragung durch Mücken bzw. Fliegen. Die meisten Fliegen sind zwar lästig, aber selber für den Menschen nicht gefährlich. Haben sie jedoch auf verschmutzten Toiletten oder Latrinen Krankheitserreger aus dem Menschenkot aufgenommen, können sie diese Erreger auf Nahrungsmittel, welche der Mensch zu sich nimmt, übertragen.

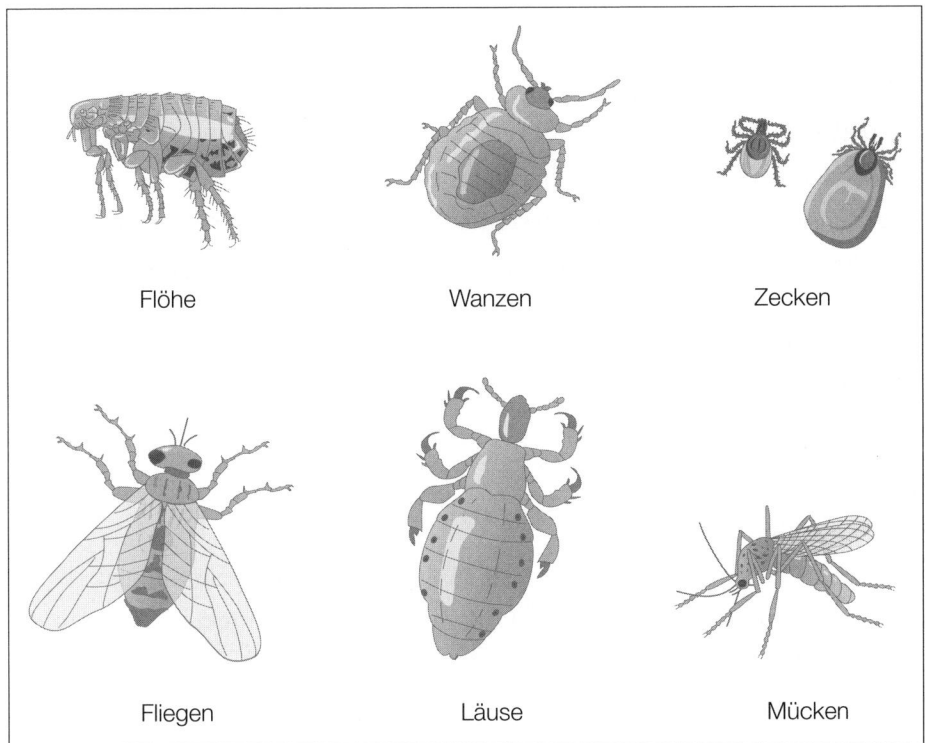

Abb. 5.12: Beispiele für Gliedertiere, die Krankheiten auf den Menschen übertragen können

8. Infektionskrankheiten (Auswahl)

Es existiert eine unübersehbar große Anzahl von Infektionskrankheiten des Menschen und ständig werden weitere entdeckt. Es ist noch gar nicht so lange her, da wagten Wissenschaftler die optimistische Vorhersage, dass mit dem Ende des zweiten Jahrtausends die gefährlichen Infektionskrankheiten des Menschen besiegt sein würden. Erregerherde sollten vernichtet sein und moderne, hochwirksame Medikamente jede Erkrankung im Keim ersticken.

Jetzt ist das dritte Jahrtausend schon mehrere Jahre alt, und es zeigt sich, dass diese Prognose falsch war. Zwar gibt es unzweifelhaft große Erfolge im Kampf gegen die pathogenen Mikroorganismen (die schwarzen Pocken gelten beispielsweise weltweit als ausgerottet), aber neue Krankheitserreger wie HIV sind aufgetaucht und immer mehr Medikamente verlieren ihre Wirksamkeit, weil Erreger eine Resistenz gegen sie entwickelt haben. In vielen Entwicklungsländern ist der Hygienestandard meist niedrig, ein funktionierendes Gesundheitswesen existiert oft nicht und/oder medizinische Betreuung ist für die Mehrzahl der dort lebenden Menschen unbezahlbar.

Infektionskrankheiten stellen also weiterhin eine große Gefahr für die Gesundheit der Menschen dar. Hier kann nur ein ganz, ganz kleiner Teil beispielhaft aufgeführt werden.

Bakterielle Erkrankungen

► **Staphylokokken:** Furunkel, Abszesse

► **Streptokokken:** Streptokokkenangina, Scharlach

► **Diplokokken:** Pneumonie, Tripper, Hirnhautentzündung

► **sporenbildende Bakterien:** Wundstarrkrampf, Milzbrand, Botulismus, Gasbrand

► **Stäbchenbakterien:** Diphtherie, Tuberkulose, Lepra, Typhus, Paratyphus, Cholera, Dysenterie, Pest, Keuchhusten

► **Schraubenbakterien:** Syphilis, Borreliose

► **Chlamydien:** Papageienkrankheit, Trachom, Infektionen der Geschlechtsorgane

► **Rickettsien:** Fleckfieber.

Viruserkrankungen

► spinale Kinderlähmung

► verschiedene Hirnhautentzündungen (z. B. FSME) und Gehirnentzündungen

► katarrhalische Erkrankungen der oberen Luftwege (= grippale Infekte)

► Influenza (= echte Grippe)

► Mumps

► Masern

► Röteln

► Windpocken

► Herpes labialis und genitalis

► Pfeiffersches Drüsenfieber

► Lassafieber, Ebola

► Tollwut

► Hepatitis infectiosa

► AIDS (HIV).

Prionenerkrankungen

► Scrapie der Schafe

► BSE der Rinder

► Creutzfeld-Jacob-Erkrankung des Menschen.

Protozoenerkrankungen

► Amöbenruhr

► Trichomoniasis

► Toxoplasmose

► Malaria

► Schlafkrankheit.

Pilzerkrankungen (Mykosen)

► Soor

► Tinea („Fußpilz").

Wurmerkrankungen

► Trichinose

► Bilharziose

► Bandwurmerkrankungen

► Spulwurmbefall.

9. Exkurs: „Kinderkrankheiten"

Der Ausdruck „Kinderkrankheiten" steht nicht ohne Grund in Anführungsstrichen. Es gibt keine Krankheiten, welche ausschließlich Kinder befallen! Trotzdem ist der Begriff unter medizinischen Laien sehr geläufig.

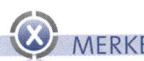 MERKE

Als „Kinderkrankheiten" werden Infektionskrankheiten bezeichnet, welche Menschen überwiegend im Kindesalter durchmachen.

9.1 Ursachen für die Bevorzugung des frühen Erkrankungsalters

Die Gründe, warum bestimmte Infektionskrankheiten vorzugsweise im kindlichen Alter auftreten, kann man vier Ursachenkomplexen zuordnen:

- endemisches Vorkommen der Erreger
- Immunitätsstatus
- kindliche Anatomie
- kindliches Verhalten.

Endemisches Vorkommen der Erreger

Kommt ein bestimmter Erreger in einer Bevölkerung sehr häufig vor, ist es wahrscheinlich, dass ein Kind mit diesem Erreger in Berührung kommt. Typischerweise treten die ersten sog. „Kinderkrankheiten" auf, wenn das Kind alt genug ist, um mit anderen Kindern zu spielen (Spielplatz, Kindergarten oder Kita). Eine zweite Welle von Infektionskrankheiten tritt dann im frühen Schulalter auf.

Immunitätsstatus

Viele der sog. „Kinderkrankheiten" hinterlassen eine bleibende Immunität, d. h. die Krankheit wird in der Regel nur einmal durchgemacht. Anschließend ist der menschliche Organismus gegen den jeweiligen Erreger aufgrund der Leistungen seines Immunsystems gefeit. Typischerweise findet man also nur bzw. überwiegend Kinder unter den Erkrankten.

Immunität wird nicht nur durch eine durchgemachte Erkrankung erworben, sondern kann durch eine Impfung künstlich hervorgerufen werden. Werden die meisten Kinder geimpft, verschwindet eine Krankheit bzw. tritt seltener auf.

Kindliche Anatomie

Es gibt einige anatomische Gründe, warum bestimme Infektionskrankheiten vor allem Kinder befallen. So ist beispielsweise die Verbindung zwischen Rachen und Mittelohr bei Kindern – einfach ausgedrückt – noch sehr weit und offen. Eine Infektion des Rachens (z. B. durch eine Erkältungskrankheit) greift also bei Kindern sehr leicht auch auf das Mittelohr über, es kommt zu einer Mittelohrentzündung.

Kindliches Verhalten

Kinder verhalten sich anders als Erwachsene. Sie kommen beim Spielen nicht nur in engen Kontakt mit anderen Kindern, sondern auch mit Schmutz, mit Tieren sowie deren Ausscheidungen, sie verletzen sich, sie streifen – wenn es das noch in ihrer Umgebung gibt – durch Wald und Feld, wo sie von Insekten und Spinnentieren gestochen bzw. gebissen werden können. So betrifft die durch Zecken übertragene Virus-Hirnhautentzündung überwiegend Kinder.

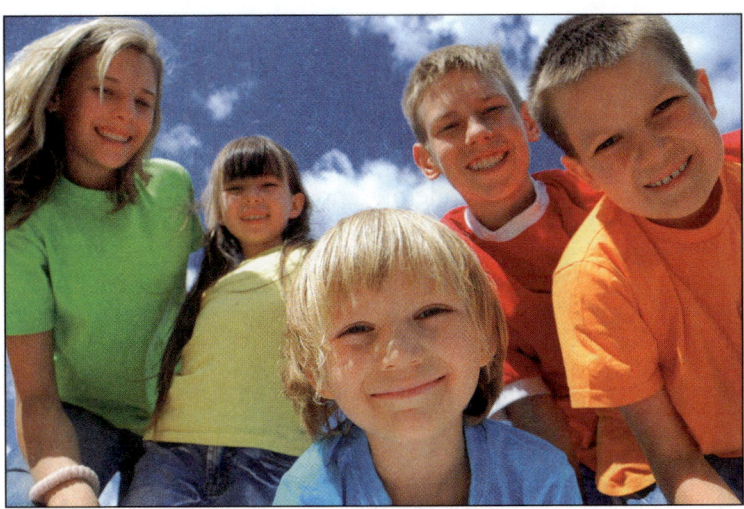

Abb. 5.13: Kinder sind für endemische Erreger aufgrund ihres Immunstatus, ihres Verhaltens und manchmal auch wegen ihrer Anatomie besonders empfänglich

9.2 Prophylaxe

Gegen Erreger von endemischen Infektionskrankheiten ist ein Schutz vor Ansteckung – vor allem bei Kindern – kaum möglich. Viele der sog. „Kinderkrankheiten" können gefährliche, lebensbedrohliche Krankheitsverläufe bzw. Komplikationen haben.

Gegen die meisten dieser Krankheiten gibt es Impfungen, die eine Erkrankung sicher verhindern können. Dank dieser Schutzimpfungen sind einige Infektionskrankheiten so selten geworden, dass manch einer sie gar nicht mehr kennt. Das bedeutet aber nicht, dass es die entsprechenden Erreger nicht mehr gibt.

Jede nicht geimpfte Person gefährdet nicht nur sich selbst, sondern – da sie Erregerträger sein kann – auch andere.

„Kinderkrankheiten" sind kein „normales Durchgangsstadium" für Kinder. Kinder werden nicht widerstandsfähiger, wenn sie diese Krankheiten ungeschützt durchmachen! Impfungen – vom Arzt zum richtigen Zeitpunkt durchgeführt – sind keine Gefahr für das Wohlergehen von Kindern, sondern bieten Schutz vor einem Teil der vielen Infektionsgefahren, denen ein Kind täglich ausgesetzt ist.

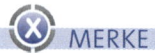 MERKE

Termini zum Thema „Kinderkrankheiten" (Auswahl):

ständiges Vorkommen eines Erregers in einem bestimmten Gebiet	Endemie, endemisch
Keuchhusten	Pertussis
echter Krupp	Diphtherie
Wundstarrkrampf	Tetanus
Masern	Morbilli
Mumps, „Ziegenpeter"	Parotitis epidemica
Windpocken	Varizellen
Röteln	Rubeola
Scharlach	Scarlatina
Drei-Tage-Fieber	Exanthema subitum
spinale Kinderlähmung	Poliomyelitis epidemica
Virus-Leberentzündung	Hepatitis B
bakterielle Hirnhautentzündung	Meningokokken Meningitis
bakterielle Lungenentzündung	Pneumokokken Pneumonie
durch Viren verursachte Entzündung der Hirnhäute und des Gehirns	FSME (Frühsommer-Meningo-Enzephalitis)
bakterielle Entzündung vor allem des Atmungstrakts	Haemophilus influenzae B

F. Abwehrmechanismen des menschlichen Organismus

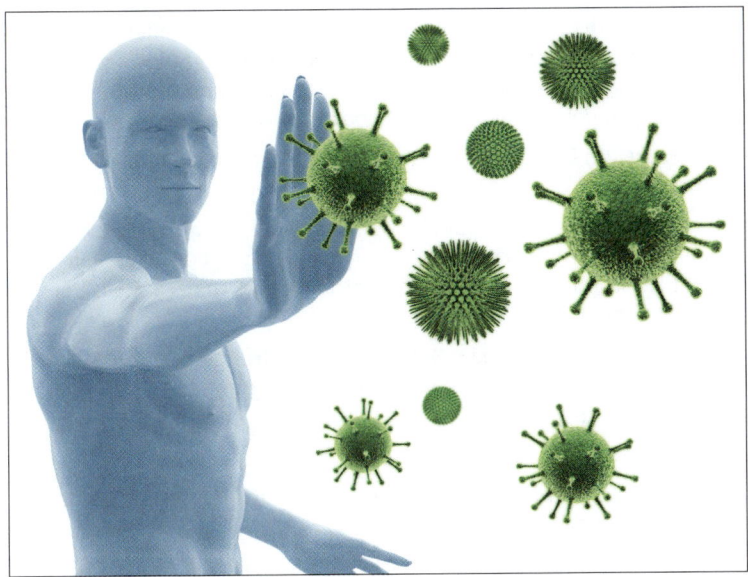

Der menschliche Organismus wird unablässig von einer unübersehbaren Zahl von pathogenen Mikroorganismen bedroht, die Organe und Gewebe ihres Wirts als Nahrung und Wohnung „betrachten".

Dem Angriff dieser Mikroorganismen ist der Wirtskörper nicht schutzlos ausgeliefert; er verfügt über eine Reihe von Abwehrmechanismen:

► die allgemeinen Schutzeinrichtungen

► ein spezialisiertes Organsystem, das Immunsystem.

1. Allgemeine Schutzeinrichtungen

Alle Körpereingänge sowie die äußere Haut und die Schleimhautauskleidung der inneren Organe sind mit allgemeinen Schutzeinrichtungen versehen, die es pathogenen Mikroorganismen erschweren, einzudringen und sich anzusiedeln.

► Die allgemeinen Schutzeinrichtungen (siehe Abb. 6.1) sind in jedem gesunden menschlichen Körper ausgebildet; sie sind erblich oder werden – wie die Bakterienbesiedelung des Darms – in früher Kindheit erworben.

► Die Abwehrbereitschaft aufgrund dieser allgemeinen Schutzeinrichtungen nennt man natürliche Resistenz.

Beispiele für allgemeine Schutzeinrichtungen

- Die **Augen** werden durch Wimpern geschützt, die wie ein Netz kleine Tiere oder Schmutzteilchen abfangen. Ist doch einmal etwas ins Auge gelangt, sorgt die Tränenflüssigkeit dafür, dass es wieder herausgeschwemmt wird. Der Salzgehalt der Tränen ist darüberhinaus in der Lage, zumindest manche Kleinstlebewesen abzutöten.

- Die **Ohren** werden durch Haare am Beginn des äußeren Gehörgangs (Reusenhaare) und das Ohrenschmalz geschützt.

- Die **Nasenhöhle** enthält das Flimmerepithel. Das sind feinste Haare, die durch ihre nach außen gerichtete schlagende Bewegung Schmutzteilchen aus den oberen Luftwegen befördern. Im Nasensekret ist darüber hinaus ein Stoff enthalten, der in der Lage ist, einige Mikroorganismen abzutöten.

- Sind doch einmal Fremdkörper in **Luftröhre** oder **Bronchien** eingedrungen, sorgt das Flimmerepithel in den Schleimhäuten dieser Organe für eine Reinigung.

- Die **Mundhöhle** wird durch den Speichel gereinigt. Auch im Speichel ist ein Stoff enthalten, der manche Mikroorganismen abtöten kann.

- Sind doch Mikroorganismen in den **Verdauungstrakt** eingedrungen, werden sie von der Magensäure zum größten Teil abgetötet.

- In der **Scheide** sorgen bestimmte Bakterien (normale Scheidenflora) für ein saures Milieu, das andere Mikroorganismen vernichtet bzw. ihnen die Ansiedlung unmöglich macht.

- Sauer ist auch der Film aus Schweiß und Fett, der unsere **Haut**, die aus dicht aneinander liegenden Zellen besteht, schützt. Hat man sich verletzt, sorgt das ausfließende Blut für eine erste Reinigung der Wunde.

Abb. 6.1: Allgemeine Schutzeinrichtungen

2. Das Immunsystem

Die natürliche Resistenz reicht nicht aus, um eingedrungene Erreger und deren Gifte unter Kontrolle zu bringen. Mechanismen der natürlichen Resistenz führen zwar den ersten „Angriff" und schwächen den Feind. Den zweiten, entscheidenden „Angriff" unternimmt jedoch das Immunsystem (siehe Abb. 6.2).

Das Immunsystem ist kein örtlich zusammenhängendes Organsystem (wie z. B. das Atmungssystem), sondern es besteht aus

- Organen, welche die Immunzellen produzieren und vor allem

- aus einer Reihe von verschiedenen Immunzellen (weiße Blutkörperchen oder Leukozyten), die sich frei im Körper bewegen und so dorthin wandern können, wo der „Feind" ist.

Abb. 6.2: Immunsystem

Die Immunzellen können zwischen Zellen und Substanzen, die dem eigenen Organismus angehören („selbst"), und Zellen und Substanzen, die von einem anderen Organismus stammen („fremd"), unterscheiden. Körpereigene Zellen und Substanzen werden normalerweise geduldet und nicht angegriffen. Körperfremde Zellen und Substanzen, die in den Organismus eingedrungen sind, werden durch die Immunzellen vernichtet.

Darüber hinaus sind die Immunzellen bis zu einem gewissen Grad in der Lage, im Körper entstandene Krebszellen (entartete Körperzellen, die nicht mehr die typischen Merkmale von „selbst" besitzen) zu entdecken und unschädlich zu machen. Alle Fremdstoffe („Feinde"), die eine Reaktion der Immunzellen auslösen, nennt man Antigene.

Das Immunsystem des Menschen gliedert sich in zwei „Abteilungen". In jeder Abteilung arbeiten bestimmte Immunzellen (siehe Abb. 6.3).

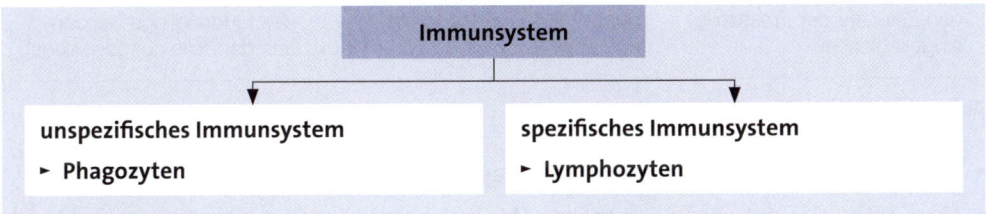

Abb. 6.3: Einteilung des Immunsystems

2.1 Unspezifisches Immunsystem

Immunzellen, die unspezifisch arbeiten, können Zellen und Substanzen des eigenen Körpers an den körpereigenen Merkmalen als „selbst" erkennen. Alles, was nicht „selbst" ist, gilt für diese Zellen als „fremd" und wird bekämpft, gleichgültig, um welchen Eindringling es sich handelt.

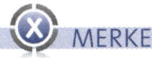 MERKE

Die Zellen des unspezifischen Immunsystems vernichten „Fremdlinge" durch Auffressen (Phagozytose).

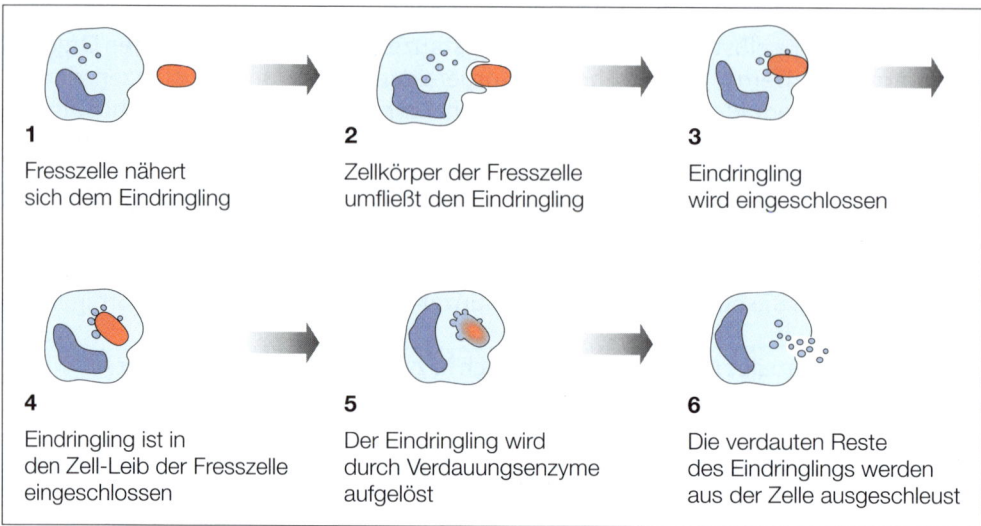

1 Fresszelle nähert sich dem Eindringling

2 Zellkörper der Fresszelle umfließt den Eindringling

3 Eindringling wird eingeschlossen

4 Eindringling ist in den Zell-Leib der Fresszelle eingeschlossen

5 Der Eindringling wird durch Verdauungsenzyme aufgelöst

6 Die verdauten Reste des Eindringlings werden aus der Zelle ausgeschleust

Abb. 6.4: Ablauf der Phagozytose

- Der Fachbegriff für Fresszellen lautet Phagozyten.
- Man unterscheidet große Fresszellen (Makrophagen, im Blut nennt man sie Monozyten) und kleine Fresszellen (Mikrophagen oder Granulozyten).
- Fresszellen haben kein immunologisches Gedächtnis, d. h. sie können sich nicht „merken", mit welchem Eindringling sie es schon einmal zu tun hatten.
- Fresszellen können nicht „lernen", d. h. ihre Abwehrbereitschaft wird auch nach wiederholtem Kontakt mit demselben Eindringling nicht besser.

Nicht immer können die Fresszellen die Reste des zerstörten „Fremdlings" ausscheiden. Oft gehen sie durch dessen Toxine zugrunde. Solche zugrunde gegangenen Fresszellen bilden – zusammen mit „überlebenden" Mikroorganismen bzw. deren Resten – den Eiter.

2.2 Spezifisches Immunsystem

Das unspezifische Auffressen eines Feindes ist eine sehr alte Form der Verteidigung. Moderner und effektiver ist die Entwicklung besonderer Waffen, die jeweils nur einen bestimmten Feind treffen, den aber dafür umso gründlicher.

Die Abwehr von Antigenen mithilfe von spezialisierten Waffen nennt man spezifische Immunität.

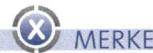

MERKE

- ► Die spezifische Immunität ist eine Leistung der Lymphozyten.
- ► Lymphozyten arbeiten spezifisch, d. h. sie können nicht nur unterscheiden zwischen „selbst" und „nicht-selbst", sondern sie erkennen jeden einzelnen Fremdling individuell, z. B. einen bestimmten Erreger oder dessen Stoffwechselprodukte.

Wie gut die Lymphozyten einen „Fremdling" bekämpfen können, hängt davon ab, ob sie einem bestimmten Fremdstoff schon einmal begegnet sind und sich dessen Merkmale „gemerkt" haben. Sie müssen „lernen". Die spezifische Immunität ist also erworben, den ersten Kontakt zwischen Lymphozyt und „Fremdling" nennt man Erstkontakt oder Sensibilisierung (siehe Abb. 6.5).

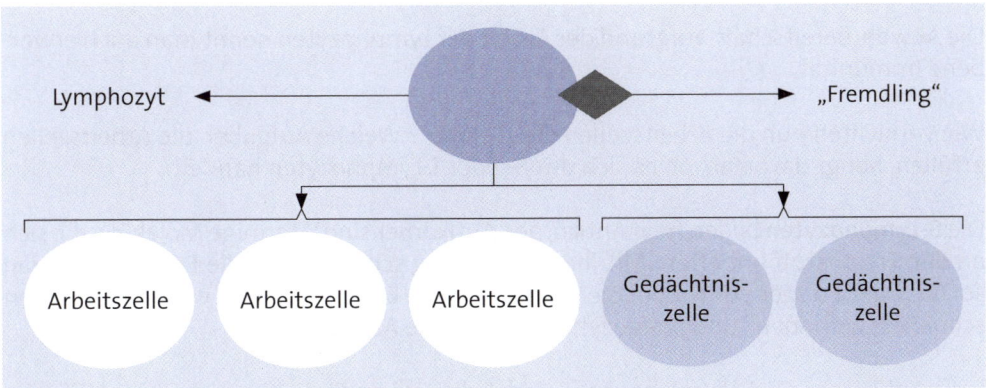

Abb. 6.5: Erstkontakt zwischen Lymphozyt und Antigen („Fremdling")

Sobald der Lymphozyt mit dem „Fremdling" in Kontakt gekommen ist, teilt er sich in sog. Arbeitszellen und Gedächtniszellen.

- ► Die Gedächtniszelle speichert die Merkmale des Eindringlings, damit beim zweiten Kontakt die Bekämpfung schneller ablaufen kann.
- ► Die Arbeitszellen bilden spezielle Waffen gegen den „Eindringling".

Man unterscheidet zwei „Lymphozytenfamilien", die für die Erfüllung verschiedener Aufgaben zuständig sind (siehe Abb. 6.6).

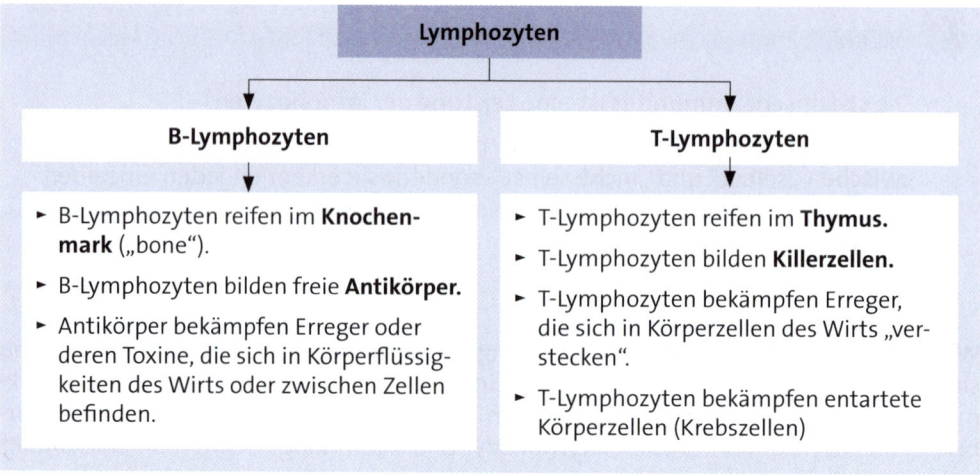

Abb. 6.6: Mitglieder und Aufgaben der „Lymphozytenfamilien"

Die Abwehrbereitschaft aufgrund der Arbeit der Lymphozyten nennt man auch erworbene Immunität.

Wie vernichten nun die Arbeitszellen die „Feinde"? Welche Aufgaben die Arbeitszellen erfüllen, hängt davon ab, ob es sich um B- oder T-Lymphozyten handelt:

Die **B-Lymphozyten** bilden freie Antikörper. Antikörper sind Y-förmige Moleküle, die sich an den Fremdstoff anheften. Mit ihrer Anheftung schädigen sie die Erregermembran so, dass der Erreger stirbt oder sie markieren den Erreger so, dass er von Fresszellen schneller „gefunden" und phagozytiert wird (siehe Abb. 6.7).

Freie Antikörper sind Waffen gegen „Feinde", die sich im Blut, in anderen Körperflüssigkeiten, in Hohlorganen und zwischen den Zellen ihres Wirts befinden.

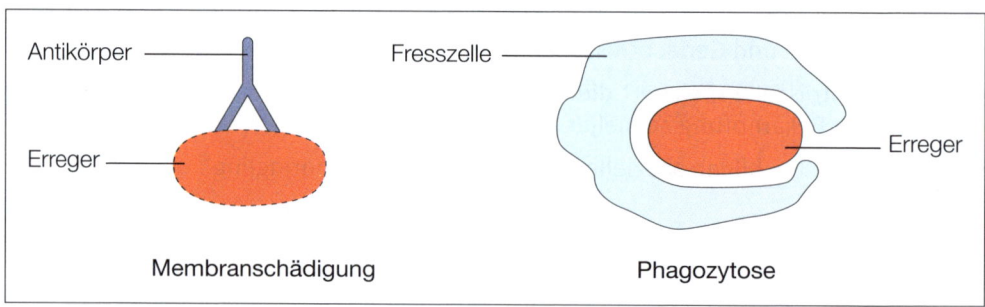

Abb. 6.7: Wirkungen der Antikörper

Die Arbeitszellen der **T-Lymphozyten** arbeiten als Killerzellen. Killerzellen erkennen von Erregern infizierte Körperzellen (oder entartete Körperzellen) an ihren veränderten Antigenen auf der Zellmembran. Sie heften sich an diese Zellen und töten sie mitsamt den darin enthaltenen Erregern (vgl. Abb. 6.8). Die T-Lymphozyten sind Waffen gegen „Feinde", die sich in Zellen ihres Wirts verstecken. Außerdem können Killerzellen entartete Körperzellen („Krebszellen") erkennen und zerstören

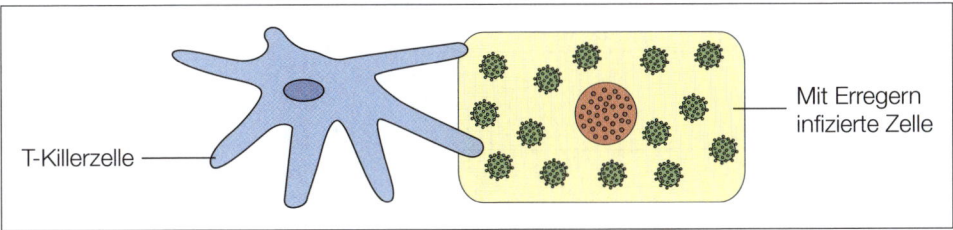

Abb. 6.8: Wirkung der Killerzellen

Zu den T-Lymphozyten gehören noch zwei weitere Zellgruppen:

► die Helfer-T-Zellen

► die Suppressor-T-Zellen.

Die Helfer-T-Zellen „helfen" bei allen Immunreaktionen (Phagozytose, Antikörperabwehr, Killerzellabwehr). Ohne ihre Mitarbeit bricht das Immunsystem zusammen.

Die Suppressor-T-Zellen hemmen einmal angelaufene Immunreaktionen, d. h. sie verhindern überschießende Abwehrmaßnahmen.

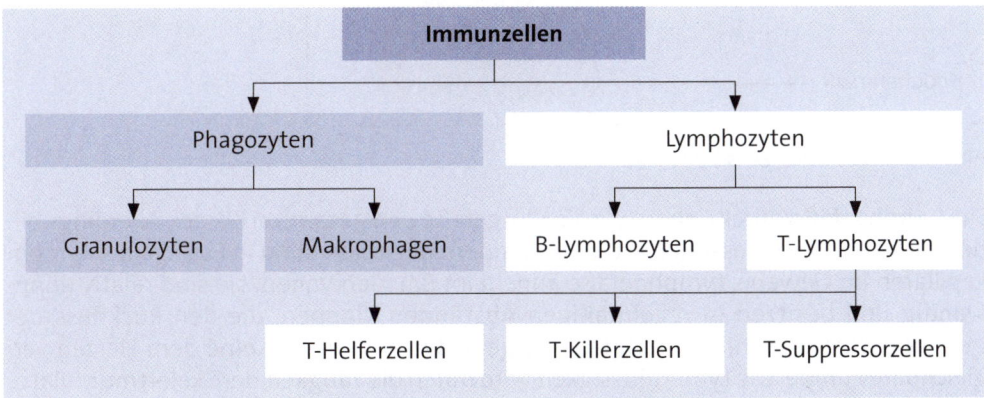

Abb. 6.9: Übersicht über die Immunzellen (dunkel = Zellen des unspezifischen, hell = Zellen des spezifischen Immunsystems)

3. Immunorgane

Aufgabe der Immunzellen ist es, im gesamten Körper nach Antigenen zu „fahnden" und sie zu vernichten. Die Immunzellen befinden sich im Blut, sie können die Blutgefäße aber auch verlassen und durch die Gewebe wandern.

Besonders reichlich sind die Immunzellen in den Immunorganen – sie werden auch Lymphorgane genannt – vorhanden (siehe Abb. 6.10).

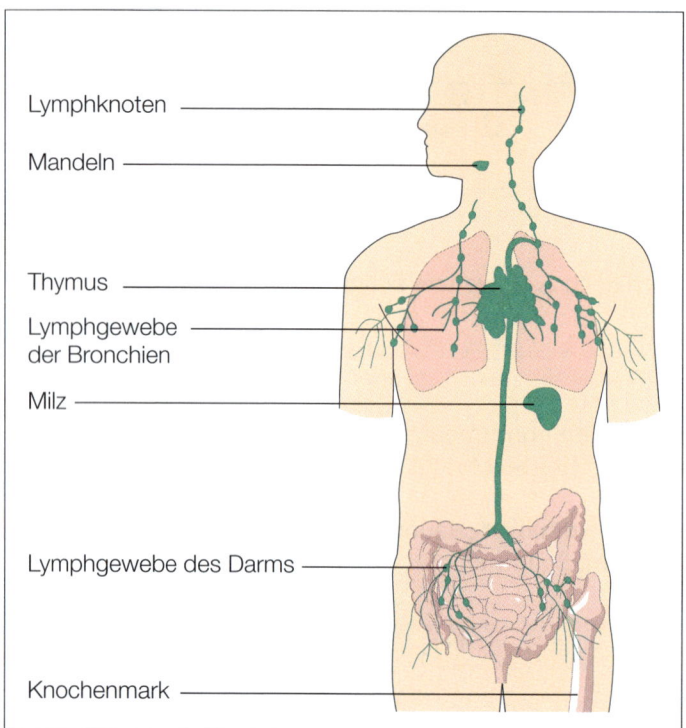

Lymphknoten

Mandeln

Thymus

Lymphgewebe
der Bronchien

Milz

Lymphgewebe des Darms

Knochenmark

Abb. 6.10: Die Immunorgane (Lymphorgane)

Die **Lymphgefäße** durchziehen wie die Blutgefäße den gesamten Körper. Allerdings bilden sie keinen geschlossenen Kreislauf, sondern beginnen blind in Form feiner Lymphkapillaren im Gewebe. Lymphgefäße ähneln im Bau den Venen: sie sind relativ dünnwandig und besitzen in regelmäßigen Abständen Klappen, die den Rückfluss der Lymphflüssigkeit verhindern. Das Lymphgefäßsystem besitzt keine dem Herzen vergleichbare Pumpe. Die Lymphflüssigkeit wird durch die Tätigkeit der Skelettmuskulatur vorangetrieben.

In den Lymphgefäßen fließt die **Lymphe** (Lymphflüssigkeit). Die Lymphe bildet sich aus der Blut-, Zell und Zwischenzellflüssigkeit (siehe Abb. 6.11). Sie ist meist klar, leicht gelblich gefärbt und entspricht in ihrer Zusammensetzung etwa dem Blutplasma, enthält aber viel weniger Eiweiße. Im Bereich des Darms erscheint die Lymphe durch feinste Fetttröpfchen, die sie in den Dünndarmzotten aufnimmt, milchig. Die Lymphgefäße führen die Lymphe durch die Lymphknoten, die Mandeln, die Milz und das Lymphgewebe von Darm und Bronchien. Hier warten besonders viele Lymphozyten: die Lymphe wird gereinigt. Die gereinigte Lymphe sammelt sich in einem großen Lymphgefäß, dem sog. Milchbrustgang, der in ein Blutgefäß am Hals mündet. Auf diese Weise werden die Körperflüssigkeiten ständig nach Antigenen „durchsucht" und „gefiltert".

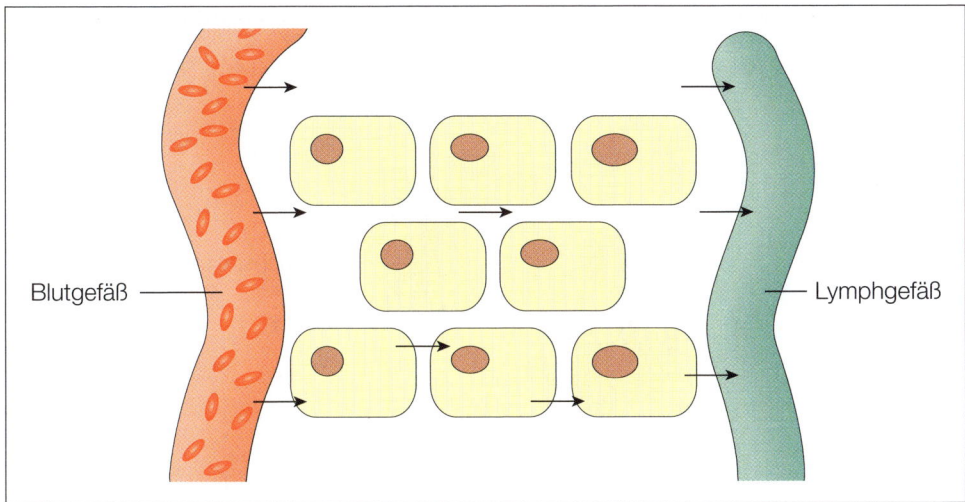

Abb. 6.11: Bildung der Lymphflüssigkeit

Die meisten Lymphknoten (siehe Abb. 6.13) liegen am Hals und um das Ohr, in der Achselhöhle und in der Leistenbeuge.

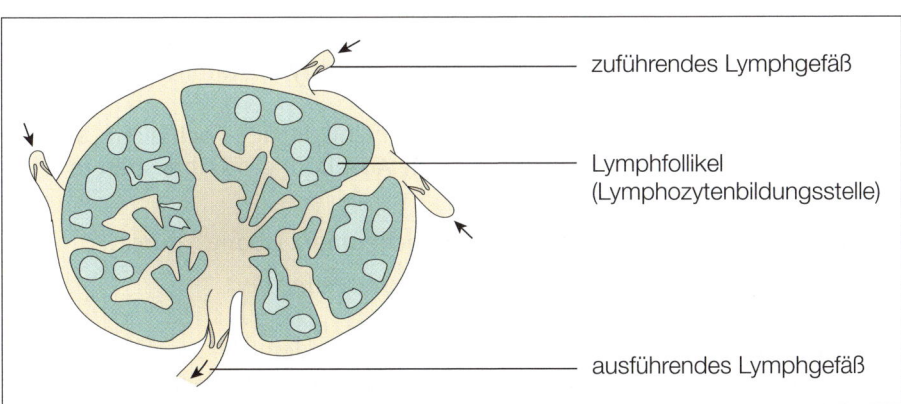

Abb. 6.12: Lymphknoten

Die **Mandeln** (Tonsillen) liegen als lymphatischer Abwehrring rings um den Zugang zu den Luft- und Speisewegen. Man unterscheidet eine Rachenmandel, zwei Gaumenmandeln und eine Zungenmandel. Die Epithelzellen der Mandeln liegen weit auseinander und bieten Krankheitserregern das Aussehen einer Wunde. Die Krankheitserreger werden dadurch angelockt und dann von Fresszellen und Lymphozyten vernichtet.

Die **Milz** (Lien, Splen, siehe Abb. 6.13) liegt auf der linken Körperseite im hinteren, oberen Bauchraum und hat etwa die Größe einer kleinen Faust. Sie ist von einer Bindegewebskapsel überzogen; innen besteht sie aus sehr weichem, rotem Gewebe. Die Milz hat ein einzigartiges Gefäßsystem: Die Gefäße besitzen Lücken in ihren Wänden, sodass das Blut in das Milzgewebe versickern kann; die Milz ist wie ein Schwamm mit Blut gefüllt. Das Blutgefäßsystem der Milz bezeichnet man als offenen Kreislauf. Dieser offene Kreislauf macht es fast unmöglich, eine verletzte Milz zu retten.

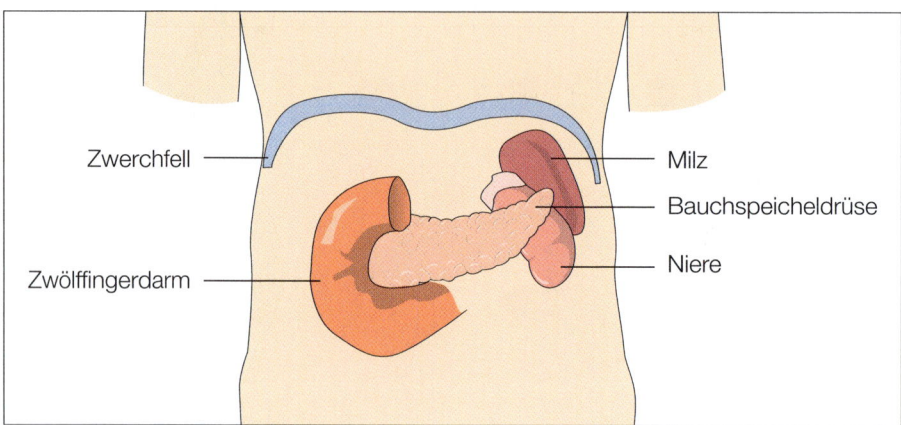

Abb. 6.13: Lage der Milz im Bauchraum

Die Lymphorgane Knochenmark und Thymusdrüse werden als primäre Lymph- oder Immunorgane bezeichnet. „Primär" bedeutet in diesem Zusammenhang „von herausragender, lebenswichtiger Bedeutung".

Das Knochenmark ist der „Geburtsort" aller Immunzellen. Die Immunzellen, die das Knochenmark verlassen, nennt man Immun- oder Lymphozytenstammzellen.

Die Lymphozytenstammzellen sind allerdings noch nicht „fertig", noch nicht „arbeitsbereit". Sie müssen erst noch reifen, sozusagen „die Ausbildung" für ihre spätere Tätigkeit bekommen:

▸ Die B-Lymphozyten machen ihre Reifung im Knochenmark („bone") durch.

▸ Die T-Lymphozyten wandern in die Thymusdrüse und reifen dort.

Die Thymusdrüse (siehe Abb. 6.14) liegt im Brustraum vor dem Herzbeutel. Sie ist sowohl Immun- als auch Hormonorgan. Mit Erreichen der Geschlechtsreife beginnt die Rückbildung des Thymus als Immunorgan; das meiste Thymusgewebe wird durch Fettgewebe ersetzt. Der verbleibende „Rest" bildet im weiteren Leben ein Hormon, das die Arbeit des Immunsystems anregt.

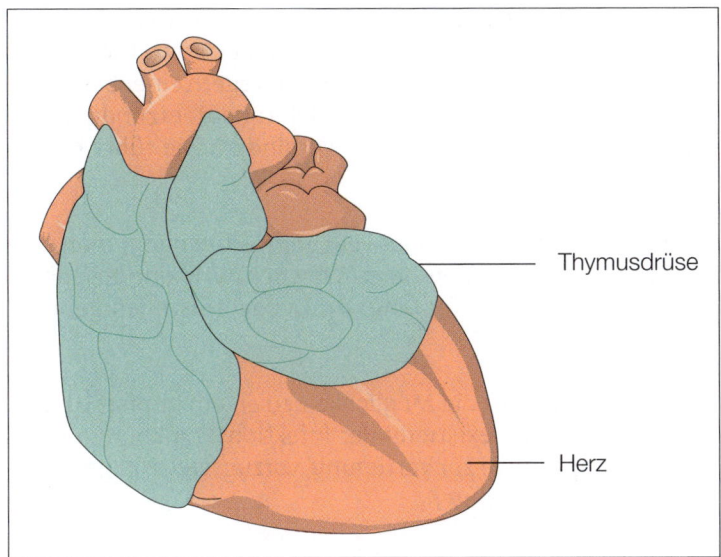

Abb. 6.14: Thymus eines Kindes

Die ausgereiften B- und T-Lymphozyten wandern anschließend in die übrigen Immunorgane (vor allem Milz und Lymphknoten), wo sie sich bei Bedarf vermehren.

4. Impfungen

Beim Erstkontakt mit einer Fremdsubstanz werden Gedächtniszellen gebildet. Dieser Erstkontakt kann eine Erkrankung sein. So gibt es eine Reihe von Krankheiten, die man nur einmal im Leben bekommt, gegen die also nach dem Erstkontakt eine lebenslange Immunität besteht, z. B. Röteln, Masern. Gegen andere Krankheiten hält die Immunität nicht so lange. Hier ist neben dem Erstkontakt in bestimmten Zeitabständen ein neuer Kontakt notwendig, dazu gehören u. a. Hepatitis B oder Tetanus.

Den Erstkontakt mit einer Fremdsubstanz kann man durch eine **aktive Impfung** künstlich herbeiführen. Bei einer aktiven Impfung werden dem Körper abgeschwächte oder abgetötete Erreger, deren Toxine, oft aber auch nur Teile der Erreger, z. B. leere Virushüllen eingespritzt. Der Organismus bildet aktiv Antikörper, vor allem aber Gedächtniszellen gegen diese Erreger – der Mensch wird immun. Da der Ablauf der aktiven Immunreaktion eine gewisse Zeit dauert, tritt der volle Impfschutz bei der aktiven Impfung erst nach einigen Wochen (in der Regel zwei bis vier Wochen) ein.

Die Impfungen gegen Krankheiten, gegen die keine lebenslange Immunität besteht, müssen in regelmäßigen Abständen aufgefrischt werden.

Eine andere Art der Impfung ist die **passive Impfung**. Hier werden dem Menschen „fertige" Antikörper eines anderen Menschen (oder eines Tiers) eingespritzt. Die passive Impfung kommt zum Einsatz, wenn der Verdacht besteht, mit Erregern einer bestimmten Erkrankung infiziert worden zu sein, z. B. Tollwut, Virus-Gehirnhautentzündung. Die passive Impfung wirkt sofort und kann die Erkrankung verhindern, sie führt jedoch nicht zur Immunität.

Die gleichzeitige Verabreichung von aktivem und passivem Impfserum nennt man eine **Simultanimpfung**. Sie ist üblich bei Erkrankungen, deren Erreger bzw. Toxine besonders gefährlich sind bzw. gegen die nur schwer oder langsam Gedächtniszellen gebildet werden, z. B. Tetanus.

Nicht bei allen Infektionskrankheiten gibt es die Möglichkeit zu einem Impfschutz! Im Gegenteil: Bezogen auf die riesige Anzahl existierender Infektionskrankheiten steht bislang nur eine geringe Zahl von Impfungen zur Verfügung, vorzugsweise gegen zahlreiche Virus- und einige bakterielle Erkrankungen.

5. Pathologie der biologischen Abwehrmechanismen (Auswahl)

Es gibt zahlreiche krankhafte Formen der biologischen Abwehrmechanismen. Die wichtigsten werden wird im Folgenden genannt.

entzündliche Erkrankungen der Immunorgane	
Lymphadenitis	Lymphknotenentzündung
Lymphangitis	Entzündung der Lymphgefäße
Tonsillitis	Entzündung der Mandeln

Tumore der Immunorgane	
Lymphom	allgemeine Bezeichnung für Lymphknotenvergrößerungen (entzündliche und bösartige)
Lymphosarkom	bösartige Geschwulst des Lymphgewebes
Lymphogranulomatose	wird auch Morbus Hodgkin genannt, bösartige Wucherung des Lymphgewebes
Leukämie (Leukose)	Sammelbegriff für verschiedene bösartige Tumorerkrankungen der Leukozyten. Man unterscheidet akute und chronische Krankheitsformen und lymphatische (vor allem die Lymphknoten und die Milz betreffende) und myeloische (vor allem das Knochenmark betreffende) Krankheitsformen.

Immundefekte
Man unterscheidet primäre Immundefekte, bei denen die Entwicklung des Immunsystems aufgrund einer erblichen Störung nicht normal verläuft, und sekundäre Immundefekte, die im Laufe des Lebens als Folge von bestimmten Krankheiten (z. B. AIDS, Leukämien) oder infolge einer das Immunsystem beeinträchtigenden Therapie auftreten.

Fehlreaktionen des Immunsystems	
Autoimmunerkrankungen	Die Immunabwehr richtet sich gegen körpereigene ewebe. Bei zahlreichen Erkrankungen werden Autoimmunvorgänge vermutet (z. B. Multiple Sklerose, Colitis ulcerosa, Diabetes mellitus u. v. a.).

6. Exkurs: „Allergien"

Frühling: die ersten Bäume und Blumen blühen.

Nicht bei allen Menschen löst das ungetrübte Freude aus. Sie bevorzugen die Wintermonate, denn vom Frühling bis in den Herbst werden sie von Symptomen geplagt, die wir alle von Erkältungskrankheiten kennen: laufende, entzündete Nase, verquollene Augen, Niesanfälle, evtl. Kopfschmerzen und Atmungsbehinderungen, Krankheitsgefühl. Sie leiden unter Heuschnupfen oder genauer: unter Pollenallergie.

Die Pollenallergie ist eine der häufigsten allergischen Erkrankungen, aber es gibt noch viele andere.

Was sind Allergien?

Es ist kein Zufall, dass sich Allergien vor allem dort abspielen, wo der Körper täglich mit Millionen körperfremder Moleküle in Kontakt kommt: den Grenzflächen des Organismus wie der Haut und den Schleimhäuten des Atmungssystems und des Verdauungssystems. Diese Schutzbarrieren sind prinzipiell durchlässig: Schweiß wird über die Haut ausgeschieden, über die Schleimhäute des Verdauungstrakts gelangen Verdauungsenzyme zum Nahrungsbrei und Nährstoffe werden ins Blut aufgenommen, in den Lungenbläschen findet der Gasaustausch zwischen Luft und Blut statt. Das Eindringen von schädlichen Stoffen kann also nicht immer verhindert werden. Sind Schleimhäute oder Haut bereits vorgeschädigt (z. B. durch Umweltschadstoffe wie scharfkantige Staubteilchen oder Chemikalien), dringen mehr schädliche Substanzen in den Körper ein und provozieren die körpereigene Abwehr.

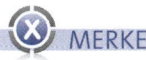 MERKE

Körperfremde Substanzen, die eine Immunantwort auslösen können, nennt man Antigene.

Im Fall der allergischen Erkrankungen spricht man auch von Allergenen.

Allergene

Man unterscheidet die Allergene nach der Art und Weise, in der sie in Kontakt mit dem menschlichen Organismus kommen:

- **Inhalationsallergene:** Allergene, die über den Atmungstrakt aufgenommen werden, z. B. Pollen, Hautpartikel von Tieren, die an den Tierhaaren haften, Schimmelpilzsporen, Federn, milbenkothaltiger Hausstaub.

- **Nahrungsallergene:** Allergene, die über den Verdauungstrakt aufgenommen werden, z. B. Eier, Fisch- und Krebsfleisch, Milch und Milchprodukte, diverse Obstsorten, Nüsse, Hülsenfrüchte, einige Medikamente.

- **Kontaktallergene:** Allergene, die die Haut berühren, z. B. Wolle, verschiedene Kosmetika, Schmuckmetalle, Desinfektionsmittel, Medikamente.

- **Injektionsallergene:** Allergene, die durch Injektionen in die Blutbahn gelangen, z. B. Medikamente, Insektengifte.

Die Liste stellt lediglich eine Auswahl dar. Substanzen, die Allergien auslösen können, existieren in unübersehbarer Zahl und Vielfalt.

Immunreaktionen

Allergien sind Fehlreaktionen des menschlichen Immunsystems.

Das Immunsystem des Menschen besteht aus einer Vielzahl spezialisierter Zellen (Immunzellen), deren Aufgabe es ist, in den Körper eingedrungene gefährliche Fremdstoffe (Antigene), wie Krankheitserreger und deren Gifte, unschädlich zu machen.

Antigene können auf unterschiedliche Art durch die Immunzellen bekämpft werden. Einige Zellarten des Immunsystems (B-Zellen) bilden sog. Antikörper, welche im Blut und in anderen Körperflüssigkeiten durch den Körper „schwimmen" und sich an Fremdstoffe anheften, wodurch deren Vernichtung eingeleitet wird. Andere Zellen (T-Zellen) bilden Killer-Zellen, die solche Zellen „töten", die Mikroorganismen (z. B. Viren) enthalten oder die entartet sind (z. B. Krebszellen).

Sowohl die B-Zellen als auch die T-Zellen bilden nach einem ersten Kontakt mit einem Antigen Gedächtniszellen, die sich den Erstkontakt mit dem Antigen „merken" und bei einem zweiten Kontakt mit dem gleichen Antigen die Abwehrreaktion viel schneller und heftiger ablaufen lassen. Der Erstkontakt mit einem Antigen wird auch als Sensibilisierung bezeichnet. Nach dem Erstkontakt besitzt der Mensch eine Immunität gegenüber dem speziellen Antigen.

Allergische Reaktionen

Die Symptome der allergischen Reaktionen und die ihnen zugrunde liegenden Immunabläufe sind sehr vielgestaltig.

Allergische Sofortreaktion

Diese allergische Reaktion ist der häufigste Typ, der für über 90 % aller Allergien verantwortlich ist.

Das Entstehen einer Allergie dieses Typs läuft nach dem gleichen Prinzip ab, wie die Entstehung der Immunität gegenüber einem bestimmten Antigen. Auch die Allergie benötigt ein erstes Zusammentreffen mit einem Antigen (Sensibilisierung). Es gibt jedoch entscheidende Unterschiede zur „normalen" Immunität:

► Das Immunsystem reagiert auf Substanzen, die den menschlichen Körper gar nicht schädigen „wollen" (deshalb spricht man in der Allergielehre auch von Allergenen, um den Unterschied zu den gefährlichen Antigenen deutlich zu machen).

► Bei dem Erstkontakt bilden sich Antikörper einer bestimmten Klasse, die IgE-Antikörper, auch Reagine genannt.

► Die Reaktionen, die diese IgE-Antikörper auslösen, schützen den menschlichen Organismus nicht, sondern schaden ihm.

Das Kennzeichen der allergischen Sofortreaktion ist, dass die Krankheitserscheinungen bei einem sensibilisierten Menschen Sekunden bis Minuten nach dem Allergenkontakt einsetzen. Unmittelbar nach Allergenkontakt kommt es zu Schwellungen der Schleimhäute im Nasen-Rachen-Bereich (Erstickungsgefahr!), Schnupfen, Schleimabsonderung, Asthmaanfällen, starker Schwellung der Augenlider (sog. Quincke-Ödem) und/oder Quaddelbildung auf der Haut (Urtikaria). Am gefährlichsten ist der sog. **anaphylaktische Schock**, der bei rasch sinkendem Blutdruck, Atembehinderung und Herzstillstand schnell zum Tod führen kann!

Die allergischen Reaktionen vom Soforttyp werden durch die IgE-Antikörper, die Reagine, ausgelöst. Diese Reagine bilden sich beim Erstkontakt mit dem Allergen und binden sich an die Oberfläche von bestimmten weißen Blutkörperchen, den Mastzellen, die im Blut, vor allem aber in den Gefäßwänden vorhanden sind. Mastzellen enthalten Histamin, eine Substanz, die im Gewebe eine Entzündungsreaktion auslöst. Kommt ein sensibilisierter Patient, der solche Reagine auf seinen Mastzellen besitzt, in Kontakt mit dem entsprechenden Allergen, heftet sich das Allergen an die Reagine, wodurch die Mastzellen veranlasst werden, auf einmal ihr Histamin auszuschütten (siehe Abb. 6.15).

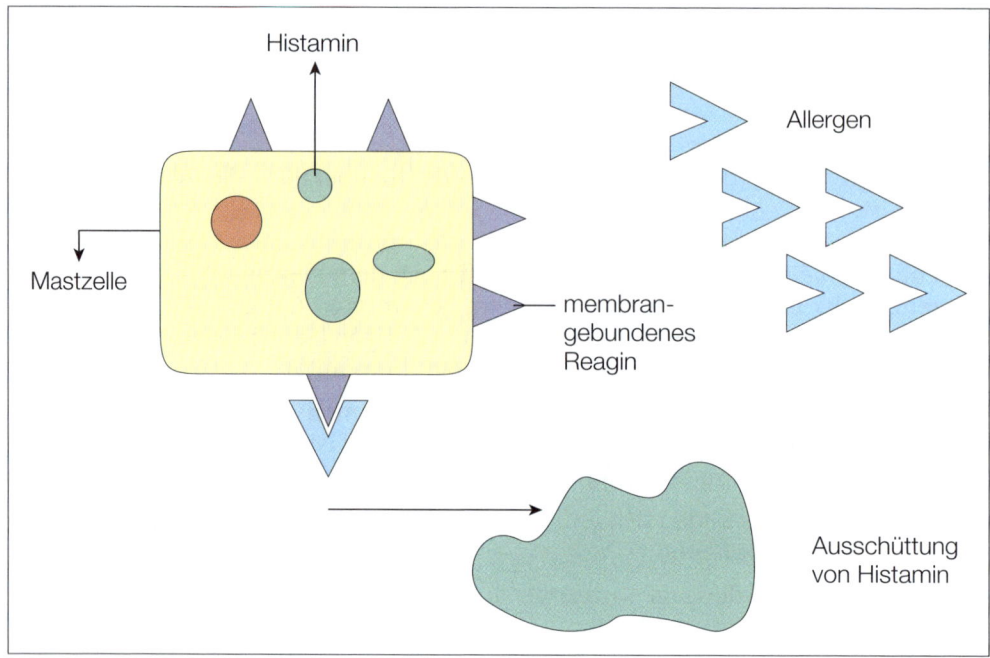

Abb. 6.15: Allergische Sofortreaktion

Das Histamin bewirkt:

► eine starke Erweiterung der kleinen Blutgefäße (Rötung)

► eine erhöhte Durchlässigkeit der Gefäßwände, sodass Blutflüssigkeit austreten kann (Schwellung)

► eine Kontraktion der Muskulatur im Atmungs- und Verdauungstrakt (Atembeschwerden, Übelkeit).

Die Erweiterung der Gefäße und der Austritt von Flüssigkeit ins Gewebe können einen starken Blutdruckabfall zur Folge haben.

Zelluläre allergische Reaktion (Spättyp)

Die allergische Spätreaktion wird durch besonders sensibilisierte T-Zellen verursacht. Diese sensibilisierten T-Zellen tragen an ihrer Oberfläche spezifische Bindungsstellen, die Rezeptoren für „ihr" Allergen. Kommt es zum Kontakt zwischen der sensibilisierten T-Zelle und dem Allergen, setzt die T-Zelle bestimmte Stoffe frei, die Lymphokine, die ähnliche Reaktionen wie das Histamin auslösen, allerdings viel langsamer.

Viele Stunden bis Tage nach dem Allergenkontakt kommt es in dem betroffenen Gebiet zu einer Rötung und Schwellung, evtl. auch Blasenbildung und seltener Hautnekrosen. Eine typische Überempfindlichkeitsreaktion vom Spättyp ist das **Kontaktekzem**.

Neben diesen beiden Allergiereaktionen gibt es noch seltenere Formen:

Zytotoxische Allergiereaktion

Manchmal heften sich körperfremde Substanzen an die Oberflächen von Körperzellen. Das Immunsystem „missversteht" nun die gesamte Zelle als fremd und bekämpft sie mit Antikörpern und Fresszellen. Leider werden dabei nicht nur die mit körperfremden Stoffen besetzten Körperzellen, sondern oft auch das umliegende Gewebe geschädigt. Ein wichtiges Krankheitsbeispiel für diesen Allergietyp ist die Vernichtung von roten Blutkörperchen bei Rhesusunverträglichkeit zwischen Mutter und Kind.

Immunkomplexreaktion

Verbinden sich Antikörper mit ihren Antigenen und lassen sich diese Komplexe als Ablagerungen in den Nieren, der Herzinnenhaut, den Lungenbläschenwänden oder in den Gelenken nieder, versucht das Immunsystem, diese Komplexe aufzulösen. Dabei kommt es zu Schädigungen der betroffenen Gewebe. Wichtige Beispiele für diesen Allergietyp sind die Farmerlunge, eine allergische Reaktion der Lungenbläschen gegen mehrmaligen Kontakt mit Allergenen aus Heu, Laub oder Getreide, sowie die allergische Arthritis.

Warum nimmt die Allergiehäufigkeit zu?

Grundsätzlich kann jeder Mensch allergisch reagieren. Allerdings gibt es viele Menschen, die eine erbliche Disposition haben, besonders leicht und schnell allergisch zu reagieren. In den Familien dieser Menschen treten viele verschiedene Formen allergischer Erkrankungen auf, z. B. Neurodermitis, Pollenallergie, Allergie gegen bestimmte Tierhaare u. a. Aber: Man „erbt" nicht die spezielle Allergie, sondern nur die Bereitschaft, allergisch zu reagieren! Menschen mit einer erblichen Disposition, einer „Allergiebereitschaft", werden als **Atopiker** bezeichnet.

Ob eine Substanz eine allergische Reaktion auslösen kann, hängt neben der erblichen Allergiebereitschaft des Menschen aber auch davon ab, wie intensiv oder häufig der Kontakt zu einem bestimmten Allergen ist. So sind Allergien gegen Mehl allgemein sehr selten, kommen aber bei Bäckern ziemlich häufig vor. Bei Angehörigen der Gesundheitsberufe beobachtet man häufiger Allergien gegen Desinfektionsmittel und Mittel, mit denen die Innenseiten von Gummihandschuhen behandelt wurden. Man spricht deshalb auch von Berufsallergien.

Auch der chemische Aufbau der Allergene ist von Bedeutung. Es gibt Substanzen, die bei sehr vielen Menschen Allergien auslösen, z. B. Baum- und Gräserpollen oder Antibiotika. Andere Substanzen dagegen lösen nur selten oder nie Allergien aus.

Warum aber nehmen Allergien offenbar immer mehr zu, und zwar insbesondere in städtischen Ballungsgebieten? Zu diesem Thema gibt es heftige Diskussionen unter Wissenschaftlern und zahlreiche Theorien. Sicherlich existiert keine einfache, für alle Fälle gültige Erklärung.

Mögliche Ursachen für die Allergiezunahme:

► Die Menschen kommen heute mit so vielen Substanzen in Kontakt (z. B. Waschmittelzusätze, Weichspüler, Kosmetika, Konservierungsmittel, Kunstdünger- und Medikamentenrückstände in der Nahrung usw.), dass ihr Immunsystem mit Stoffen „überflutet" wird, von denen viele allergische Reaktionen auslösen können.

► Die Verschmutzung der Atmungsluft in vielen Gebieten spielt eine weitere Rolle: An den zahlreichen Schmutzpartikeln, die wir täglich einatmen, haften Pollen von Bäumen und Gräsern besonders gut. Mit den oft scharfkantigen Staub- und Rußteilchen werden so ganze „Pakete" von Pollen über die Schleimhaut direkt in den Organismus eingeschleust.

► Viele Babys werden nicht mehr ausreichend lange gestillt. Mit der Muttermilch erhält das Kind normalerweise in den ersten Lebensmonaten wichtige Antikörper der Mutter, die besonders die Schleimhäute vor dem Eindringen von Fremdsubstanzen schützen.

► Wir leben zu hygienisch! Vor allem die Erkrankungen durch Würmer und Protozoen sind bei uns sehr selten geworden. Bei der Bekämpfung dieser Infektionskrankheiten scheinen die IgE-Antikörper eine besondere Rolle zu spielen. Suchen sich die „arbeitslos" gewordenen IgE-Antikörper mit den Allergien vielleicht ein neues Betätigungsfeld?

Prophylaxe und Therapie

Die einfachste Vorbeugung vor allergischen Reaktionen besteht in der Meidung des auslösenden Allergens. In vielen Fällen ist das recht einfach. Wer allergisch auf Krebsfleisch reagiert, muss diese Schalentiere von seinem Speiseplan streichen; wer auf nickelhaltige Schmuckmetalle (etwa in Ohrclips) mit Hautentzündungen reagiert, darf solche Schmuckstücke nicht tragen. Patienten mit einer Penicillin- oder Paracetamolallergie müssen auf andere Arzneimittel ausweichen. Wichtig ist, dass der Patient in diesem Fall seinen Arzt über seine Überempfindlichkeit informiert. Zu einer Anamnese gehört deshalb auch immer die Frage nach etwa bestehenden Allergien!

Manchen Allergenen kann man aber schwer bzw. gar nicht „ausweichen", dazu gehören beispielsweise Hausstaub und Pollen. Hier ist die Hyposensibilisierung eine mögliche Behandlungsart (siehe Abb. 6.16): Über einen längeren Zeitraum werden dem Patienten geringe Mengen des entsprechenden Allergens verabreicht. Der Organismus bildet gegen das Allergen „normale" Antikörper, die mit den Reaginen konkurrieren und anstelle der Reagine die Allergene besetzen. Kommt der Patient später in Kontakt mit größeren Mengen des Allergens, kann das Allergen keine Reagin-Bindung auf den Mastzellen eingehen; die Freisetzung von Histamin wird also verhindert.

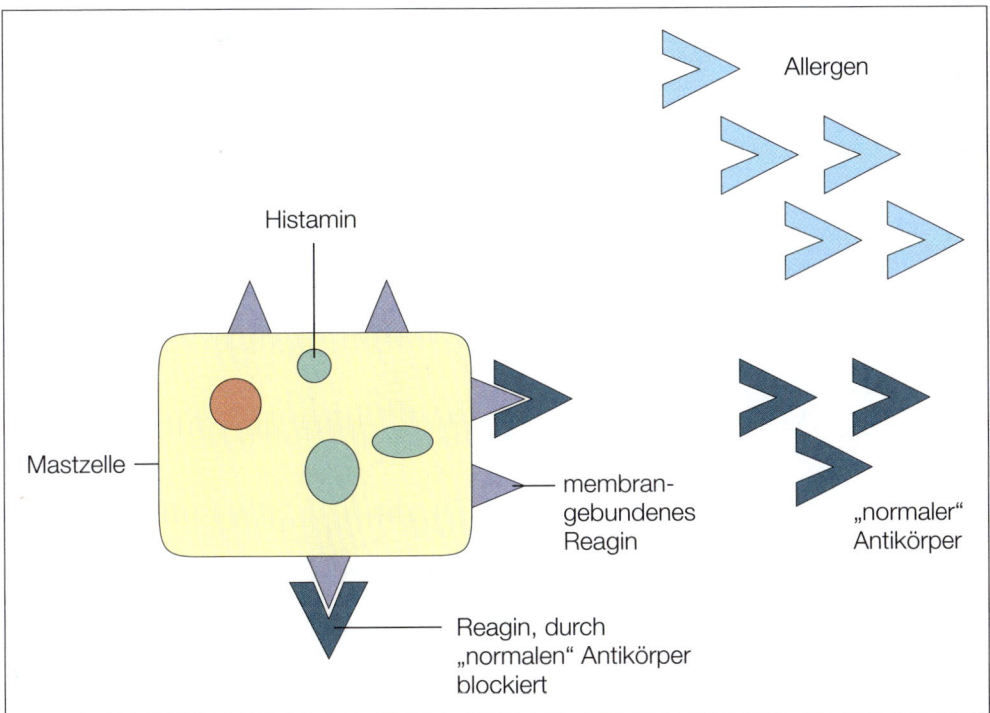

Abb. 6.16: Hyposensibilisierung

Bereits eingetretene allergische Symptome wie starker Juckreiz oder Hautekzeme benötigen oft keine andere Therapie, als die Entfernung der Allergie auslösenden Substanz. Sind die Symptome sehr heftig oder haben sie gefährliche Auswirkungen (z. B. Schwellung der Schleimhäute im Atmungstrakt), kann durch bestimmte Medikamente, sog. Antihistaminika, eine Linderung erreicht werden.

G. Haltung und Bewegung

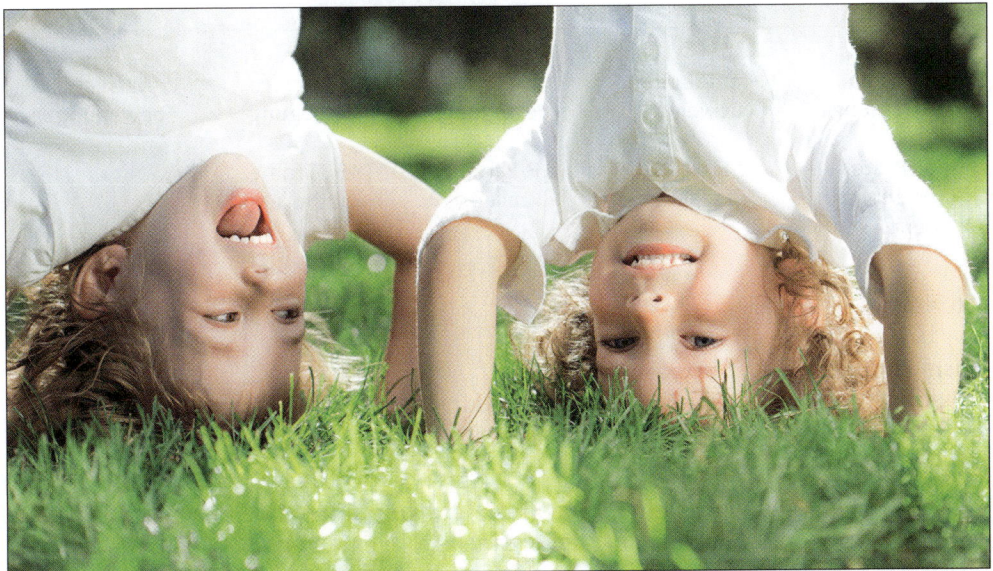

1. Bewegungsarten

Eines der Kennzeichen des Lebens ist die Bewegung: Alle Lebewesen können sich in irgendeiner Form aktiv bewegen.

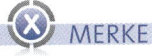 MERKE

Dank der Fähigkeit zur aktiven Bewegung können Lebewesen

- ► ihre Nahrungsquellen erreichen,
- ► ihre Geschlechtspartner aufsuchen,
- ► sich verteidigen,
- ► vor Gefahren fliehen und
- ► ihre inneren Organe können Stoffe transportieren und verteilen.

Die Art und Weise, in der Lebewesen sich bewegen, wurde im Laufe der Evolution immer weiter perfektioniert. Aber „alte" Formen wurden deshalb nicht grundsätzlich zugunsten neuer Formen aufgegeben, sondern existieren auch in höheren Lebewesen weiter, eben immer da, wo sie sich als vorteilhaft erwiesen haben.

Man unterscheidet verschiedene Bewegungsarten (siehe Abb. 7.1).

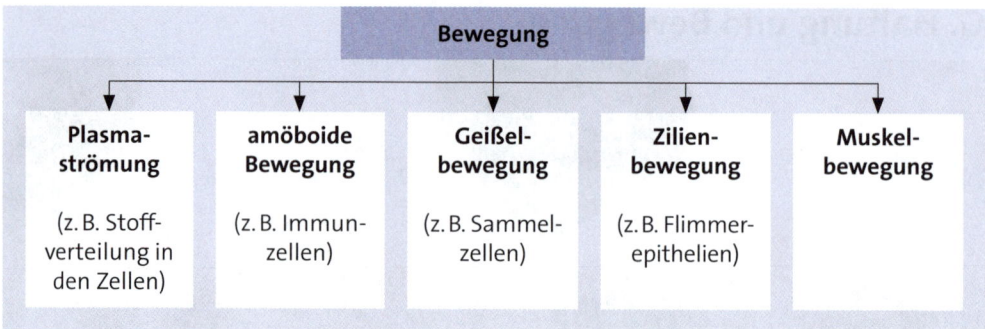

Abb. 7.1: Bewegungsarten

Plasmaströmung

Die einfachste Form der Bewegung wird dadurch bewerkstelligt, dass eine Flüssigkeit sich in eine bestimmte Richtung bewegt und damit alles, was in der Flüssigkeit schwimmt, mit sich schwemmt (siehe Abb. 7.2).

► So „bewegen" sich vor allem Pflanzen: sie bringen durch die Plasmaströmung die kleinen Organe ihrer Zellen (sog. Zellorganellen) in eine günstige Position, z. B. zum Licht.

► Außerdem verteilt die Plasmaströmung Stoffe, z. B. Nahrungsstoffe, auf diese Weise in der Zelle. Auch in tierischen und menschlichen Zellen herrscht deshalb eine schwache Plasmaströmung.

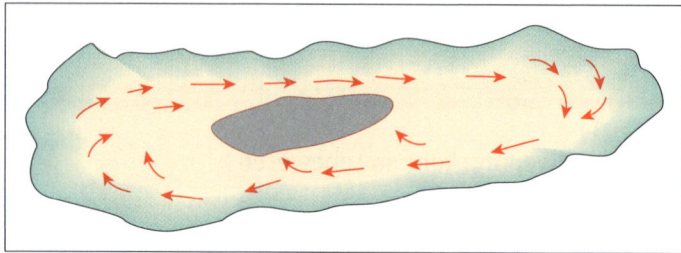

Abb. 7.2: Plasmaströmung in einer Zelle

Amöboide Bewegung

Ist die äußere Begrenzung einer Zelle weich (wie bei allen tierischen Zellen; bei Pflanzenzellen ist sie oft fest), wird die äußere Begrenzung einer Zelle, die Zellmembran an den Stellen der Strömungsbrandung „ausgebeult". Es bilden sich kleine Fortsätze, die man Pseudopodien nennt.

Die Zelle bewegt sich durch diese Strömungsbrandung langsam kriechend fort (siehe Abb. 7.3).

Die amöboide Bewegung ist charakteristisch für

► viele einzellige Tiere (z. B. Amöben)

► für embryonale Zellen

► für alle Zellen eines ausgewachsenen Organismus, die sich aktiv im Körper bewegen müssen (d. h. vor allem die Zellen des Immunsystems, die im Körper unablässig nach schädlichen „Eindringlingen" fahnden).

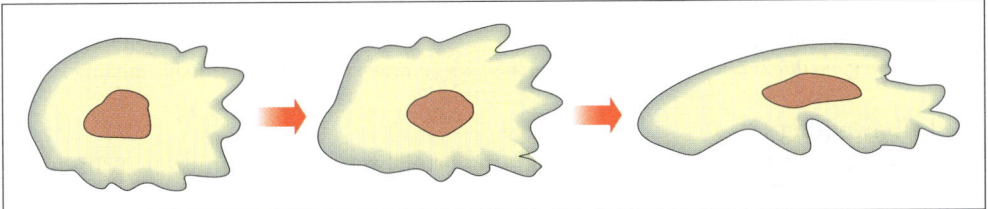

Abb. 7.3: Amöboide Fortbewegung einer Zelle

Geißelbewegung

Mit den Geißeln wurden in der Evolution die ersten richtigen Bewegungsorgane erfunden. Die Geißel ist ein bewegungsaktives „Schwänzchen", das an einer Zelle hängt und sie durch Bewegungen wie ein Propeller, eine Schraube oder Peitsche vorwärts bewegt (siehe Abb. 7.4).

Durch eine oder mehrere Geißeln bewegen sich

► viele Bakterien und

► die männlichen Samenzellen

fort.

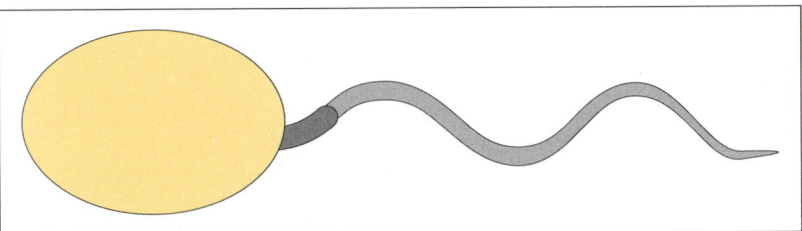

Abb. 7.4: Geißelbewegung einer Zelle

Zilienbewegung

Viele feine Härchen, die Wimpern oder Zilien, die alle in die gleiche Richtung schlagen, können ebenfalls für eine Bewegung sorgen (siehe Abb. 7.5).

Wimpern

► Durch Wimpern bewegen sich viele einzellige (z. B. das Pantoffeltierchen) und mehrzellige einfache Tiere fort.

► Wimpern sorgen im Organismus von höheren Lebewesen für einen Flüssigkeitsstrom (z. B. in den Eileitern, in Nase und Luftröhre).

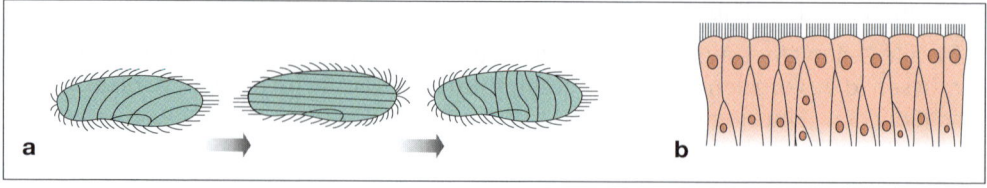

Abb. 7.5: Zilienbewegung
(a = Fortbewegung durch Zilien beim Pantoffeltierchen, b = Flimmerepithel der Nasenschleimhaut)

Muskelbewegung

Eine besonders effektive Form der Bewegung erreichten die Tiere mit der „Erfindung" der Muskelzellen.

Muskelzellen sind Zellen, die darauf spezialisiert sind, sich aktiv zusammenziehen, d. h. verkürzen, zu können. Der Fachausdruck für die Verkürzung ist die **Kontraktion**, das Tätigkeitswort ist kontrahieren.

Verantwortlich für die Verkürzung einer Muskelzelle sind die sog. kontraktilen Elemente. Diese kontraktilen Elemente liegen eingebettet im Zellplasma der Muskelzellen. Sie bestehen aus dicken (im mikroskopischen Bild dunkel erscheinenden) und dünnen (im mikroskopischen Bild hell erscheinenden) Eiweißfasern. Die dicken Eiweißfasern heißen **Myosin**, die dünnen **Aktin**. Zusammenfassend nennt man Myosin- und Aktinfasern **Myofibrillen**.

Erhält eine Muskelzelle den Befehl zur Kontraktion, schieben sich die Myosin- und Aktinfasern ineinander, wodurch es zu einer Verkürzung der Muskelzelle kommt. Erlischt der Befehl, „rutschen" die Myosin- und Aktinfasern wieder auseinander; die Muskelzelle ist entspannt (siehe Abb. 7.6).

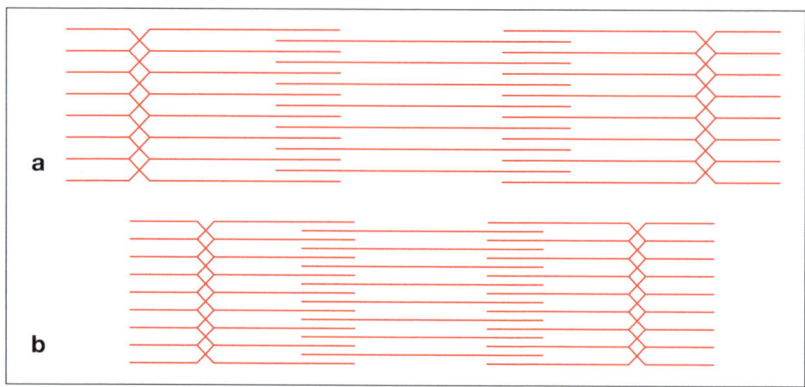

Abb. 7.6: Schematische Darstellung der Kontraktion in einer Muskelzelle
(a = entspannter Zustand, b = Kontraktion)

Jede Muskelzelle kann sich aktiv nur verkürzen (kontrahieren). Eine Verlängerung (Streckung) einer Muskelzelle ist nur möglich, wenn eine andere Muskelzelle (oder eine von außen einwirkende Kraft, z. B. ein Gewicht) an der Muskelzelle zieht. Die Muskelzell-streckung ist immer passiv.

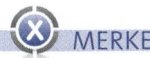 MERKE

Termini:

Muskelverkürzung („Zusammenziehen")	Kontraktion
zusammenziehen	kontrahieren
kontraktile Muskeleiweiße	Myosin und Aktin
kontraktile Elemente, bestehend aus Myosin und Aktin	Myofibrille

2. Die Muskulatur

2.1 Muskelgewebe

Anatomische Grundlage der Muskelbewegung ist die Muskelzelle mit ihren kontrakti-len Elementen, den Myofibrillen. Diese Muskelzellen bilden unterschiedliche Arten von Muskelgeweben, die sich im

► Bau,

► in der Arbeitsweise und

► der Beeinflussbarkeit der Muskeltätigkeit durch den Willen

unterscheiden.

Glattes Muskelgewebe

Es ist aus langen, spindelförmigen Zellen aufgebaut. Das glatte Muskelgewebe bildet die Muskulatur der inneren Organe, z. B. Darmmuskulatur, Magenmuskulatur; man nennt diese Muskulatur deshalb auch **Eingeweidemuskulatur**. Die Eingeweidemusku-latur ist spezialisiert auf schwächere, aber lang andauernde Leistung; sie ermüdet nicht. Die besondere Arbeitsweise der glatten Muskulatur, die nicht durch den Willen beeinflussbar ist, wird als **Peristaltik** bezeichnet.

Quer gestreiftes Muskelgewebe

Dieses Gewebe bildet die **Skelettmuskeln**, die dem Menschen willkürliche Bewegung ermöglichen. Die Tätigkeit dieser Muskeln ist mit dem Willen beeinflussbar. Skelett-muskeln sind spezialisiert auf starke, aber kurzfristige Leistung; sie ermüden relativ rasch.

Das quer gestreifte Muskelgewebe setzt sich aus Muskelfasern zusammen. Muskelfa-sern sind die kleinsten Baueinheiten der Skelettmuskulatur und entstehen durch die Verschmelzung zahlreicher Muskelzellen zu einer Einheit. Die Kerne der miteinander verschmolzenen Muskelzellen liegen am Rande der Muskelfasern (siehe Abb. 7.7).

Die Muskelfasern der Skelettmuskulatur lassen bei mikroskopischer Betrachtung eine Folge von hellen und dunklen Streifen quer zur Faserrichtung erkennen. Diese Beobachtung führte zum Namen quer gestreifte Muskulatur. Die Querstreifung beruht auf den dicken (dunklen) und dünnen (hellen) Muskeleiweißen Myosin und Aktin (vgl. Abschnitt „Bewegung als Kennzeichen des Lebens"), die in der Muskelfaser parallel angeordnet sind. Durch diese Lage der Muskeleiweiße wird eine besonders effektive Verkürzung der Muskelfaser erreicht. Die parallel liegenden Myosin- und Aktinfasern ergeben im mikroskopischen Bild die Querstreifung.

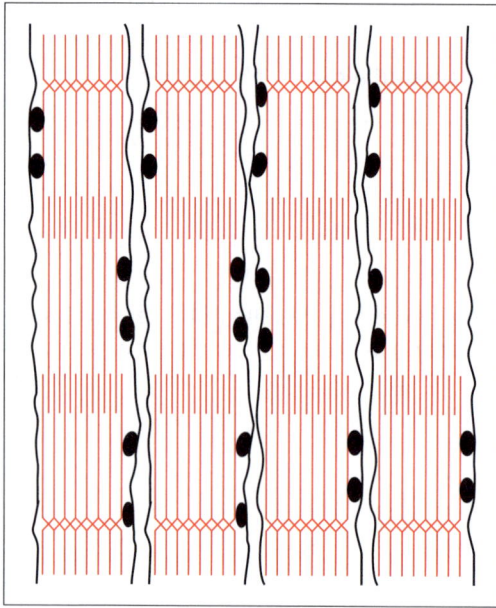

Abb. 7.7: Quer gestreiftes Erscheinungsbild der Skelettmuskulatur (Schematisch dargestellt sind vier Muskelfasern. Die Zellkerne liegen jeweils am Rand der Muskelfasern.)

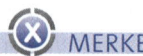 MERKE

- ▸ Eine Muskelfaser entsteht durch die Verschmelzung zahlreicher Muskelzellen.
- ▸ In jeder Muskelfaser liegen parallel angeordnet die Myofibrillen. Die Kerne der ursprünglichen Muskelzellen liegen am Rand der Muskelfaser.
- ▸ Jede Myofibrille besteht aus den Muskeleiweißen Myosin und Aktin.

Das Herzmuskelgewebe

Es ist im menschlichen Körper einzigartig und bildet den Herzmuskel. Das Herzmuskelgewebe besteht aus quer gestreiften Muskelzellen, die sich verzweigen und netzartig miteinander verbunden sind. Die Tätigkeit der Herzmuskulatur ist nicht mit dem Willen beeinflussbar. Der Herzmuskel ist spezialisiert auf lang andauernde, ermüdungsfreie Leistung.

Eingeweidemuskulatur

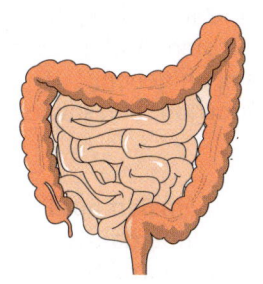

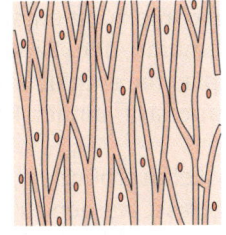

Glattes
Muskelgewebe

- Aufgebaut aus langen, spindel-förmigen Muskelzellen.
- Tätigkeit nicht mit dem Willen beeinflussbar.
- Spezialisiert auf lange andauernde, ermüdungsfreie Tätigkeit.

Skelettmuskulatur

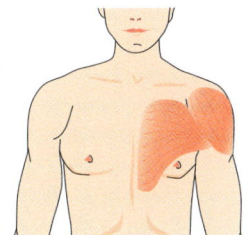

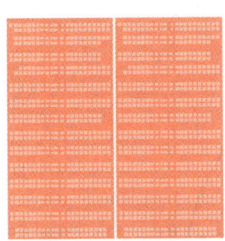

Quergestreiftes
Muskelgewebe

- Aufgebaut aus Muskelfasern.
- Tätigkeit mit dem Willen beeinflussbar.
- Spezialisiert auf kurzfristige, starke Tätigkeit, aber relativ rasche Ermüdung.

Herzmuskulatur

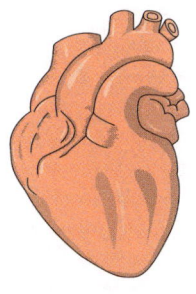

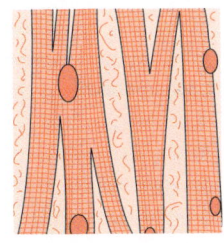

Netzförmiges
Muskelgewebe

- Aufgebaut aus quer gestreiften Muskelzellen, die sich verzweigen und netzartig miteinander verbunden sind.
- Tätigkeit nicht mit dem Willen beeinflussbar.
- Spezialisiert auf lange andauernde, ermüdungsfreie Tätigkeit.

Abb. 7.8: Übersicht über die verschiedenen Muskelgewebe

2.2 Die Skelettmuskulatur

2.2.1 Aufbau

Die Baueinheiten der Skelettmuskulatur sind die Muskelfasern, die aus vielen (oft mehreren Hundert) Muskelzellen durch Verschmelzung entstanden sind. Außen ist jede Muskelfaser von einer verdickten Zellmembran, dem **Sarkolemm**, umgeben.
Das Plasma der Muskelfasern, das Sarkoplasma, enthält viele Mitochondrien sowie den roten Muskelfarbstoff Myoglobin, der Sauerstoff binden kann.

Die Muskelfasern vereinigen sich zu Muskelfaserbündeln, die in einem Bett aus Bindegewebe liegend, wiederum zusammengefasst werden zu Muskeln. Innerhalb der Muskelfaserbündel verlaufen zahlreiche Nerven, welche die Befehle zur Kontraktion an die Muskelfasern übermitteln, sowie Blutkapillaren.

Jeder Muskel ist außen von der Muskelhaut umschlossen. An den Enden der Muskeln bildet die Muskelhaut die Sehnen, mit denen der Muskel am Knochen festgewachsen ist. Im Bindegewebsbett jedes Muskels verlaufen sehr viele Arterien und Venen (siehe Abb. 7.9).

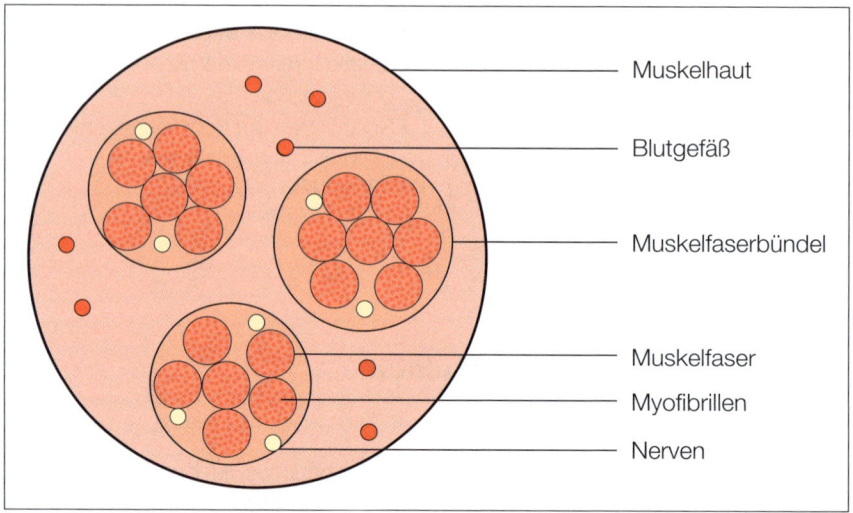

Abb. 7.9: Aufbau eines Skelettmuskels (Querschnitt, schematisch)

2.2.2 Muskelformen

Skelettmuskeln können sehr verschiedene Formen besitzen (siehe Abb. 7.10).

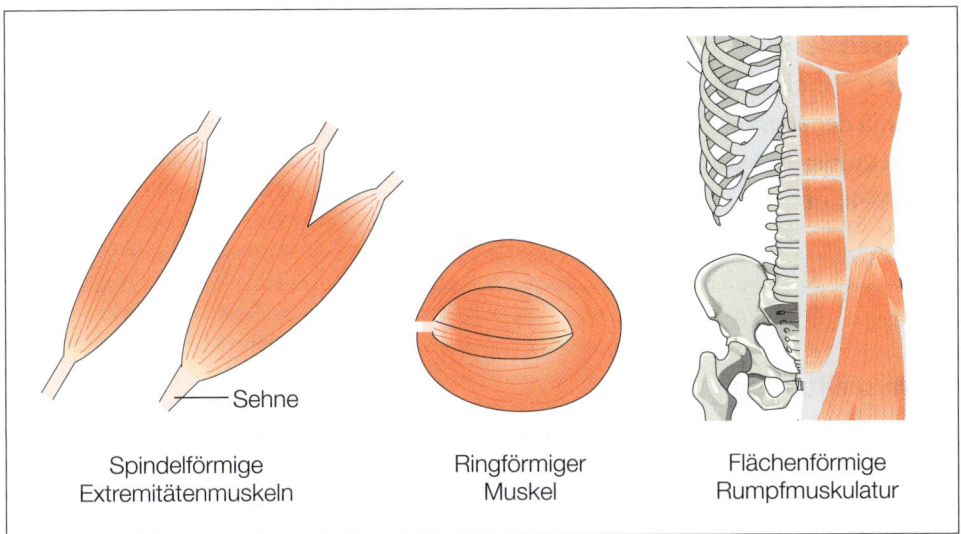

Abb. 7.10: Beispiele für Muskelformen und ihr Vorkommen im Körper

Die meisten Skelettmuskeln sind an beiden Enden mit Sehnen an Knochen festgewachsen. An diesen Skelettmuskeln kann man bei spindelförmigen Muskeln einen Muskelbauch, einen dem Körperzentrum nahen Ursprung und einen vom Körperzentrum entfernten Ansatz unterscheiden (siehe Abb. 7.11).

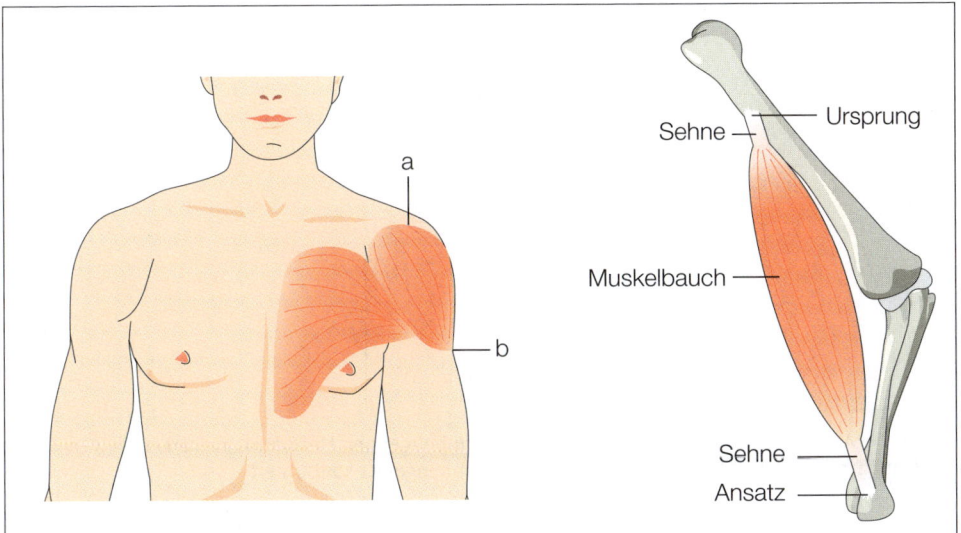

Abb. 7.11: Ursprung (a) und Ansatz (b) eines Muskels

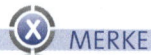

MERKE

Termini:

Tätigkeit des glatten Muskelgewebes	Peristaltik
äußere Membran der Muskelfaser	Sarkolemm
Plasma der Muskelfaser	Sarkoplasma
roter Muskelfarbstoff	Myoglobin
Muskelhaut	Faszie
Sehne	Tendo

2.2.3 Muskelfunktion

Skelettmuskeln können durch ihre Kontraktion immer nur die Bewegung in eine Richtung bewerkstelligen, also beispielsweise den Unterarm beugen. Um diese Bewegung wieder rückgängig zu machen, wird ein zweiter Muskel benötigt, der die genau entgegen gesetzte Bewegung bewerkstelligt, also den Unterarm streckt. Muskeln, die „gegeneinander" arbeiten, nennt man Gegenspieler oder **Antagonisten** (siehe Abb. 7.12).

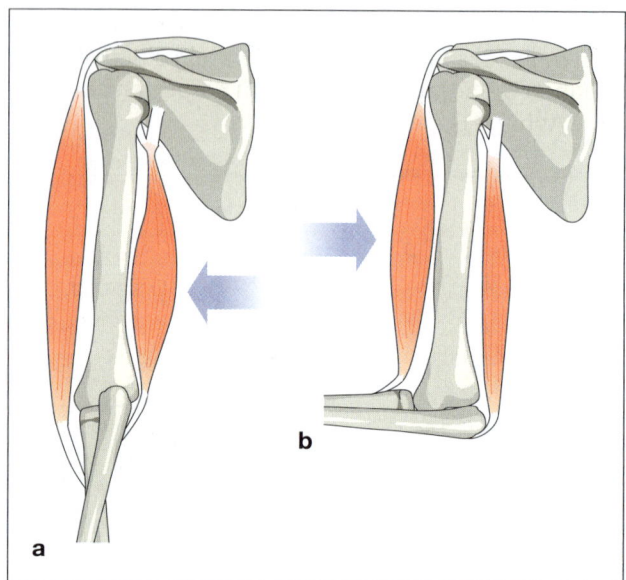

Abb. 7.12: Die Arbeit von Antagonisten (Beispiel: Unterarmbeuger und Unterarmstrecker)
a = der Unterarmstrecker ist kontrahiert; b = der Unterarmbeuger ist kontrahiert

Beispiele für Antagonistenpaare sind:

Beuger	⟷	Strecker
Heranzieher	⟷	Abspreizer
Heber	⟷	Senker
Einwärtsdreher	⟷	Auswärtsdreher

Manchmal führen auch mehrere Muskeln eine Bewegung in die gleiche Richtung aus. Solche Muskeln nennt man **Synergisten**. Die komplizierten gleitenden Bewegungen sind nur durch ein Zusammenspiel vieler Muskeln möglich.

Ringmuskeln umranden Öffnungen, z. B. das Auge, den After oder den Mund. Sie schließen durch ihre Kontraktion die Öffnung, man nennt sie deshalb auch Schließmuskeln.

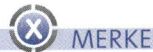 MERKE

Termini:

Muskel	lat. Musculus, gr. Myos
Muskeln, die entgegengesetzte Bewegungen ausführen („Gegenspieler")	Antagonisten
Muskeln, die Bewegungen in die gleiche Richtung bewerkstelligen	Synergisten
Schließmuskel	Sphinkter

2.2.4 Skelettmuskeln des Menschen (Auswahl)

Rumpfmuskeln (siehe Abb. 7.13)

▶ Man unterscheidet oberflächliche **Brustmuskeln**, die den Oberarm herabziehen, und die tiefen Brustmuskeln, die als Atemmuskeln arbeiten.

▶ Die wichtigsten **Bauchmuskeln** sind die geraden, die quer verlaufenden und die schrägen Bauchmuskeln. Sie beugen den Rumpf nach vorn, ermöglichen Dreh- und Kippbewegungen und arbeiten zusammen bei der Unterstützung der Atmung durch die Bauchpresse.

▶ Die **Rückenmuskulatur** liegt in mehreren Schichten übereinander. Die äußere Schicht bilden die breiten Rückenmuskeln und die Kapuzenmuskeln (auch Trapezmuskeln genannt). Die Kapuzenmuskeln können das Schulterblatt aufwärts, abwärts und waagerecht nach hinten ziehen. Etwas tiefer liegen die Schulterblattheber. Noch weiter innen verlaufen die großen Rückenstrecker, die den Rumpf nach der Vorwärtsbewegung wieder nach hinten ziehen.

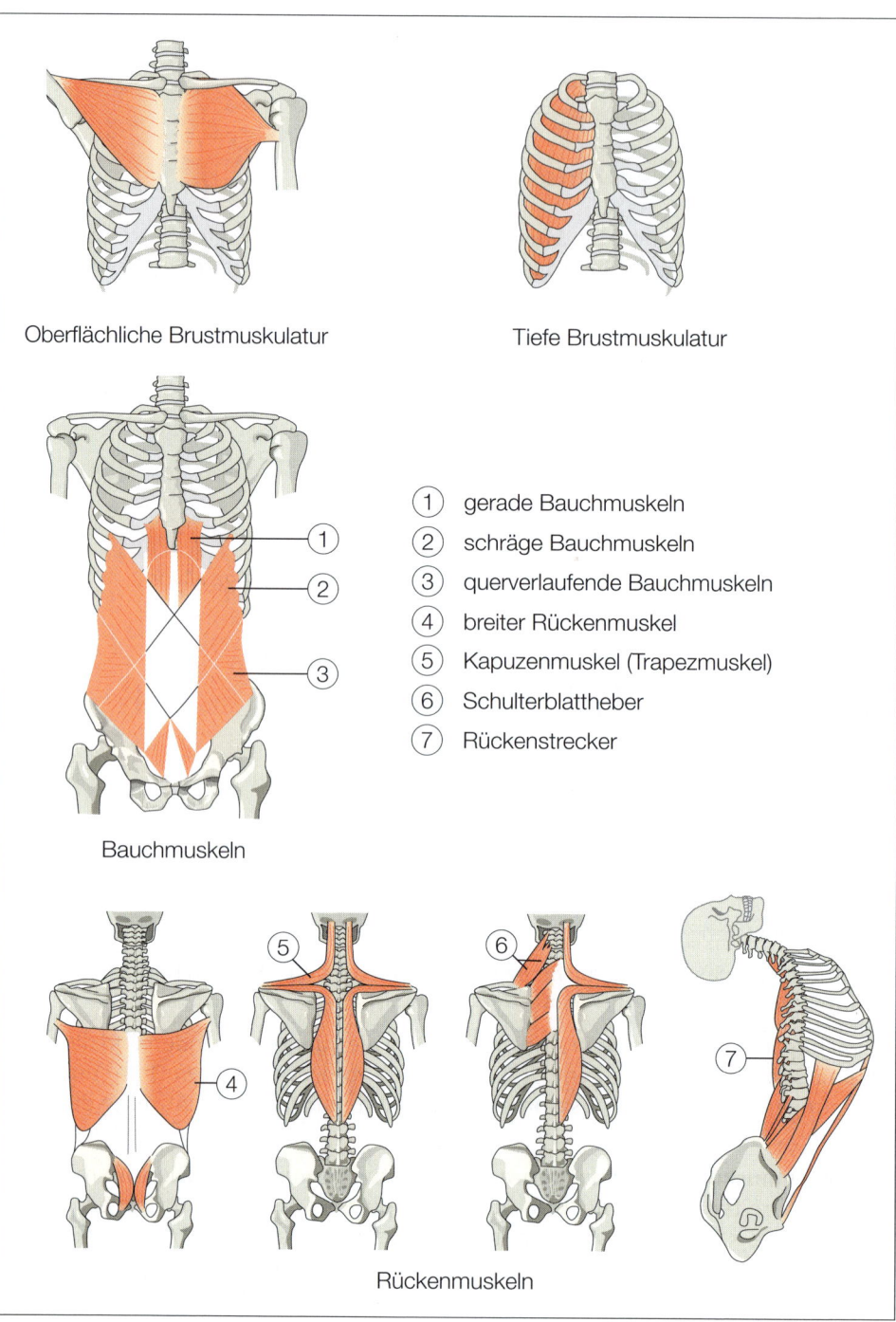

Oberflächliche Brustmuskulatur

Tiefe Brustmuskulatur

① gerade Bauchmuskeln

② schräge Bauchmuskeln

③ querverlaufende Bauchmuskeln

④ breiter Rückenmuskel

⑤ Kapuzenmuskel (Trapezmuskel)

⑥ Schulterblattheber

⑦ Rückenstrecker

Bauchmuskeln

Rückenmuskeln

Abb. 7.13: Rumpfmuskeln

Muskeln zur Bewegung der oberen Extremität (siehe Abb. 7.14)

▸ Der wichtigste **Schultermuskel** ist der Deltamuskel. Er hat seinen Ursprung am Schlüsselbein und am Schulterblatt und setzt am Oberarmknochen an. Der Deltamuskel bewegt als Hauptmuskel den Oberarm im Schultergelenk.

▸ Der Unterarm wird gebeugt durch den zweiköpfigen **Oberarmmuskel** und gestreckt durch den dreiköpfigen Oberarmmuskel. Die **Muskeln des Unterarms** sind für die Streckung (Fingerstrecker) und Beugung (Fingerbeuger) der Finger verantwortlich.

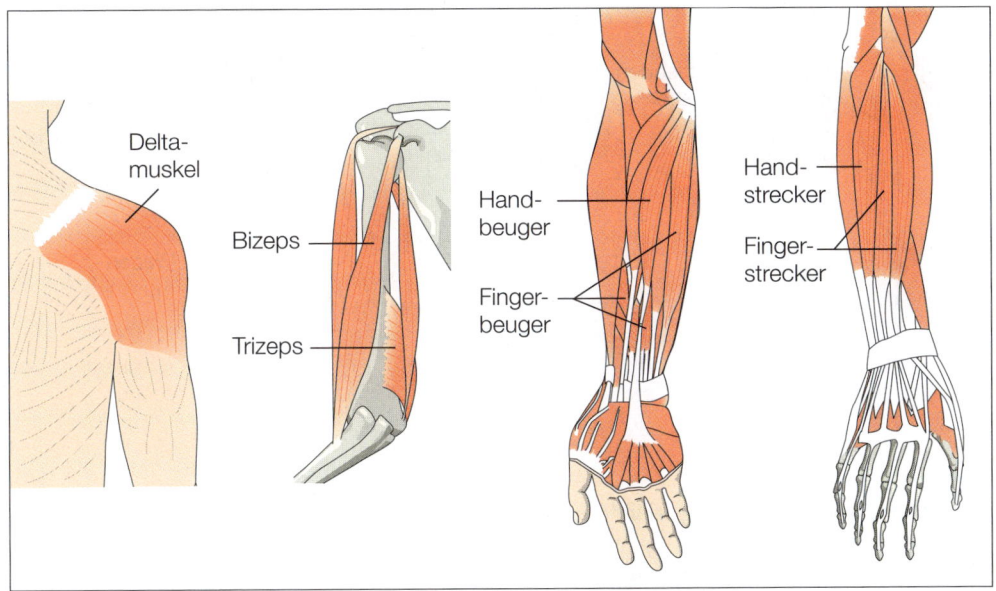

Abb. 7.14: Muskeln zur Bewegung der oberen Extremität

Muskeln zur Bewegung der unteren Extremität (siehe Abb. 7.15)

▸ Ein sehr kräftiger Muskel ist der **Hüftlendenmuskel**, der den Oberschenkel beugt und im Hüftgelenk dreht. Er besteht aus zwei Teilen: Ein Strang setzt an den Lendenwirbeln an, der andere an der Innenseite des Darmbeins. Beide vereinigen sich und führen zum Oberschenkelknochen.

▸ Der **Schneidermuskel** beugt gleichzeitig Hüft- und Kniegelenk. Der vierköpfige Oberschenkelmuskel hat eine Doppelfunktion: Er beugt den Oberschenkel im Hüftgelenk und streckt den Unterschenkel im Kniegelenk.

▸ Der zweiköpfige **Oberschenkelmuskel** streckt das Hüftgelenk und beugt den Unterschenkel. Vierköpfiger und zweiköpfiger Oberschenkelmuskel verlaufen über zwei Gelenke hinweg.

▸ Die **Gesäßmuskulatur** ist aus mehreren Schichten aufgebaut. Sie führt den Oberschenkel vom Körper weg, streckt ihn im Hüftgelenk und richtet den Oberkörper aus dem Sitz auf.

► Der **Wadenmuskel** schließlich beugt das Kniegelenk und den Fuß sohlenwärts und ist mit der Achillessehne am Fersenbein festgewachsen.

► Der **Zehenbeuger** beugt die Zehen sohlenwärts; sein Gegenspieler ist der Zehenstrecker.

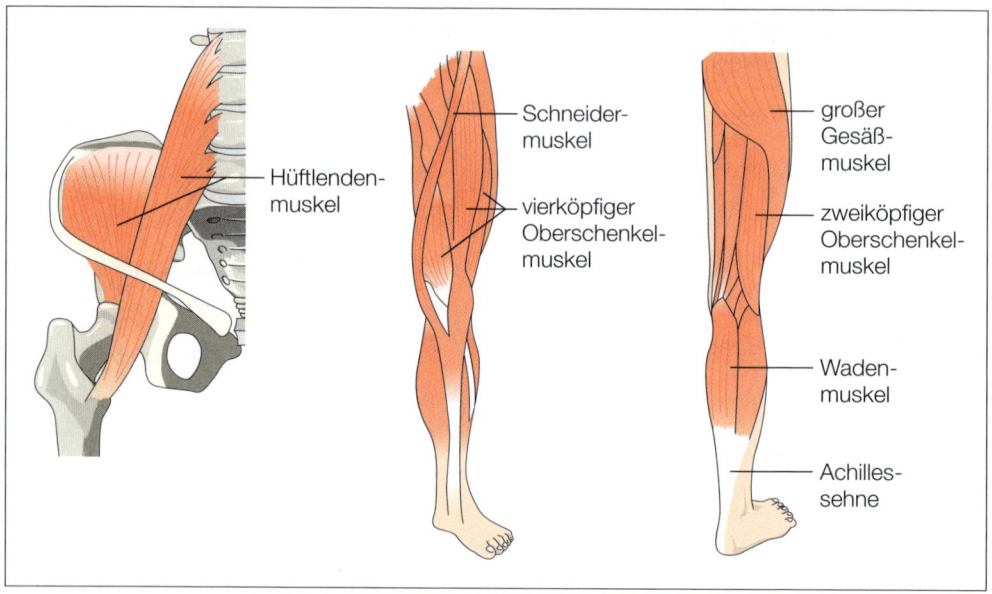

Abb. 7.15: Muskeln zur Bewegung der unteren Extremität

Kopf- und Halsmuskeln (siehe Abb. 7.16)

► Die vielfältigsten Bewegungsmöglichkeiten des Kopfes gestattet die Zusammenarbeit der **Halsdreher**.

► Der Unterkiefer wird u. a. bewegt durch den großen **Kaumuskel** und durch den **Schläfenmuskel**.

► Die **mimische Gesichtsmuskulatur** bewirkt das typisch menschliche Mienenspiel.

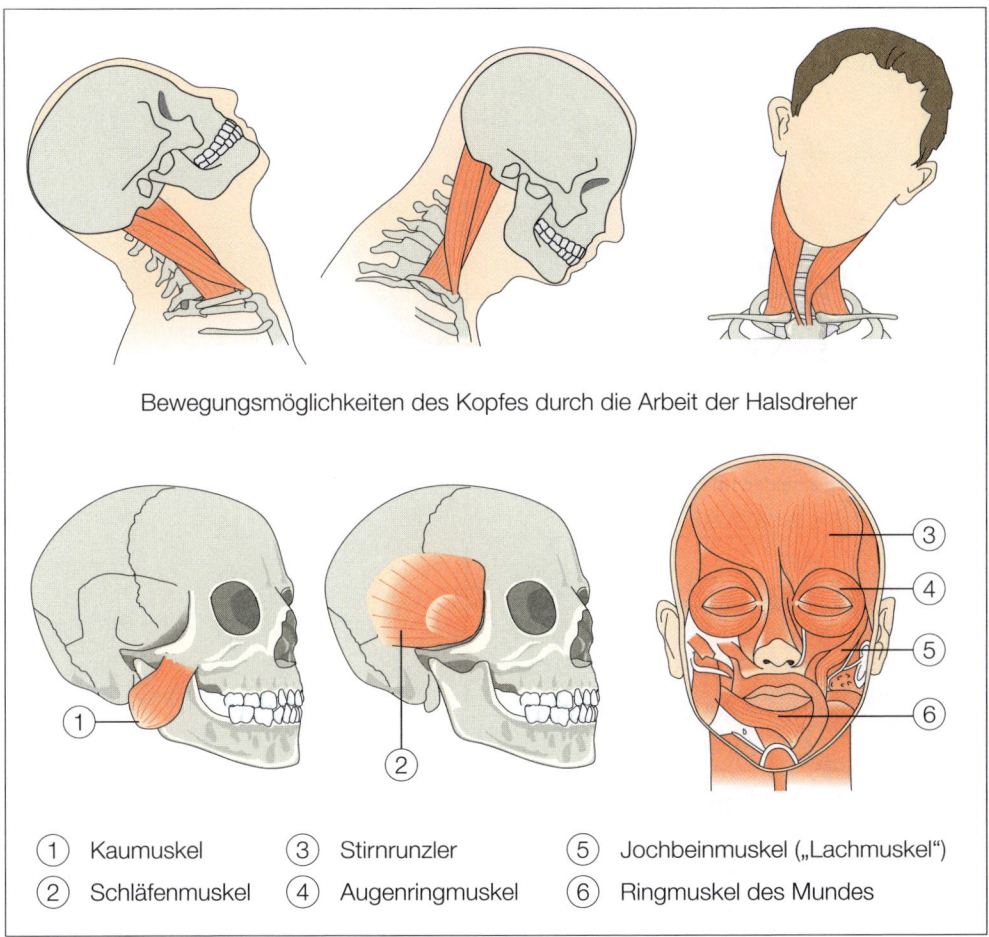

Bewegungsmöglichkeiten des Kopfes durch die Arbeit der Halsdreher

① Kaumuskel   ③ Stirnrunzler   ⑤ Jochbeinmuskel („Lachmuskel")
② Schläfenmuskel   ④ Augenringmuskel   ⑥ Ringmuskel des Mundes

Abb. 7.16: Hals- und Kopfmuskeln

2.3 Hilfseinrichtungen

Die Sehnen, mit denen die Muskeln am Knochen festgewachsen sind, bestehen aus festem, straffen Bindegewebe, das sich kaum dehnt. Manche dieser Sehnen sind sehr lang und laufen außerdem dicht über teilweise kantige Knochenpartien hinweg. Um diese Sehnen vor Abrieb und Stoß zu schützen, gibt es Hilfseinrichtungen:

► **Sehnenscheiden** sind Röhren, die mit einer Flüssigkeit gefüllt sind, die die in ihnen verlaufenden Sehnen wie Schmieröl schützt (siehe Abb. 7.17).

► **Schleimbeutel** sind kleine Säcke, die ebenfalls mit Flüssigkeit gefüllt sind und als Polster wirken (siehe Abb. 7.18).

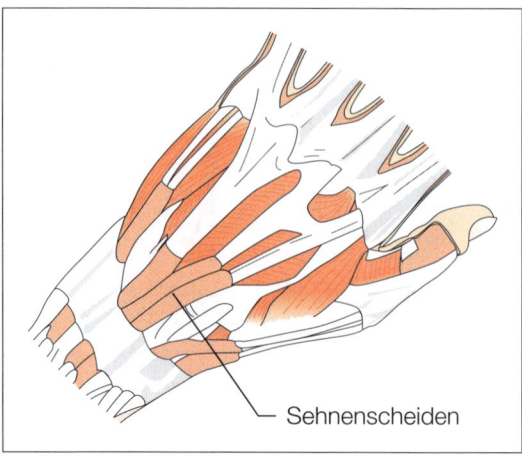

Abb. 7.17: Sehnenscheiden im Handskelett

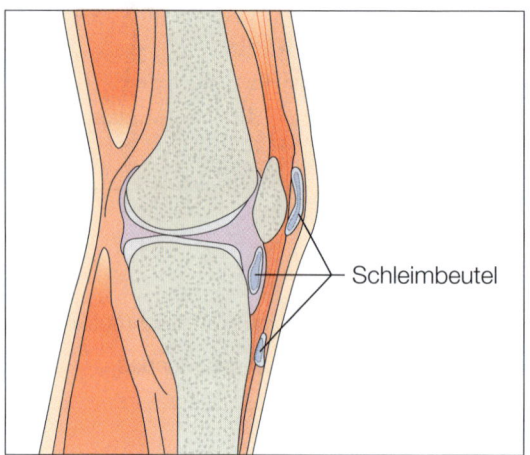

Abb. 7.18: Die Schleimbeutel in der Umgebung des Kniegelenks

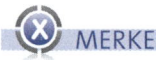 **MERKE**

Termini:

Sehnenscheide	Tendovagina
Schleimbeutel	Bursa

2.4 Erkrankungen der Muskulatur und der Hilfseinrichtungen (Auswahl)

Muskelerkrankungen

Muskelatrophie, Muskeldystrophie	Muskelabbau, Muskelschwund
Myositis	Muskelentzündung
Myasthenie	abnorme Ermüdbarkeit der Skelettmuskulatur
Myotonie	abnorm verlängerte Muskelanspannung
Myospasmus	Muskelkrampf
Myom	gutartige Geschwulst der Muskulatur
Myosarkom	bösartige Geschwulst der Muskulatur
Hernie	sog. Eingeweidebruch; Vortreten von Teilen der Bauchorgane durch die muskuläre Bauchdecke, z. B. Vortreten von Dünndarmschlingen aus der natürlichen Bruchpforte am Nabel (Nabelbruch)

Erkrankungen der Hilfseinrichtungen

Tendinitis	Sehnenentzündung
Tendovaginitis	Sehnenscheidenentzündung
Bursitis	Schleimbeutelentzündung

2.5 Exkurs: „Progressive Muskeldystrophien"

Progressive Muskeldystrophie ist die Sammelbezeichnung für eine Gruppe von Erkrankungen der Skelettmuskulatur,

► die chronisch verlaufen,

► in deren Verlauf immer mehr funktionstüchtige Muskelsubstanz verloren geht,

► die durch Fehler in der Erbsubstanz verursacht werden und

► die bis heute nicht heilbar sind.

Progressive Muskeldystrophien sind selten auftretende Krankheiten.

Man kann heute verschiedene Formen (siehe Abb. 7.19) unterteilen, und zwar nach

► den Muskelgruppen, die vom Abbauprozess betroffen sind,

► dem Alter, in dem die ersten Krankheitssymptome auftreten und

► der Lage des Erbfehlers auf den Chromosomen und dem Erbgang.

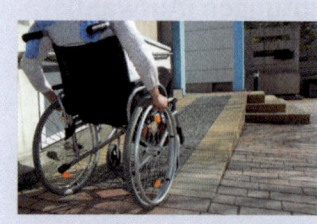

Kennzeichen der progressiven Muskeldystrophien (Auswahl)

Typ	hauptsächlich betroffene Muskeln	Alter beim Auftreten der ersten Symptome	Erbgang
Duchenne	Beckenmuskulatur, Oberschenkelmuskulatur, Herz, Atemmuskulatur	Kleinkindalter	X-chromosomal rezessiv
Becker-Kiener	Beckenmuskulatur, später Schultermuskulatur, Herz	Kindes- und Jugendalter	X-chromosomal rezessiv

Abb. 7.19: Formen der Muskeldystrophien

Krankheitsbild

Bei keiner der verschiedenen progressiven Muskeldystrophien werden alle Muskeln gleichzeitig von dem Abbauprozess betroffen. Bei den Formen Duchenne, Becker-Kiener und Gliedergürteltyp beginnt die Schädigung meist in den rumpfnahen Muskeln des Becken- oder des Schultergürtels. Die Patienten bemerken meist zuerst eine Schwächung ihrer Lauffunktion (z. B. Schwierigkeiten beim Laufen, Treppensteigen, Aufrichten aus der Hocke). Es gibt auch hier nicht genauer aufgeführte Erkrankungsformen, bei denen die Symptome zuerst in der Gesichts- und Augenmuskulatur auftreten, beispielsweise Störungen beim Lidschluss, beim Pfeifen, manchmal auch beim Schlucken.

Die progressiven Muskeldystrophien sind keine Nervenerkrankungen! Die Kontrolle von Blase und Mastdarm bleibt bei allen Krankheitsformen in der Regel erhalten, die Funktion der Sinnesorgane und Gefühlswahrnehmungen, auch in den vom Muskelabbau betroffen Körpergebieten, nehmen nicht ab. Bei einigen Erkrankungsformen kann eine Verlangsamung der geistigen Entwicklung auftreten.

Der Muskelabbau schreitet unaufhaltsam fort. Wie schnell und in welchem Ausmaß, ist abhängig von dem Krankheitstyp. Bei einigen Krankheitsformen, vor allem beim Typ Duchenne, können der Herzmuskel und/oder die Atemmuskulatur mitbetroffen sein. Die Patienten leiden dann unter schnellem und unregelmäßigen Herzschlag bzw. unter Atemnot schon bei geringer körperlicher Anstrengung.

Folgeerkrankungen

der progressiven Muskeldystrophien sind vor allem Fehlstellungen der Gelenke (hervorgerufen durch Verkürzungen der Sehnen, da die Muskeln die Gelenke nicht mehr ausreichend bewegen können), Verbiegungen der Wirbelsäule (wenn die Rückenmuskulatur vom Abbau betroffen ist), Druckgeschwüre (wegen des häufigen oder ständigen Sitzens oder Liegens), Atemwegsinfektionen (wegen der geschwächten Atmung) und allgemeine Schwäche (wenn der Herzmuskel betroffen ist). Vor allem die Schwächung des Herzmuskels und die behinderte Atmung sind für die verkürzte Lebenserwartung von Patienten mit schweren Krankheitsformen der Muskeldystrophie (vor allem beim Typ Duchenne) verantwortlich.

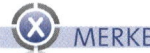 MERKE

Termini (progressive Muskeldystrophien):

progressiv oder progredient	fortschreitend (sich verschlimmernd)
Dystrophie	krankhafte Veränderung bzw. Abbau von Zellen und Geweben, die zum Verlust ihrer Funktion führt
X-chromosomal-rezessive Vererbung	Das infrage kommende Gen liegt auf dem X-Chromosom und verhält sich rezessiv, d. h. es muss zweimal in jeder Zelle vorliegen, damit sich das codierte Merkmal ausprägen kann. Da aber Männer in ihren Körperzellen nur ein X-Chromosom (neben dem Y-Chromosom) besitzen, prägt sich ein rezessives Gen, das auf einem X-Chromosom liegt, bei ihnen aus. Frauen besitzen in allen Körperzellen zwei X-Chromosomen. Bei ihnen müssen die infrage kommenden Gene auf beiden X-Chromosomen vorliegen, damit es zu einer Ausprägung des Merkmals kommen kann. Aus diesem Grund treten X-chromosomal-rezessiv vererbte Krankheiten bei Männern viel häufiger auf als bei Frauen.
autosomal-rezessive Vererbung	Das infrage kommende Gen liegt nicht auf den Geschlechtschromosomen. Es gibt also keine Bevorzugung eines Geschlechts beim Auftreten des entsprechenden Merkmals.

3. Das Skelettsystem

Einzellige und aus wenigen Zellen bestehende Lebewesen benötigen keine besonderen Einrichtungen, die dem Organismus eine Form geben und ihn stabilisieren. Die Zellmembranen reichen hier zur Form- und Haltgebung aus. Ein Organismus wie der Mensch, der aus vielen Millionen Zellen besteht, benötigt aber ein Organsystem, das aus so festen Geweben aufgebaut ist, dass sie dem Körper Halt geben können: das Skelettsystem.

3.1 Aufgaben des Skelettsystems

Das Skelett

► bestimmt die Grundform des menschlichen Körpers mit Kopf, Rumpf und Gliedmaßen

► gibt dem Körper Halt

► schützt empfindliche Organe

► dient – in Zusammenarbeit mit dem Muskelsystem – der Bewegung (siehe Abb. 7.20).

Formgebung:
Die Knochen des Skeletts entscheiden grundsätzlich darüber, ob ein Mensch klein oder groß, zierlich oder kräftig, schmal oder breit gebaut ist.

Stützfunktion:
Die Knochen des Skeletts halten den Körper aufrecht und geben den anderen Geweben und Organen Halt.

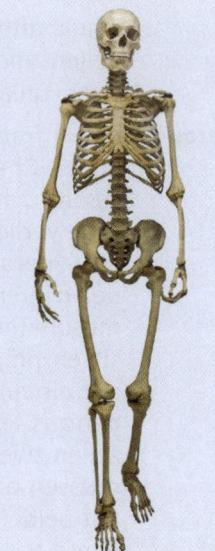

Schutzfunktion:
Die Knochen des Skeletts schützen wichtige empfindliche Organe, z. B. der Schädel das Gehirn und der Brustkorb Herz und Lungen.

Bewegungsfunktion:
Die Knochen des Skeletts sind Ansatzstellen der Skelettmuskeln. Viele Knochen sind durch Gelenke beweglich miteinander verbunden.

Abb. 7.20: Aufgaben des Skelettsystems

3.2 Gewebeaufbau des Skeletts

Am Aufbau des Skelettsystems sind verschiedene Gewebe beteiligt, vor allem:

► Knochengewebe

► Knorpelgewebe

► Bindegewebe.

Knochengewebe besteht zu etwa zwei Dritteln aus anorganischen und zu einem Drittel aus organischen Materialien.

► Die **anorganischen Knochenbestandteile** sind Kalksalze (z. B. Kalziumphosphat und Kalziumkarbonat), die dem Knochen Festigkeit verleihen. Diese Kalksalze sind in die Zwischenzellsubstanz eingelagert.

► Die **organischen Knochenbestandteile** sind die Knochenzellen, die wie eingemauert in der Zwischenzellsubstanz liegen und mit feinen Zellausläufern miteinander in Verbindung stehen, sowie die Fasern aus dem Eiweißstoff Kollagen. Diese Kollagenfasern verleihen dem Knochengewebe eine gewisse Elastizität (siehe Abb. 7.21).

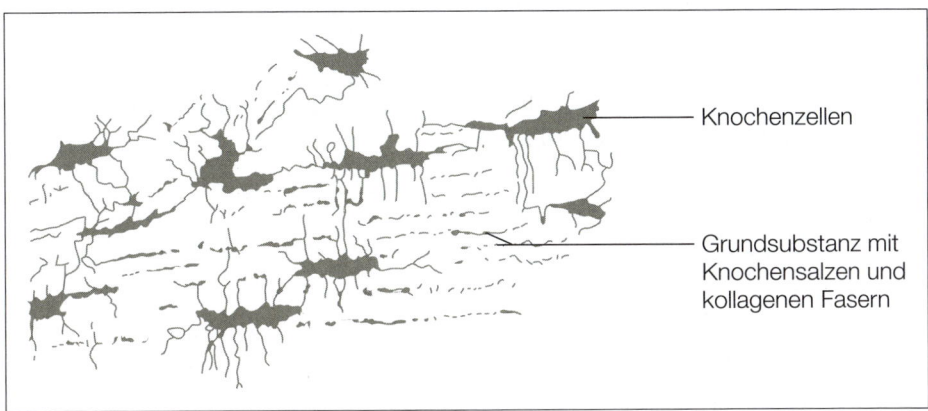

Knochenzellen

Grundsubstanz mit Knochensalzen und kollagenen Fasern

Abb. 7.21: Knochengewebe

Knorpelgewebe ist überall dort im Skelett zu finden, wo besondere Elastizität und Druckfestigkeit notwendig ist, beispielsweise an den Gelenkflächen und zwischen den einzelnen Wirbeln sowie an Körperteilen, die weit vom Körper abstehen und deshalb „biegsam" sein müssen, z. B. die Ohrmuscheln.

Knorpelgewebe besteht aus rundlichen Knorpelzellen. Meist sind zwei oder drei Zellen zu „Paketen" zusammengefasst, die in die Zwischenzellsubstanz eingebettet sind, ohne sich gegenseitig zu berühren. In die Zwischenzellsubstanz können außerdem kollagene Fasern eingelagert sein (siehe Abb. 7.22).

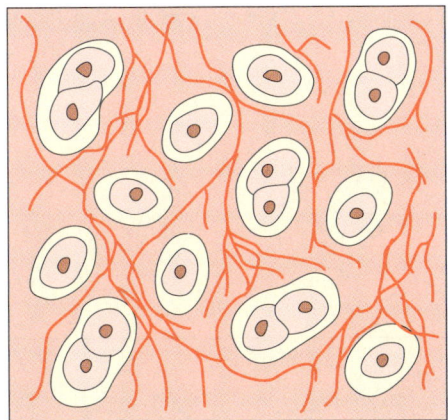

Abb. 7.22: Knorpelgewebe

Bindegewebe tritt in verschiedenen Formen auf: u. a. netzförmiges und kollagenes Bindegewebe.

▶ **Netzförmiges Bindegewebe** besteht aus netzartig miteinander verknüpften Zellen und ist am Aufbau des Knochenmarks und der Lymphknoten beteiligt.

▶ **Kollagenes Bindegewebe** besteht aus länglichen Zellen, zwischen die sehr viele Kollagenfasern eingelagert sind. Aus kollagenen Bindegewebe bestehen z. B. Bänder, Sehnen und Gelenkkapseln (siehe Abb. 7.23).

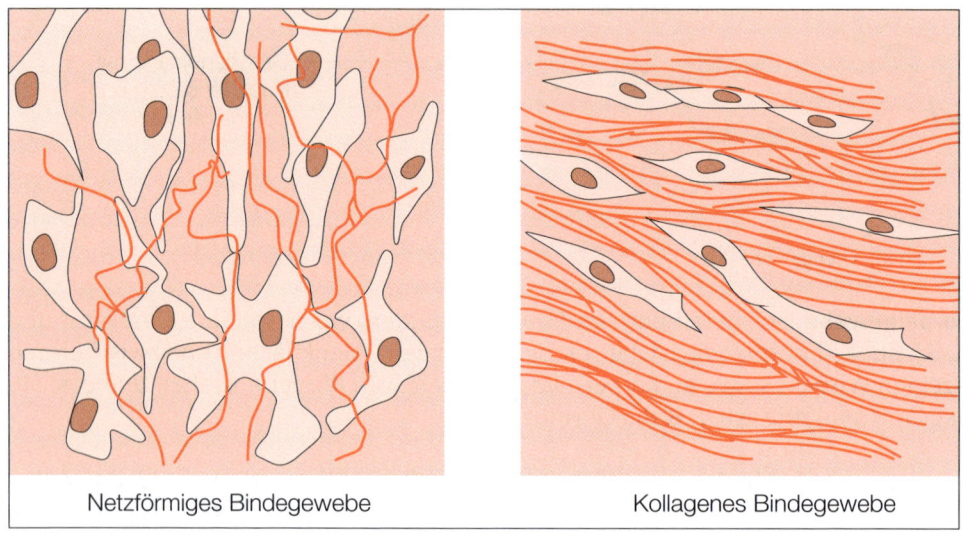

| Netzförmiges Bindegewebe | Kollagenes Bindegewebe |

Abb. 7.23: Bindegewebe

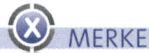 MERKE

Termini:

Knochen	lat. Os, gr. Osteo...
Knochenzellen	Osteozyten
Knorpel	Cartilago
Knorpelzellen	Chondrozyten
Bindegewebszellen	Fibrozyten

3.3 Knochenaufbau

Knochen kann man nach ihrer Form unterscheiden. Eine mögliche Einteilung ist:

▶ **Röhrenknochen** (z. B. Oberarmknochen, Oberschenkelknochen)

▶ **platte Knochen** (z. B. Knochen des Schädeldachs, Brustbein)

▶ **kurze, unregelmäßige Knochen** (z. B. Handwurzelknochen, Wirbel).

Der Aufbau eines Knochens lässt sich am besten am Beispiel eines Röhrenknochens beschreiben (siehe Abb. 7.24).

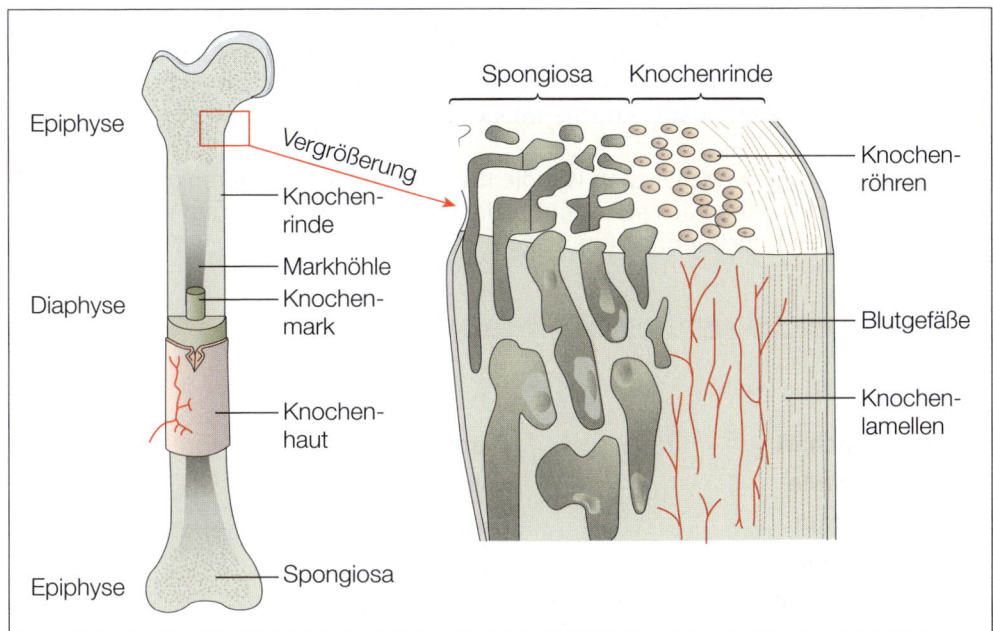

Abb. 7.24: Aufbau eines Röhrenknochens

Am Röhrenknochen kann man einen Mittelteil oder Knochenschaft sowie die beiden Knochenenden unterscheiden. Außen ist der Knochen von der Knochenhaut überzogen. In ihr verlaufen zahlreiche Nerven und Blutgefäße und ziehen von hier in das Innere des Knochens.

Die äußere Wand des Knochens wird aus festem, dichtem Knochengewebe gebildet, der Knochenrinde. Die äußere Wand der Knochenrinde besteht aus mehreren Knochenlamellen, die hauptsächlich aus Knochensalzen und kollagenen Fasern aufgebaut sind. Weiter im Inneren der Knochenrinde bilden die Knochenlamellen Röhren und umschließen jeweils einen zentralen Kanal, in dem Blutgefäße verlaufen. Die Knochenzellen liegen wie platt gedrückt zwischen den Lamellen und stehen mit ihren feinen Fortsätzen miteinander in Verbindung.

Im Knochenschaft liegt innerhalb der Knochenrinde die Markhöhle, während sich in den Knochenenden schwammartiges Knochengewebe befindet. Die Bälkchen des schwammartigen Knochengewebes sind so angeordnet, dass sie stärksten Druckbelastungen aus verschiedenen Richtungen widerstehen können.

Sowohl in der Markhöhle als auch im schwammartigen Knochengewebe befindet sich das Knochenmark, das aus Bindegewebe, Fett und Blut- bzw. Blutbildungszellen besteht. Das Knochenmark ist der Bildungsort aller Blut- und Immun(stamm)zellen (vgl. Kapitel „Abwehrmechanismen" und „Blutkreislaufsystem").

Kinder besitzen noch in allen Knochen rötlich gefärbtes sog. primäres Knochenmark, das zur Blut- und Immunzellbildung fähig ist. Mit zunehmendem Alter färbt sich das Knochenmark der Röhrenknochen durch Fetteinlagerungen gelblich und ist dann nicht mehr blutbildend (**sekundäres Knochenmark**).

Nicht röhrenförmige Knochen sind wie die Knochenenden der Röhrenknochen aufgebaut. Sie bestehen innen aus schwammartigem Knochengewebe und werden außen von einer dünnen Knochenrinde überzogen.

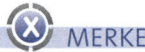 MERKE

Termini:

Knochenschaft	Diaphyse
Knochenende	Epiphyse
Knochenhaut	Periost
Knochenrinde	Substantia compacta
schwammartiges Knochengewebe	Substantia spongiosa
Knochenmark	lat. Medulla ossium, gr. Osteomyelon

3.4 Die Knochen des menschlichen Skeletts

Das menschliche Skelett setzt sich aus zahlreichen einzelnen Knochen zusammen. Nach den Funktionen (und der Übersichtlichkeit halber) kann man das menschliche Skelett unterteilen in

► Schädel

► Schultergürtel und obere Gliedmaßen

► Brustkorb und Wirbelsäule

► Beckengürtel und untere Gliedmaßen (siehe Abb. 7.25).

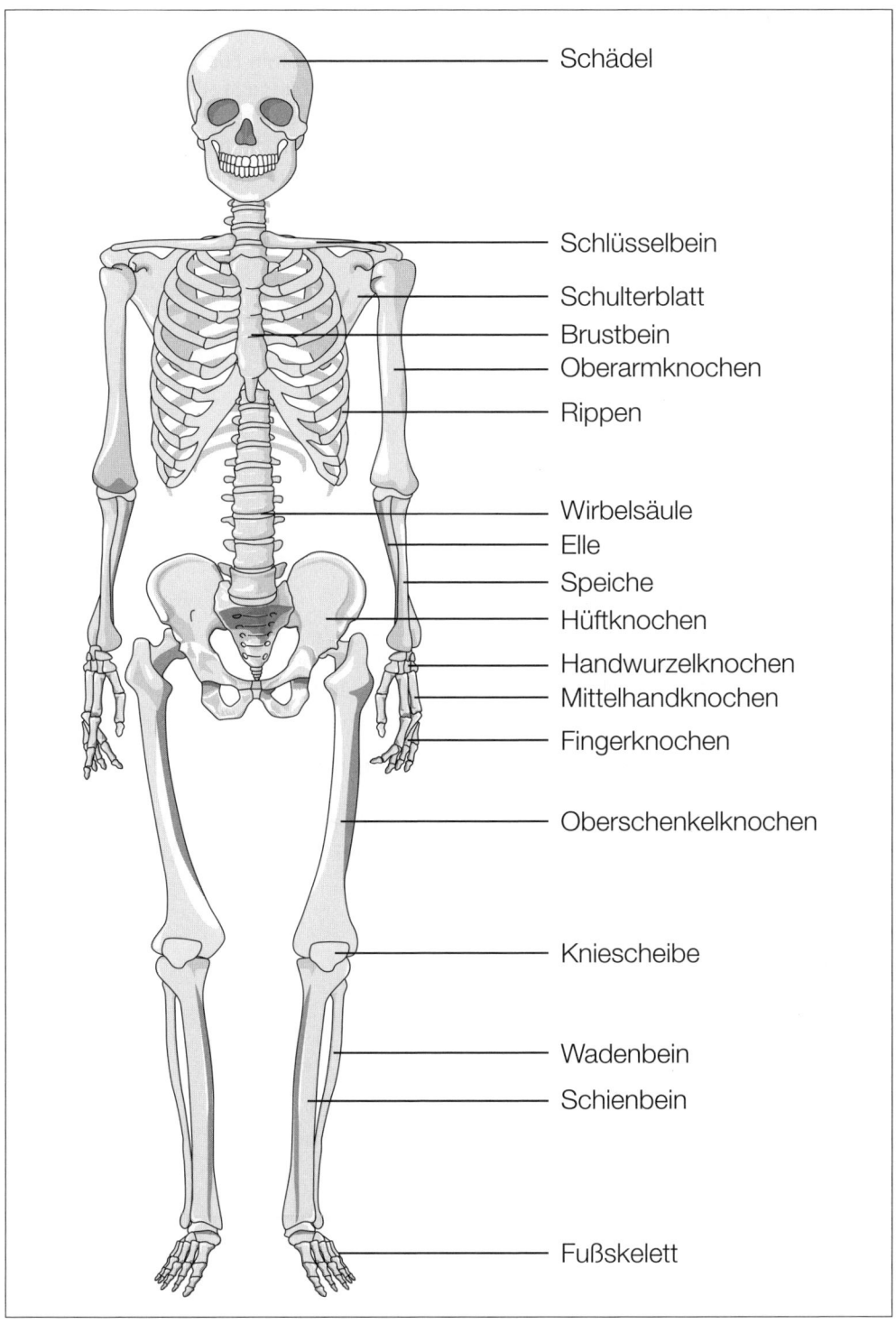

— Schädel

— Schlüsselbein

— Schulterblatt

— Brustbein

— Oberarmknochen

— Rippen

— Wirbelsäule

— Elle

— Speiche

— Hüftknochen

— Handwurzelknochen

— Mittelhandknochen

— Fingerknochen

— Oberschenkelknochen

— Kniescheibe

— Wadenbein

— Schienbein

— Fußskelett

Abb. 7.25: Das menschliche Skelett

3.4.1 Der Schädel

Der Schädel des Menschen ist aus zahlreichen Einzelknochen zusammengesetzt, die beim Neugeborenen durch Bindegewebe verbunden sind. Jene Stellen, an denen beim Säuglingsschädel mehr als zwei Knochen zusammentreffen, bezeichnet man als Fontanellen. Nach Abschluss des Schädelwachstums beginnen die Nahtstellen zwischen den einzelnen Schädelknochen zu verknöchern; man nennt sie dann Knochennähte (siehe Abb. 7.26).

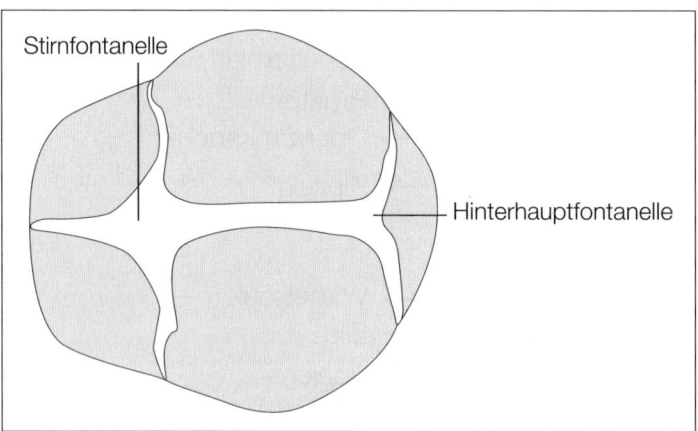

Abb. 7.26: Fontanellen beim Neugeborenen (Die Stirnfontanelle schließt sich im Laufe des zweiten, die Hinterhauptfontanelle schon im Laufe des ersten Lebensjahres.)

Man unterteilt den Schädel in Hirnschädel und Gesichtsschädel.

Der **Hirnschädel** umgibt als schützende Kapsel das Gehirn und die großen Sinnesorgane Auge und Ohr und ist mit der Wirbelsäule gelenkig verbunden. Der Hirnschädel besteht aus sieben Einzelknochen (siehe Abb. 7.27):

► 1 Stirnbein

► 2 Scheitelbeine

► 2 Schläfenbeine

► 1 Keilbein

► 1 Hinterhauptbein.

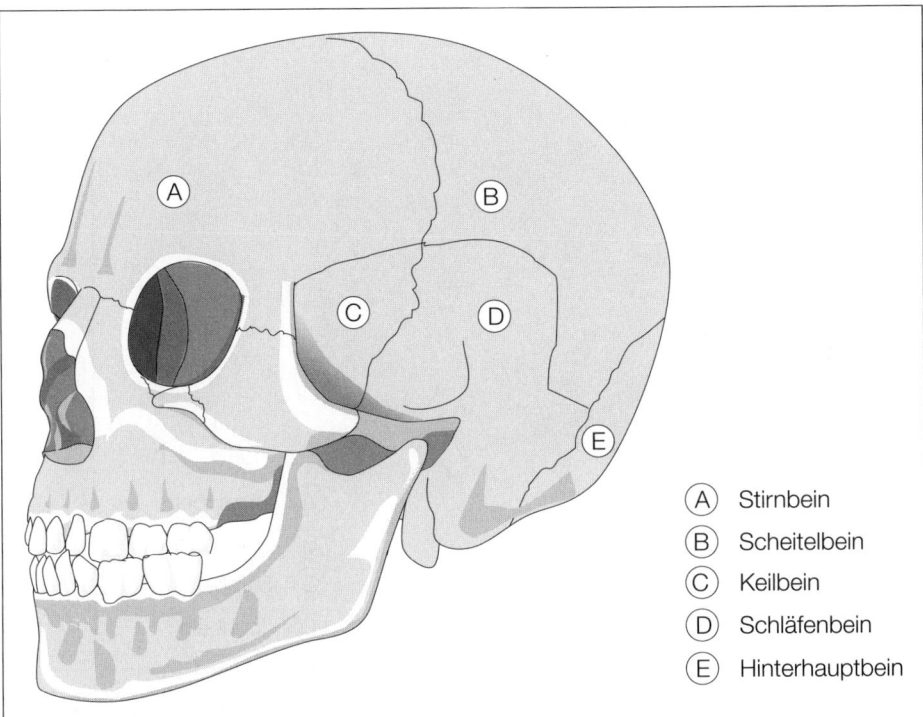

A ⃝ Stirnbein

B ⃝ Scheitelbein

C ⃝ Keilbein

D ⃝ Schläfenbein

E ⃝ Hinterhauptbein

Abb. 7.27: Hirnschädel

Der **Gesichtsschädel** bildet die knöcherne Grundlage für das menschliche Gesicht und umgibt schützend die Anfänge von Atmungs- und Speiseweg. Folgende Knochen zählen zum Gesichtsschädel (siehe Abb. 7.28 und Abb. 7.29):

▸ 2 Oberkieferbeine

▸ 1 Unterkieferbein

▸ 2 Jochbeine

▸ 2 Gaumenbeine

▸ 2 Nasenbeine

▸ 2 Tränenbeine

▸ 1 Siebbein

▸ 1 Pflugscharbein

▸ 1 Zungenbein

▸ untere Nasenmuscheln und Gehörknöchelchen.

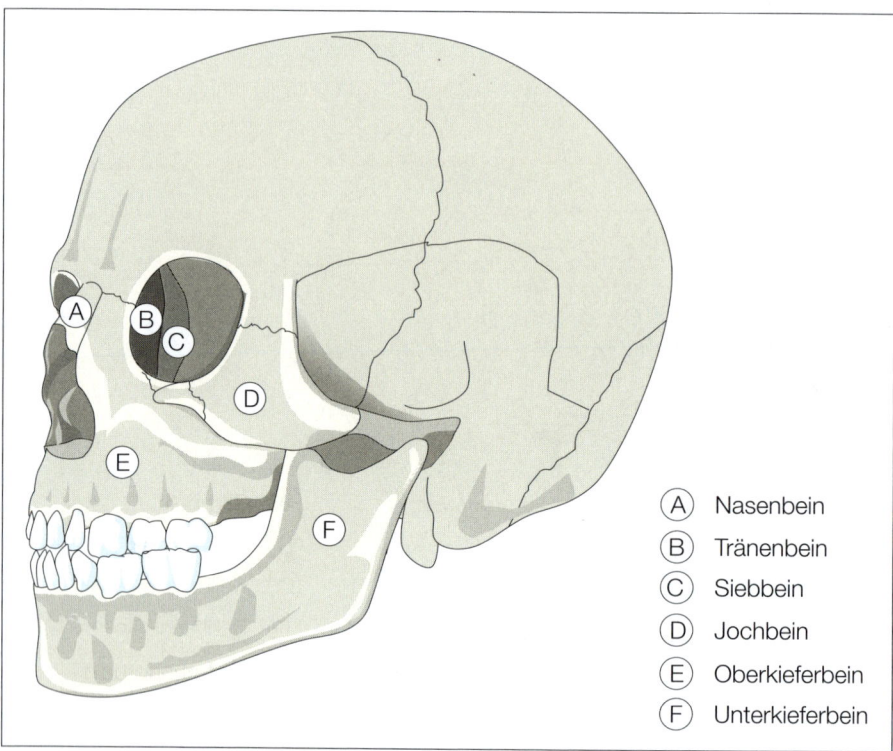

Ⓐ	Nasenbein
Ⓑ	Tränenbein
Ⓒ	Siebbein
Ⓓ	Jochbein
Ⓔ	Oberkieferbein
Ⓕ	Unterkieferbein

Abb. 7.28: Gesichtsschädel

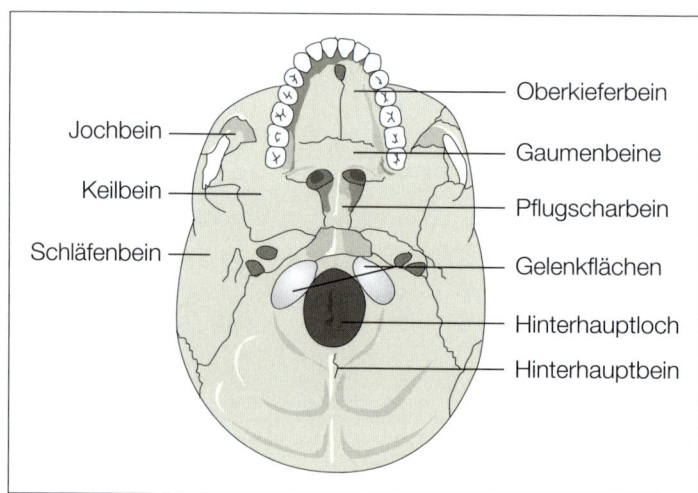

Abb. 7.29: Schädelbasisansicht

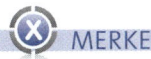 **MERKE**

Termini:

Schädel	Kranium
Knochennaht	Sutura
Hirnschädel	Neurokranium
Gesichtsschädel	Viszerokranium
Stirnbein	Os frontale
Scheitelbein	Os parietale
Schläfenbein	Os temporale
Keilbein	Os sphenoidale
Hinterhauptbein	Os occipitale
Oberkieferbein	Os maxillare
Unterkieferbein	Os mandibulare
Jochbein	Os zygomaticum
Gaumenbein	Os palatinum
Nasenbein	Os nasale
Tränenbein	Os lacrimale
Siebbein	Os ethmoidale
Pflugscharbein	Vomer
Zungenbein	Os hyoideum
Nasenmuschel	Concha nasalis

3.4.2 Schultergürtel und obere Gliedmaßen

Die oberen Gliedmaßen sind mithilfe des Schultergürtels am Rumpfskelett befestigt.

Der **Schultergürtel** besteht aus

► 2 Schlüsselbeinen

► 2 Schulterblättern (siehe Abb. 7.30).

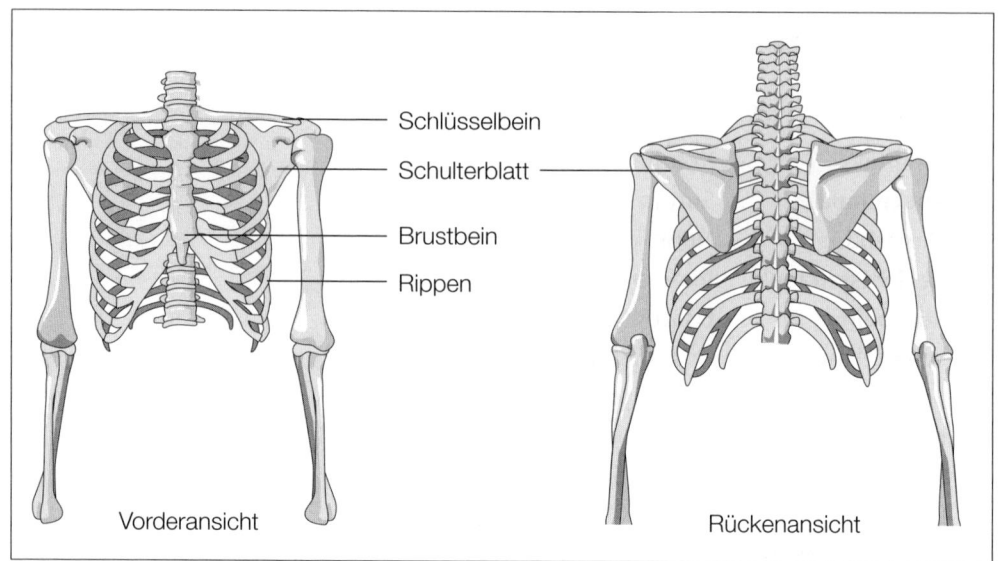

Schlüsselbein

Schulterblatt

Brustbein

Rippen

Vorderansicht

Rückenansicht

Abb. 7.30: Brustkorb und Schultergürtel

Das Schulterblatt bildet die Gelenkpfanne für das Schultergelenk; die Schlüsselbeine setzen am Brustbein gelenkig an.

Die **oberen Gliedmaßen** bestehen jeweils aus

► dem Oberarmknochen

► den beiden Unterarmknochen Elle und Speiche

► dem Handskelett aus 14 Fingerknochen, 5 Mittelhandknochen und 8 Handwurzelknochen (siehe Abb. 7.31).

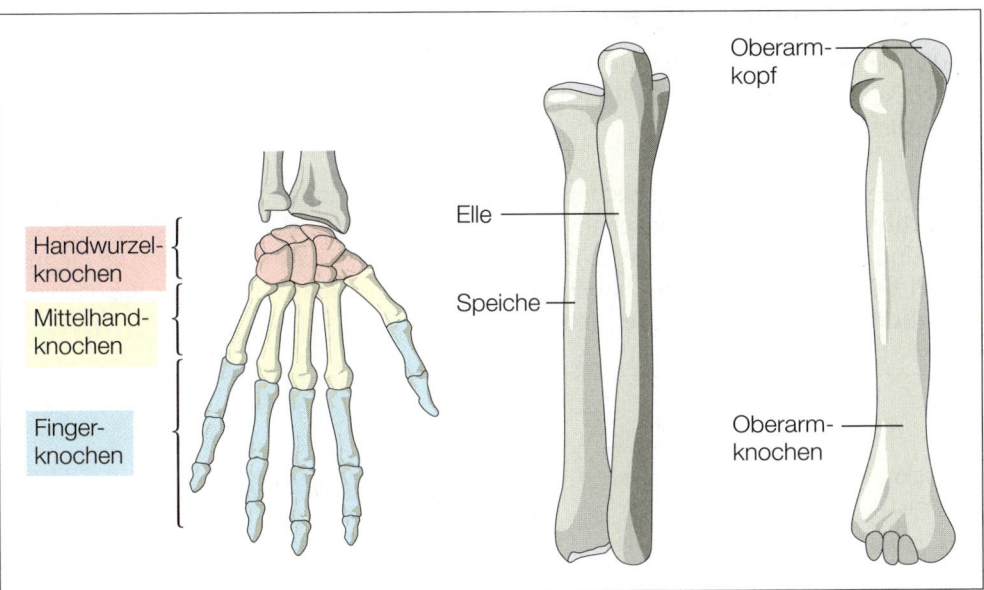

Abb. 7.31: Knochen der oberen Gliedmaßen

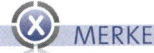 MERKE

Termini:

Schlüsselbein	Clavicula
Schulterblatt	Scapula
Oberarmknochen	Humerus
Elle	Ulna
Speiche	Radius
Fingerknochen	Phalanx (Ez.)/Phalangen (Mz.)
Mittelhandknochen	Ossa metacarpi
Mittelhand	Metacarpus
Handwurzel	Carpus
Handwurzelknochen	Ossa carpi

3.4.3 Wirbelsäule und Brustkorb

Die **Wirbelsäule** hält als federnde Achse den Körper aufrecht, trägt den Schädel, schützt das Rückenmark und dient der Befestigung der Gliedmaßen mithilfe des Schulter- und des Beckengürtels.

Die typische Form der menschlichen Wirbelsäule – ein doppeltes „S" – hängt mit der aufrechten Haltung des Menschen zusammen und bildet sich in der Säuglings- und Kleinkindzeit erst mit dem Erwerb der aufrechten Körperhaltung heraus. Die Biegung der Wirbelsäule nach ventral („bauchwärts") bezeichnet man als Lordose, die nach dorsal („rückenwärts") als Kyphose (siehe Abb. 7.32).

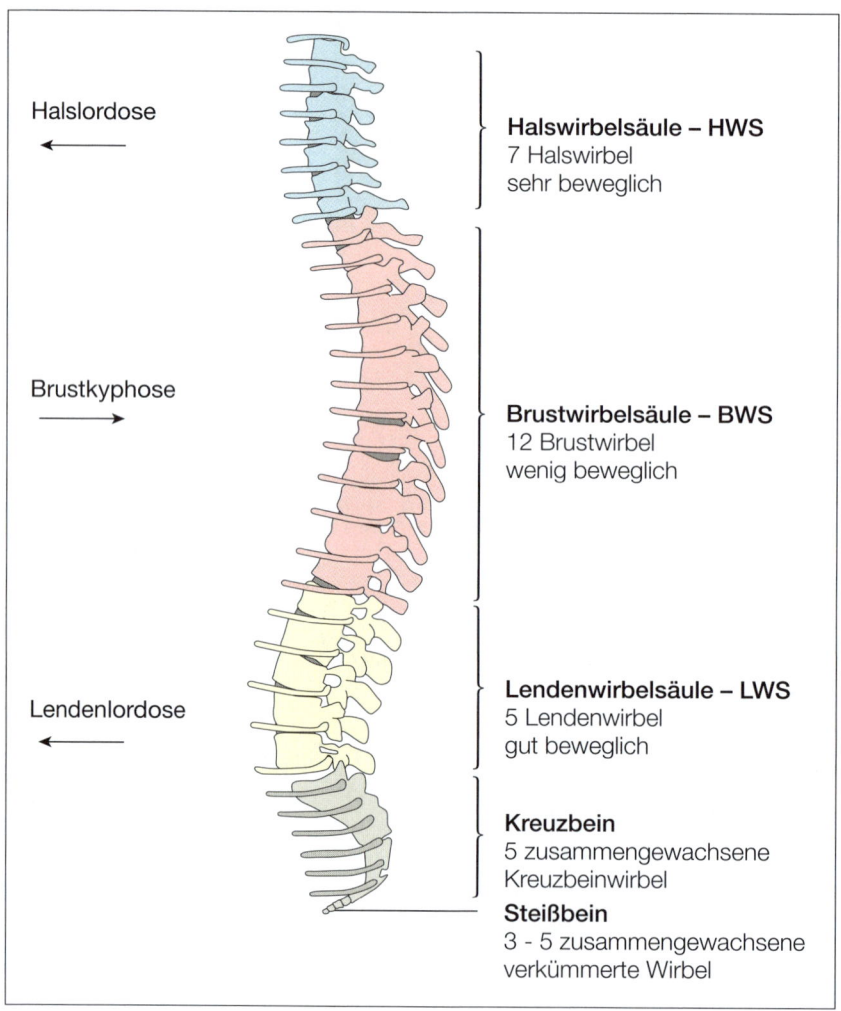

Abb. 7.32: Die menschliche Wirbelsäule

Die Wirbelsäule besteht aus 33 bis 35 Wirbeln. Zwischen den Wirbelkörpern liegen die aus Knorpel- und Bindegewebe bestehenden Zwischenwirbelscheiben, die Bandscheiben, die der Wirbelsäule als Kissen Elastizität verleihen und die Wirbelkörper vor Druck und Stoß schützen. Die Wirbel nehmen vom Hals zur Lende absteigend an Größe zu (die Belastung wird von oben nach unten immer größer), das Wirbelloch wird zu den Lenden hin immer kleiner (das Rückenmark nimmt immer weniger Platz ein). Die fünf Kreuzbeinwirbel sind miteinander verwachsen. Die Steißbeinwirbel sind teilweise zusammengewachsen und verkümmert; sie sind ein Rest des – schon bei den Menschenaffen – zurückgebildeten Schwanzes.

An einem Wirbel – hier dargestellt an einem Brustwirbel – unterscheidet man verschiedene Regionen bzw. Abschnitte (siehe Abb. 7.33):

► Wirbelkörper (er trägt die Last)
► Wirbelbogen (er schützt das Rückenmark)
► 1 Dornfortsatz und 2 Querfortsätze (sie dienen als Ansatz für Muskeln)
► Gelenkflächen (sie dienen der Beweglichkeit der Wirbel gegeneinander)
► Wirbelloch (bildet den Hohlraum für das Rückenmark).

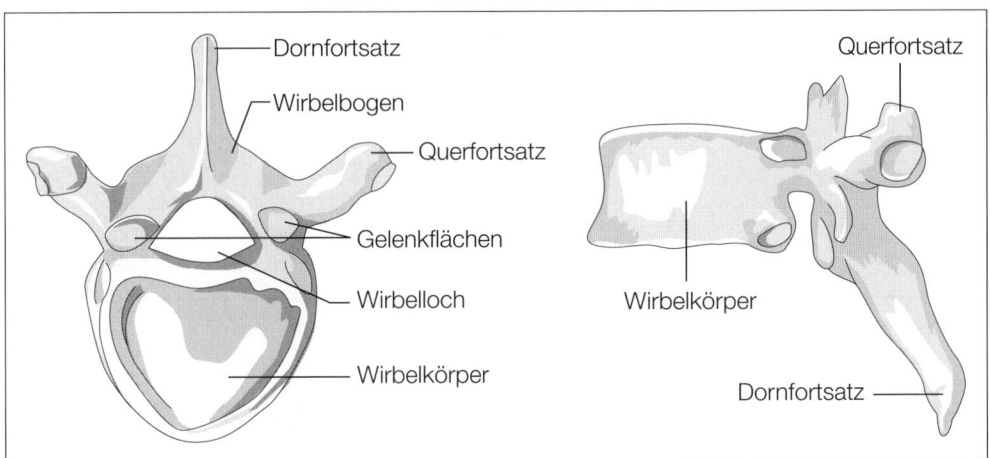

Abb. 7.33: Brustwirbel von oben und von der Seite gesehen

Eine besondere Form haben die beiden obersten Halswirbel (siehe Abb. 7.34):

► Der erste Halswirbel hat keinen Wirbelkörper und keinen Dornfortsatz.
► Der zweite Halswirbel besitzt eine dornförmige Verlängerung des Wirbelkörpers, den sog. Zahn, um den sich der erste Halswirbel dreht.

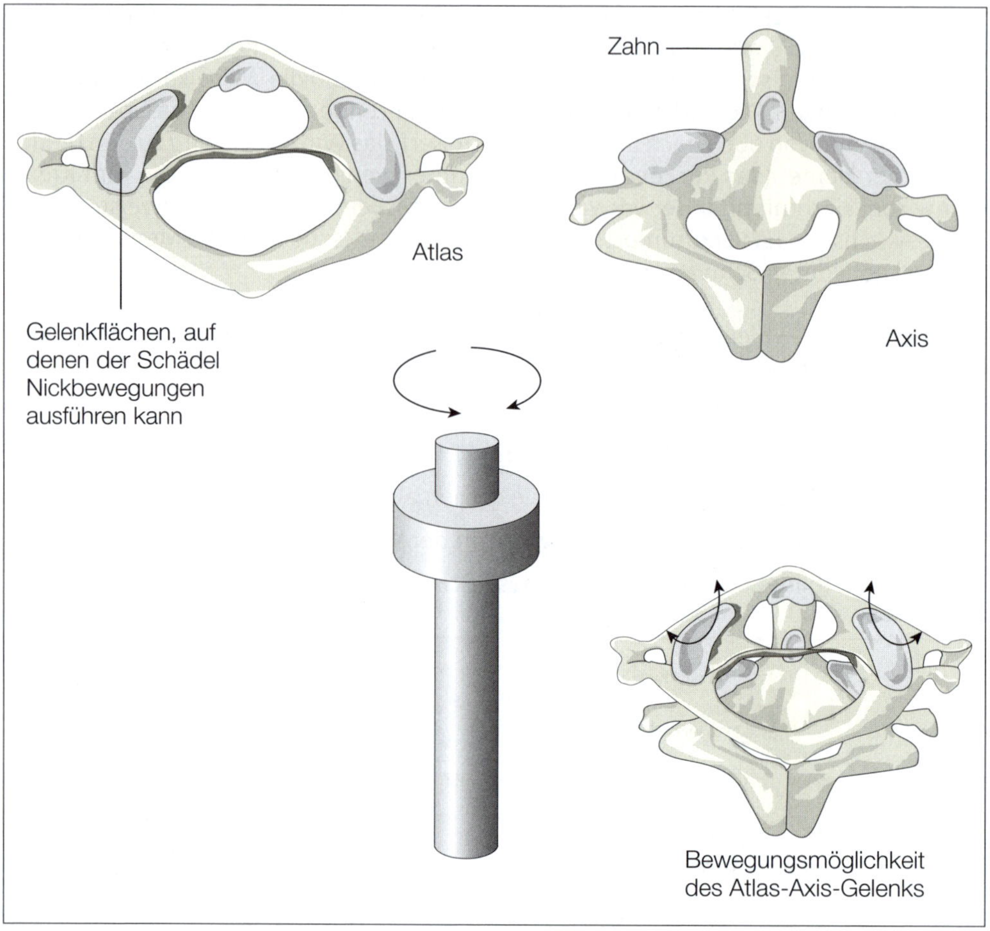

Zahn

Atlas

Gelenkflächen, auf
denen der Schädel
Nickbewegungen
ausführen kann

Axis

Bewegungsmöglichkeit
des Atlas-Axis-Gelenks

Abb. 7.34: Die beiden ersten Halswirbel und das von ihnen gebildete Gelenk

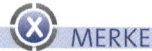 MERKE

Termini:

Wirbelsäule	Spina vertebralis oder Columna vertebralis
Wirbel	Vertebra
Halswirbel	Vertebra cervicalis, Zervikalwirbel
Brustwirbel	Vertebra thoracica, Thorakalwirbel
Lendenwirbel	Vertebra lumbalis, Lumbalwirbel
Kreuzbeinwirbel	Vertebra sacralis, Sakralwirbel
Kreuzbein	Os sacrum

Steißbeinwirbel	Vertebra coccygea
Steißbein	Os coccygis
erster Halswirbel	Atlas
zweiter Halswirbel	Axis
Zahn	Dens

Der **Brustkorb** dient dem Schutz von Herz und Lunge und besteht aus

- 12 Brustwirbeln
- dem Brustbein
- 12 Rippenpaaren.

Jeder der 12 Brustwirbel trägt über eine gelenkige Verbindung ein Paar Rippen. Die ersten 7 Rippenpaare sind vorn mit dem Brustbein knorpelig verbunden (Brustbeinrippen), das 8., 9. und 10. Rippenpaar bildet den Rippenbogen (Bogenrippen), die Paare 11 und 12 enden frei (freie Rippen). Durch die Gelenkverbindungen der Rippen mit den Wirbeln einerseits und die elastische knorpelige Verbindung mit dem Brustbein andererseits sind die Bewegungen des Brustkorbs bei der Atmung möglich.

 MERKE

Termini:

Brustkorb	Thorax
Brustbein	Sternum
Rippe	Costa

3.4.4 Beckengürtel und untere Gliedmaßen

Zum **Beckengürtel** zählt man das zur Wirbelsäule gehörige

- Kreuzbein sowie
- die beiden Hüftbeine.

Die beiden Hüftbeine sind jeweils durch ein straffes Gelenk mit dem Kreuzbein und untereinander vorn durch eine Knorpelhaft (vgl. Knochenverbindungen), die Schamfuge, verbunden. Das Becken trägt – vergleichbar einer Wanne – die Bauchorgane und dient als Ansatzfläche für die unteren Gliedmaßen (siehe Abb. 7.35).

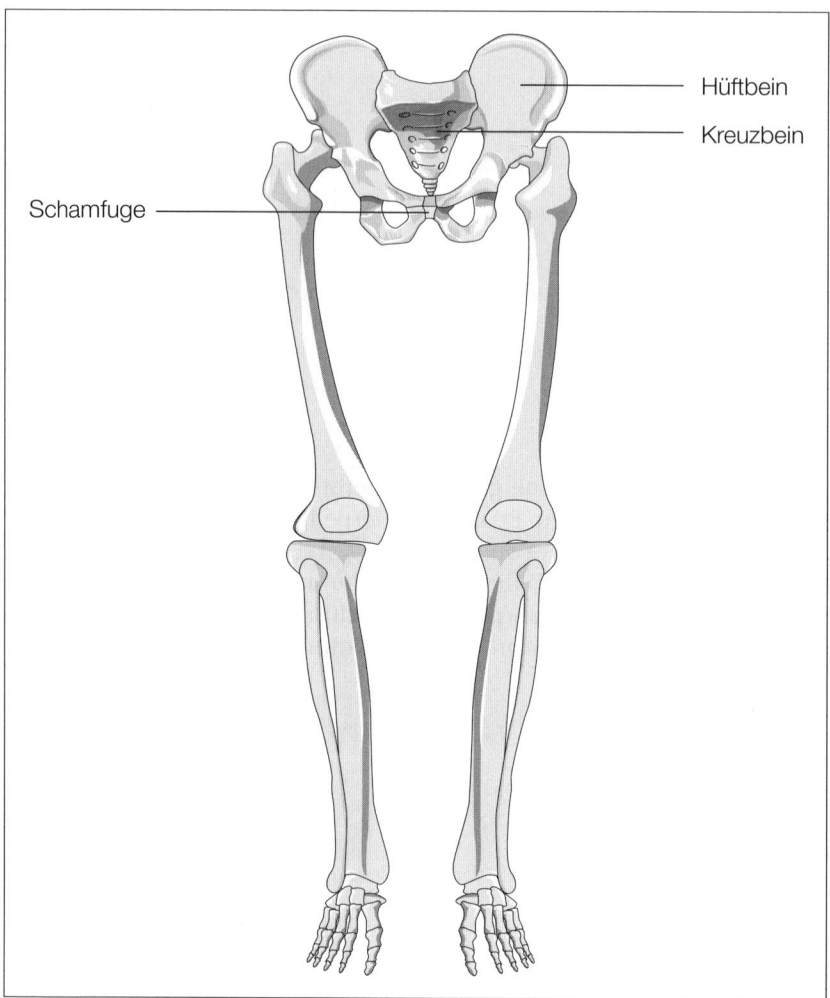

Abb. 7.35: Beckengürtel und untere Gliedmaßen

Das Hüftbein besteht aus drei miteinander verwachsenen Knochen:

- ► dem Darmbein
- ► dem Sitzbein
- ► dem Schambein.

Diese drei Knochen beginnen im Kindesalter miteinander zu verschmelzen und bilden etwa ab der Pubertät einen einheitlichen Knochen (siehe Abb. 7.36).

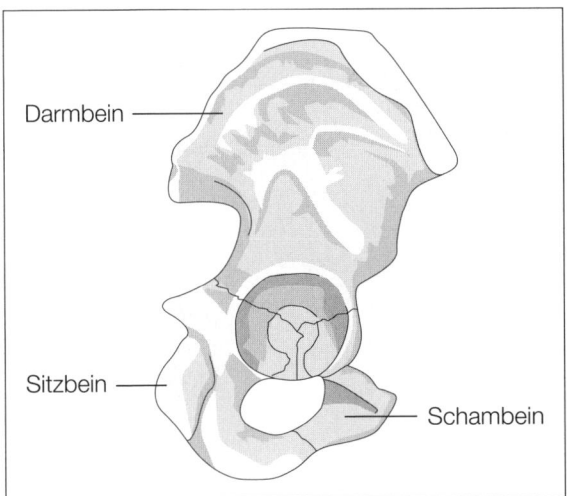

Abb. 7.36: Das Hüftbein

Zwischen männlichem und weiblichem Becken existieren deutliche Geschlechtsunterschiede; die Beckenschaufeln sind bei der Frau weiter ausladend, stehen beim Mann dagegen steiler. Außerdem ist vor allem der Beckenausgang der Frau breiter (Geburtsweg!) als beim Mann. Der Bau des Beckens ist das sicherste Merkmal zur Unterscheidung eines männlichen von einem weiblichen Skelett (siehe Abb. 7.37).

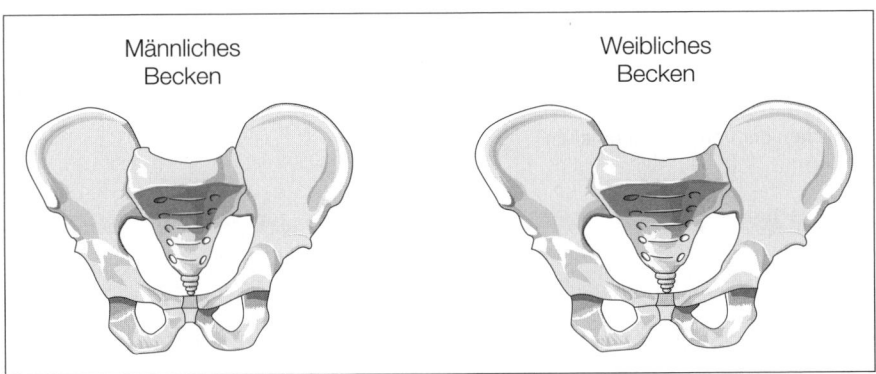

Abb. 7.37: Unterschiede im Bau des männlichen und weiblichen Beckens

Die **unteren Gliedmaßen** setzen sich zusammen aus

▸ den Oberschenkelbeinen

▸ den Schienbeinen

▸ den Wadenbeinen

▸ den Kniescheiben

▸ den Knochen des Fußskeletts: 7 Fußwurzelnochen, 5 Mittelfußknochen und 14 Zehenknochen (siehe Abb. 7.38).

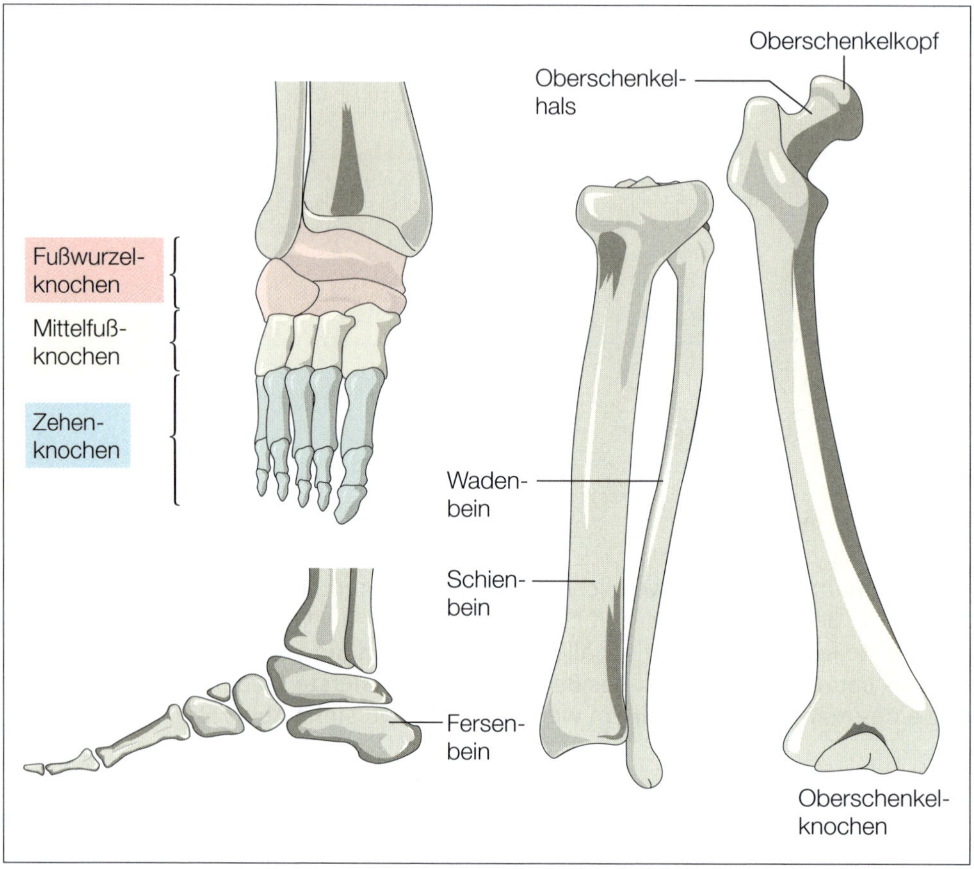

Fußwurzel-
knochen

Mittelfuß-
knochen

Zehen-
knochen

Oberschenkelkopf

Oberschenkel-
hals

Waden-
bein

Schien-
bein

Fersen-
bein

Oberschenkel-
knochen

Abb. 7.38: Die Knochen der unteren Gliedmaßen

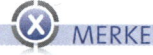 MERKE

Termini:

Hüftbein	Os coxae	**Kniescheibe**	Patella
Darmbein	Os ilium	**Fußwurzel**	Tarsus
Sitzbein	Os ischii	**Fußwurzelknochen**	Ossa tarsalia
Schambein	Os pubis	**Mittelfuß**	Metatarsus
Oberschenkelbein	Femur	**Mittelfußknochen**	Ossa metatarsalia
Schienbein	Tibia		
Wadenbein	Fibula	**Zehen**	Phalangen

3.5 Knochenverbindungen

Um eine Bewegung der verschiedenen Teile des Skeletts zu gestatten, müssen die einzelnen Knochen gegeneinander verschiebbar sein. Man unterscheidet zwei Typen von Knochenverbindungen:

▸ Kaum oder nur wenig bewegliche Knochenverbindungen nennt man Haften.

▸ Gut bewegliche Knochenverbindungen sind die Gelenke.

3.5.1 Haften

Es gibt verschiedene Formen von Haften:

▸ Bandhaften

▸ Knochenhaften

▸ Knorpelhaften.

Bandhaften sind beispielsweise die aus Bindegewebe bestehenden Fontanellen, die die Knochen am nicht ausgewachsenen Schädel verbinden. **Knochenhaften** (Knochennähte) sind die verknöcherten Nahtstellen zwischen einzelnen Knochen, z. B. am Schädel und am Hüftbein. **Knorpelhaften** sind Knochenverbindungen aus Knorpelgewebe, z. B. die Verbindungen zwischen Rippen und Brustbein und die Verbindungen zwischen den beiden Schambeinen.

Bandhaften und Knorpelhaften gestatten begrenzte Bewegungen der Knochen gegeneinander, beispielsweise eine leichte Verformung des Schädels beim Durchtritt durch den Geburtskanal, die Dehnung der Schamfuge beim Geburtsakt und die Brustkorbbewegungen bei der Atmung. Knochenhaften gestatten keine Bewegung der verbundenen Knochen.

Eine besondere Art der Knorpelhaft ist die **Epiphysenfuge** (siehe Abb. 7.39). Während des Wachstums der Röhrenknochen sind Knochenschaft und Knochenenden noch getrennt; zwischen ihnen befindet sich Knorpelgewebe. Bis in das 3. Lebensjahrzehnt bleibt zwischen Knochenschaft und Knochenenden eine zunächst breite, mit zunehmendem Alter immer schmaler werdende Knorpelschicht erhalten, von der das Längenwachstum des Knochens ausgeht. Wird diese Knorpelschicht während der Kindheit und Jugend verletzt, kommt es zu Wachstumsstörungen des entsprechenden Röhrenknochens; verknöchert die verletzte Epiphysenfuge vorzeitig, findet überhaupt kein Längenwachstum dieses Knochens mehr statt.

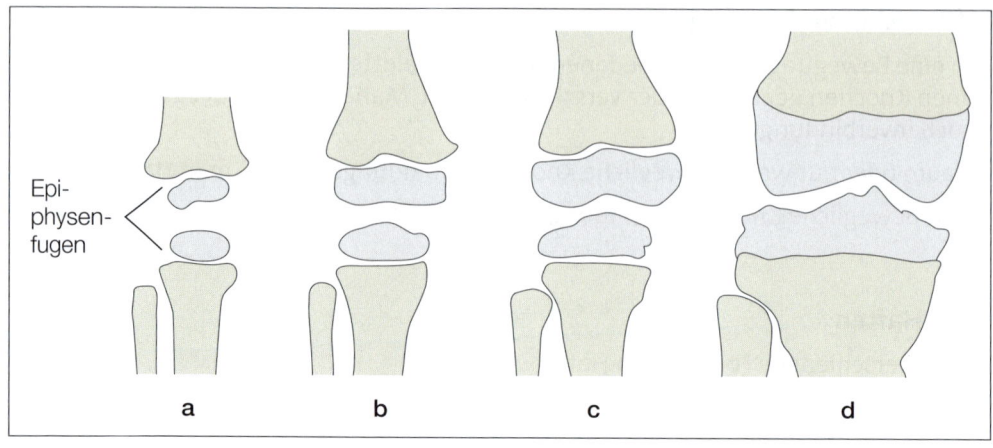

a   b   c   d

Abb. 7.39: Epiphysenfuge
a = 1 Jahr, b = ca. 3 Jahre, c = ca. 4 Jahre, d = ca. 18 Jahre (Gezeichnet nach einer Röntgenaufnahme. Die mit Knorpelgewebe gefüllte Epiphysenfuge erscheint hier als Spalt.)

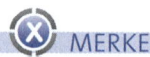

MERKE

Termini:

Hafte	Synarthrose
Bandhafte	Syndesmose
Knochenhafte	Synostose
Knorpelhafte	Synchondrose, Symphyse

3.5.2 Gelenke

Gelenke sind gut bewegliche Verbindungen zwischen zwei oder mehr Knochen. Wenn sich die verschiedenen Gelenke des menschlichen Skeletts in ihrer Form auch stark unterscheiden, so ist der Grundaufbau der Gelenke im Prinzip immer gleich:

Ein Gelenk besteht aus mindestens zwei Knochenenden, von denen das eine den Gelenkkopf, das andere die Gelenkpfanne bildet. Der Gelenkkopf bewegt sich in der Gelenkpfanne. Die Schaltstelle zwischen den zu bewegenden Knochen wird von einer festen, aus Bindegewebe bestehenden Gelenkkapsel umschlossen. Die Innenseite der Gelenkkapsel ist wie mit einer Tapete von der Gelenkmembran ausgekleidet. Diese Gelenkmembran bildet die Gelenkflüssigkeit, die wie Schmieröl eine abriebfreie Bewegung der Knochen ermöglicht. Die Knochenenden (Kopf und Pfanne) sind mit einer spiegelglatten Knorpelschicht überzogen. Dieser Gelenkknorpel wird von der Gelenkflüssigkeit ernährt und sorgt durch seine Elastizität für den Schutz der Knochen bei Stößen. Außen kann das Gelenk noch durch Bänder verstärkt werden (siehe Abb. 7.40).

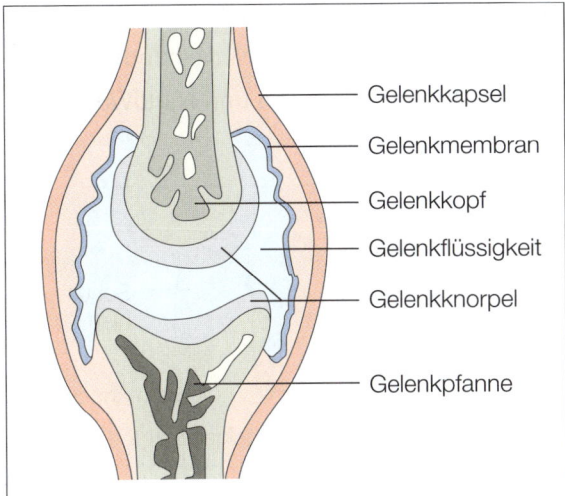

Abb. 7.40: Bau eines Gelenks (schematisch)

Passen die gegeneinander zu bewegenden Knochenenden in der Form nicht gut zueinander oder werden Gelenke besonders stark beansprucht, so können runde oder halbrunde Scheiben aus Bindegewebe und Knorpel zwischen Gelenkkopf und Gelenkpfanne eingelagert sein: z. B. die runden Zwischenwirbelscheiben und die halbrunden Menisken im Kniegelenk (siehe Abb. 7.41).

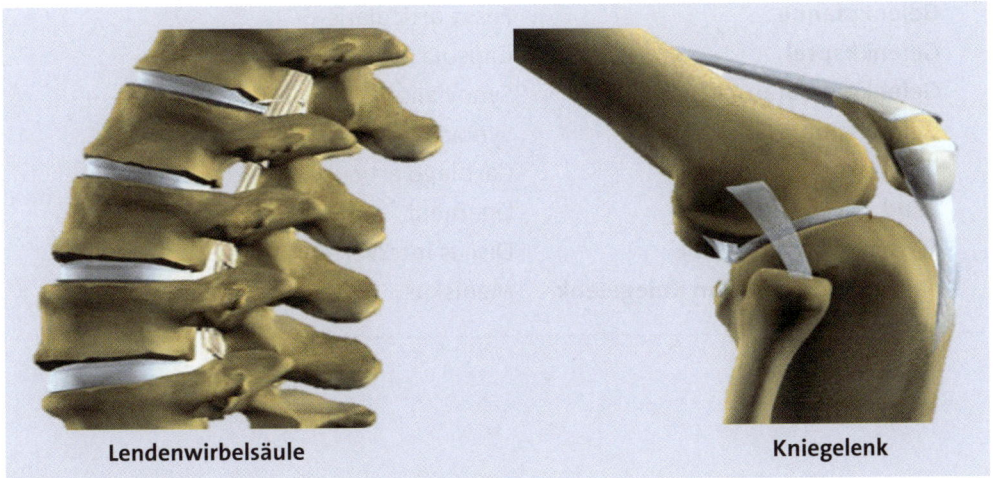

Abb. 7.41: Zwischenwirbelscheiben in der Wirbelsäule, Bänder und Menisken im Kniegelenk

Nach der Form der Gelenke und den dadurch festgelegten Bewegungsmöglichkeiten unterscheidet man verschiedene **Gelenktypen**, z. B. (siehe Abb. 7.42):

▸ Kugelgelenke (z. B. das Schultergelenk)

▸ Scharniergelenke (z. B. die Fingergelenke)

► Zapfengelenke (das Gelenk zwischen dem ersten und zweiten Halswirbel)

► Sattelgelenke (das Daumengelenk zwischen Handwurzel und Mittelhandknochen)

► Eigelenke (z. B. das Handgelenk zwischen Unterarmknochen und Handwurzelknochen).

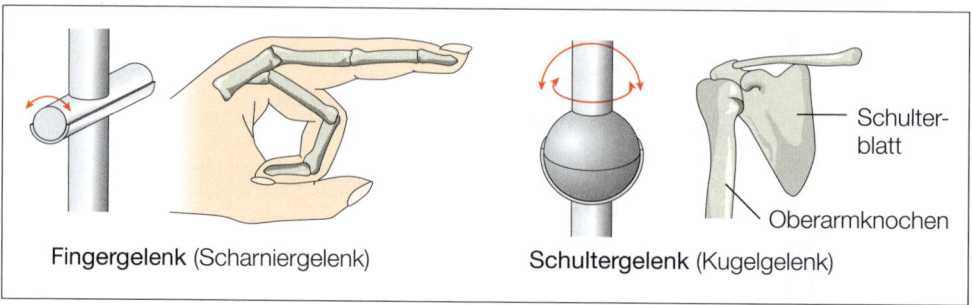

Fingergelenk (Scharniergelenk)   Schultergelenk (Kugelgelenk)

Abb. 7.42: Verschiedene Gelenktypen

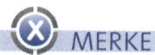 MERKE

Termini:

Gelenk	lat. Articulatio, gr. Arthron
Gelenkkopf	Caput articularis
Gelenkpfanne	Fossa articularis
Gelenkkapsel	Capsula articularis
Gelenkmembran	Synovialis
Gelenkschmiere	Synovia
Gelenkknorpel	Cartilago articularis
Band	Ligament
Zwischenwirbelscheibe	Discus intervertebralis
halbrunde Scheibe im Kniegelenk	Meniskus

3.6 Erkrankungen des Skelettsystems (Auswahl)

Verletzungen (Traumen)

Fraktur	Knochenbruch
Fissur	Knochenriss
Luxation	Verrenkung, Ausrenkung eines Gelenks, meist mit Gelenkkapselriss verbunden. Eine besondere, oft angeborene Verrenkung ist die Hüft-gelenksluxation. Es handelt sich um eine Fehlbildung des Hüftgelenks (Hüftgelenksdysplasie); dabei ist die Gelenkpfanne im Hüftbein nicht richtig ausgebildet, sodass der Oberschenkelkopf bei Belastung aus der Gelenkpfanne herausgleitet.
Distorsion	Verzerrung, Verstauchung eines Gelenkes

Entzündungen

Ostitis	Knochenentzündung
Osteomyelitis	Knochenmarkentzündung
Periostitis	Knochenhautentzündung
Arthritis	Gelenkentzündung
akute Polyarthritis	Die akute Polyarthritis wird auch als akuter Gelenkrheumatismus oder rheumatisches Fieber bezeichnet. Von den Entzündungsvorgängen sind zahlreiche Gelenke betroffen, doch kann die Krankheit auch auf andere Körperteile, vorzugsweise die Herzklappen, übergreifen.
chronische Polyar-thritis (rheumatoide Arthritis)	In Schüben verlaufende Entzündungskrankheit der Gelenke; häufig sind im ersten Stadium jedoch andere Körperteile betroffen, z. B. die Augen.
Spondylitis	Diese Krankheit wird auch Morbus Bechterew genannt; eine Entzün-dung des Kreuzbein-Darmbein-Gelenkes sowie der kleinen Wirbelge-lenke im Lendenbereich. Die Krankheit schreitet von unten nach oben fort und kann zu einer knöchernen Versteifung der Wirbelsäule führen.
„Rheuma"	Unter der Bezeichnung „Rheuma" fasst man eine Reihe verschiedener Erkrankungen des Bindegewebes zusammen, die sich überwiegend, jedoch nicht ausschließlich, im Bereich der Gelenke und der sie umge-benden Weichteile abspielen. Man unterscheidet entzündliche und degenerative Gelenkerkrankungen, sowie solche Erkrankungen, die außerhalb des Gelenkbereichs auftreten.

Degenerative Erkrankungen

Osteomalazie	Erweichung der Knochen durch Kalkarmut; die Knochenerweichung aufgrund von Vitamin-D-Mangel nennt man Rachitis; den Knochenge-webeschwund, der insbesondere im Alter auftreten kann, bezeichnet man als Osteoporose.

Arthrosen	abbauende Veränderungen der Gelenke aufgrund von Abnutzungserscheinungen, z. B. Koxarthrose= Hüftengelenkarthrose, Gonarthrose = Kniegelenksarthrose
Chrondrosen	abbauende Erkrankungen der Zwischenwirbelscheiben. Eine degenerativ vorgeschädigte Zwischenwirbelscheibe kann bei extremen Belastungen der Wirbelsäule „vorfallen" = Diskusprolaps. Die Bandscheibe drückt dann auf das Rückenmark und die Rückenmarksnerven und verursacht dabei teilweise erhebliche Schmerzen.
Spondylose, Spondylarthrose	degenerative Erkrankung der Zwischenwirbelscheiben und der Wirbelkörper bzw. der Wirbelgelenke

Haltungsschäden

Skoliose	seitliche Verbiegung der Wirbelsäule; diese Erkrankung ist oft mit einer Verformung des Brustkorbs (= Thoraxdeformität) verbunden
Scheuermann-Krankheit	bei Jugendlichen auftretende Wachstumsstörungen der Wirbelkörper. Führt oft zu Rundrücken bzw. Buckelbildung (= Kyphose).

Fußschäden

Pes planus	Plattfuß
Pes valgus	Knickfuß
Pes cavus	Hohlfuß
Pes transversus	Spreizfuß; tritt meist in Verbindung mit einer Verbiegung der Großzehe = Hallux valgus auf
Pes varus	Klumpfuß

Tumore

Chondrom	gutartige Geschwulst des Knorpelgewebes
Chrondrosarkom	bösartige Geschwulst des Knorpelgewebes
Osteom	gutartige Geschwulst des Knochengewebes
Osteosarkom	bösartige Geschwulst des Knochengewebes

3.7 Exkurs: „Arthritis und Arthrose"

Die Entzündung eines bzw. mehrerer Extremitätengelenke bezeichnet man als **Arthritis** bzw. **Polyarthritis**, die Entzündung der Wirbelgelenke als **Spondylitis**.

Gelenkentzündungen beginnen immer in der Gelenkmembran. Die Synovialis reagiert auf unterschiedliche Schädigungen, z. B. Bakterien oder Produkte des Immunsystems: Es kommt zur Synovialitis. Die Gelenkmembran bildet entzündliches Exsudat, das das Gelenk ausfüllt und äußerlich als Gelenkschwellung zu erkennen ist (Gelenkerguss).

Das Exsudat kann bei Infektion mit eitererregenden Bakterien Eiter (Gelenkvereiterung) oder Blut (Gelenkblutung) enthalten. Bildet sich kein Gelenkerguss, spricht man von trockener Gelenkentzündung.

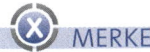 MERKE

Termini:

Entzündung der Gelenkmembran	Synovialitis
Gelenkvereiterung	Pyarthros
Gelenkblutung	Hämarthros
trockene Gelenkentzündung	Arthritis sicca

Eine Synovialitis kann ohne Schäden ausheilen, aber ausgehend von der Entzündung der Gelenkmembran oder durch das entzündliche Exsudat kann es auch zu einem Befall des Gelenkknorpels kommen. Da der Gelenkknorpel bei Erwachsenen so gut wie gar nicht, bei Jugendlichen nur beschränkt regenerationsfähig ist, kann die Gelenkentzündung Narben und größere Defekte am Gelenkknorpel und auch an den Knochen hinterlassen, wodurch die Gelenkfunktion nachhaltig gestört wird (siehe Abb. 7.43).

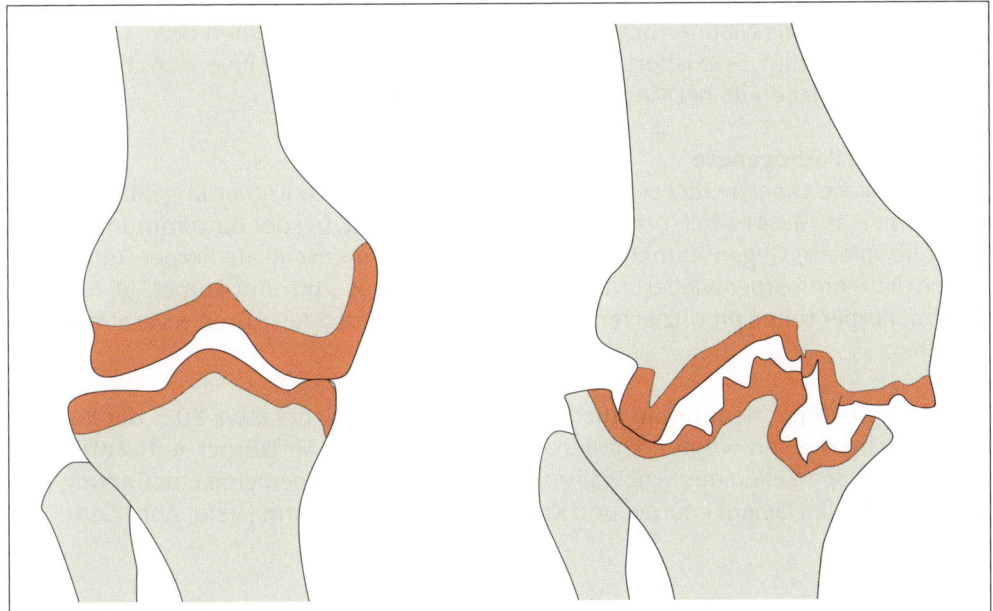

Abb. 7.43: Gelenkzerstörung innerhalb von sechs Monaten bei einer Gonokokken-Arthritis (gezeichnet nach einer Röntgenaufnahme)

Es gibt eine Vielzahl von Faktoren, die eine Arthritis verursachen können, z. B.:

► Krankheitserreger, die entweder direkt durch offene Gelenkverletzungen in die Gelenkkapsel gelangen oder fortgeleitet bei Infektionskrankheiten über den Blutweg das Gelenk erreichen (infektiöse Arthritis)

► Abwehrreaktionen des Organismus auf Infektionskrankheiten (postinfektiöse Arthritis)

► Entzündungskrankheiten innerer Organe, die nicht durch eine Infektion bedingt sind

► Allergien, z. B. Medikamentenallergien

► Stoffwechselerkrankungen, z. B. Gicht

► Blutgerinnungsstörungen (Gelenkblutungen) und Erkrankungen des blutbildenden Systems

► Tumorerkrankungen (Gelenktumore, bösartige Allgemeinerkrankungen, z. B. des Lymphsystems)

► Von besonderer Bedeutung ist die **rheumatoide Arthritis (RA)**, auch chronische Polyarthritis genannt.

Rheumatoide Arthritis (RA)

Vorkommen
Die RA ist eine verbreitete Erkrankung (1 bis 2 % der Bevölkerung), die etwa dreimal häufiger Frauen als Männer betrifft und sich in der Regel zwischen dem 35. und 50. Lebensjahr ausprägt. Es existiert jedoch auch die Sonderform der juvenilen chronischen Polyarthritis, die bereits bei Kindern und Jugendlichen auftritt.

Ursache und Pathogenese
Die eigentliche Ursache dieser schweren Krankheit ist noch immer ungeklärt, jedoch nimmt man an, dass es sich um eine Erkrankung handelt, bei der Autoimmunprozesse ein Rolle spielen: Gegen Krankheitserreger bildet der menschliche Körper Antikörper. Gegen diese Antikörper wiederum bildet der Organismus „Anti-Antikörper" (d. h. gegen die vom Körper selbst produzierten Antikörper), die mit den Antikörpern Verbindungen eingehen.

Die Anti-Antikörper nennt man auch Rheumafaktoren, die bei etwa 50 % der RA-Patienten nachgewiesen werden können. Die Komplexe aus Antikörper-Anti-Antikörper werden von den Zellen der Synovialis aufgenommen und lösen eine Entzündung aus, die dann auf den Gelenkknorpel und Knochen übergreifen kann (siehe Abb. 7.44).

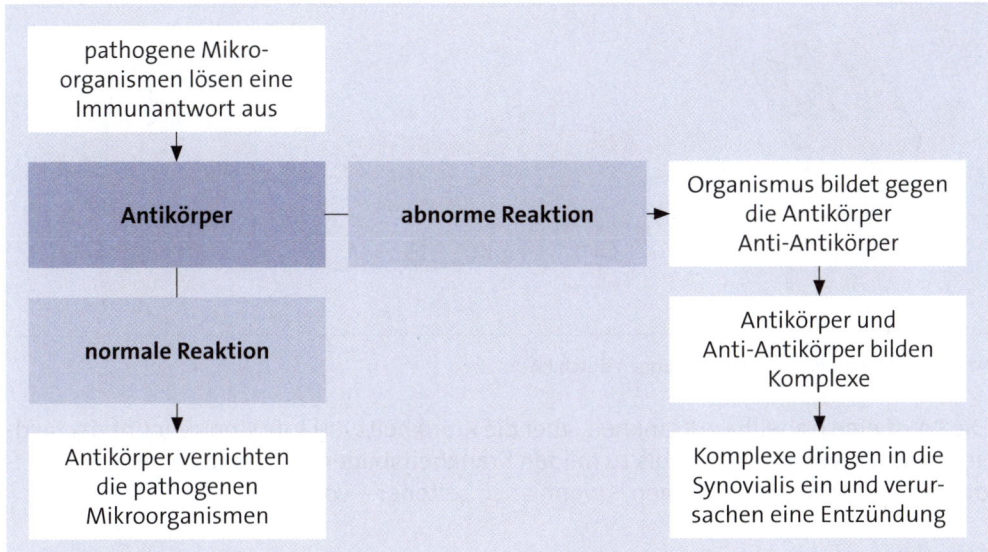

Abb. 7.44: Mögliche Pathogenese der rheumatoiden Arthritis (vereinfacht)

Krankheitsbild

Die RA ist eine chronische, in Schüben (evtl. mit Fieber) verlaufende Allgemeinerkrankung der Binde- und Stützgewebe, der Muskelgewebe, der Gefäßinnenwände und der
Blutzellen (sog. mesenchymale Gewebe, da alle diese Gewebe aus dem embryonalen
Bindegewebe = Mesenchym hervorgehen), die sich am häufigsten in einer Entzündung
der Synovialis äußert. Aber die Symptome dieser Erkrankung bleiben nicht auf die Gelenke beschränkt: Allgemeines Krankheitsgefühl, Abgeschlagenheit, Appetitlosigkeit
und Gewichtsabnahme kommen vor, Sehnenscheidenentzündungen und Schleimbeu-
telentzündungen können auftreten. Mitunter sind auch das Brustfell (Pleuritis), der
Herzbeutel (Perikarditis), die Augen und die Haut betroffen.

Die Krankheit beginnt schleichend mit Müdigkeit, Abgeschlagenheit und Gewichtsverlust. Die Gelenkentzündung befällt symmetrisch zunächst die kleinen Gelenke (Finger-
mittel- und -grundgelenk). Es kommt zu Schwellungen, Morgensteifigkeit, Gelenker-
güssen und Schmerzen, besonders bei Kälteeinwirkung. Im Verlauf der Erkrankung
werden dann auch die großen Gelenke befallen.

Die betroffenen Gelenke büßen nach und nach ihre Funktion ein und verbiegen. Die
Knochen verwachsen miteinander, das Gelenk wird starr. Äußerlich erkennbar bilden
sich oft knotige Verdickungen und Auftreibungen (siehe Abb. 7.45). Während eines
Krankheitsschubs sind die Patienten im Extremfall völlig bewegungsunfähig, fiebern
und sind sehr schwach.

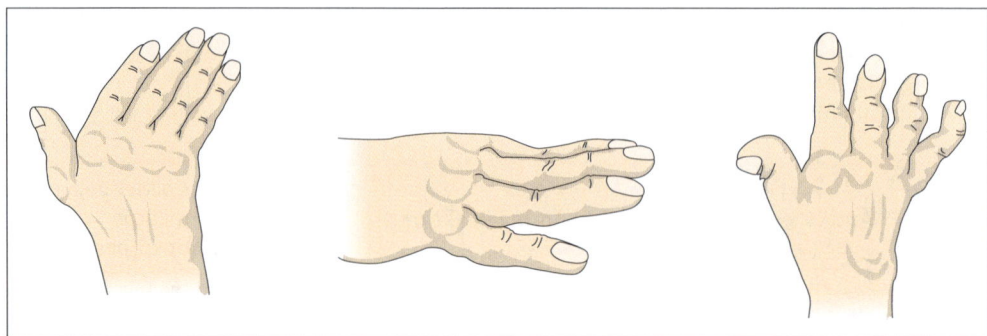

Abb. 7.45: Fingergelenksdeformierungen durch RA

Die RA ist eine unheilbare Krankheit, aber die Krankheitsverläufe sind sehr unterschiedlich (von Schwerstverläufen bis zu milden Krankheitsbildern). Auch fast völlige Rückbildungen der Krankheit kommen – wenn auch seltener – vor.

Therapie
Die Behandlung der RA umfasst alle Maßnahmen zur akuten Schmerzlinderung, zur Bekämpfung der Entzündungsreaktionen sowie eine Physiotherapie, welche die Beweglichkeit der Gelenke so lange wie möglich erhalten und verbessern soll. Im Extremfall können Operationen helfen, die ausgeprägten Fehlstellungen und Verformungen zu mindern. Wichtig ist in jedem Fall das möglichst frühzeitige Erkennen der Krankheit, um therapeutische Maßnahmen schnell planen und einleiten zu können.

H. Grundlagen der Stoffwechselphysiologie

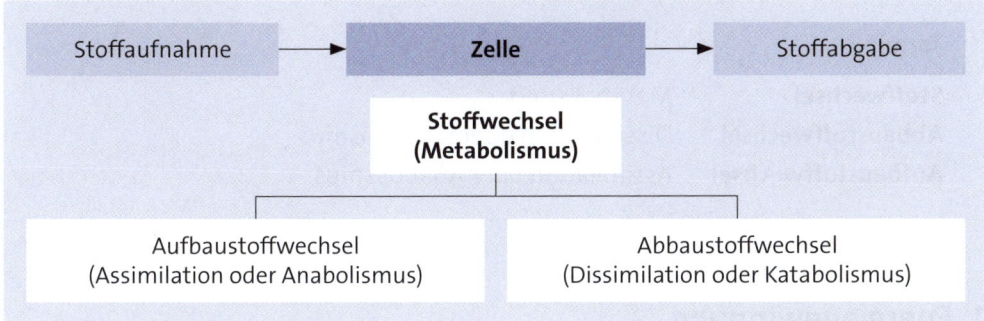

Der Mensch steht wie alle Lebewesen in einem ständigen Austausch mit seiner Umwelt. Sein Organismus nimmt Stoffe aus der Umwelt auf, verändert diese Stoffe und gibt auch wieder Stoffe an die Umwelt ab.

Diesen Austausch von Stoffen zwischen Lebewesen und Umwelt fasst man unter dem Begriff **Stoffwechsel** zusammen. Hierbei werden Aufbaustoffwechsel und Abbaustoffwechsel unterschieden.

Der **Abbaustoffwechsel** umfasst den Abbau vor allem von Nahrungsbestandteilen, aber auch körpereigenen Substanzen (z. B. von Zellen, die erneuert werden müssen). Der **Aufbaustoffwechsel** umfasst die Umwandlung körperfremder Stoffe, die mit der Nahrung aufgenommen wurden, in körpereigene Substanzen und den Umbau von körpereigenen Substanzen. Abbau- und Aufbaustoffwechsel dürfen nicht als völlig getrennt ablaufende Prozesse gesehen werden: Abbauende und aufbauende Stoffwechselschritte laufen eng verzahnt und in wechselseitiger Abhängigkeit voneinander ab (siehe Abb. 8.1).

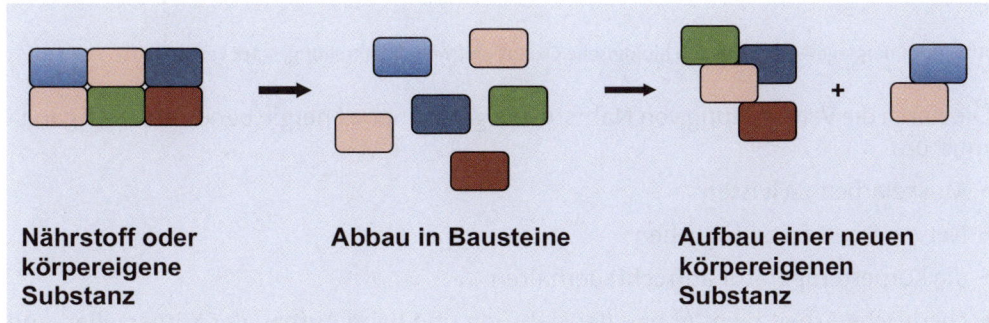

Abb. 8.1: Abbau- und Auf- bzw. Umbaustoffwechselschritte (Modelldarstellung, stark vereinfacht)

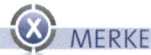 MERKE

Termini:

Stoffwechsel	Metabolismus
Abbaustoffwechsel	Dissimilation oder Katabolismus
Aufbaustoffwechsel	Assimilation oder Anabolismus

1. Energiegewinnung

Lebewesen sind komplizierte Gebilde. Um ihren Aufbau und ihre Funktion zu erhalten, muss den Organismen ständig Energie zugeführt werden (nach dem Tod zerfällt der komplizierte Organismus).

Die meisten Lebewesen auf unserem Planeten gewinnen Energie durch die Verbrennung von bestimmten Substanzen. Für die Verbrennung benötigen sie Sauerstoff. Mithilfe des Sauerstoffs bauen sie vor allem die aufgenommenen Nährstoffe, aber auch körpereigene Reserven wie Fette ab. Diesen Abbau nennt man biologische Oxidation und dabei wird Energie frei. Die Nährstoffe, die bei der Verbrennung Energie liefern, sind die Energieträger (siehe Abb. 8.2). Die biologische Oxidation ist ein sehr wichtiger Bestandteil des Abbaustoffwechsels.

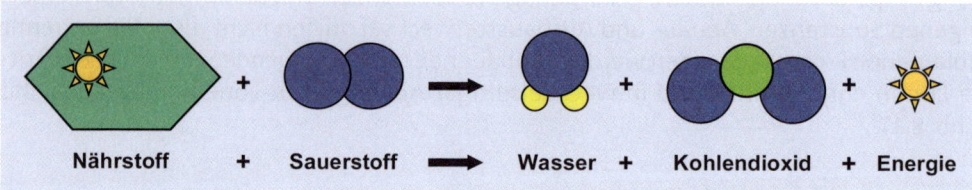

Nährstoff + Sauerstoff ⟹ Wasser + Kohlendioxid + Energie

Abb. 8.2: Energiegewinnung durch biologische Oxidation (Modelldarstellung, stark vereinfacht)

Die durch die Verbrennung von Nährstoffen gewonnene Energie benötigt der Organismus, um

► Muskelarbeit zu leisten

► Nervenarbeit zu ermöglichen

► die Körpertemperatur aufrechtzuerhalten

► chemische Arbeit beim Abbau der Nahrung und beim Aufbau der Körperzellen und Körpersubstanzen zu leisten.

2. Aufbauen – Umbauen

Der lebende Organismus besteht aus einer Vielzahl von Körpersubstanzen, die laufend ersetzt, d. h. neu aufgebaut werden müssen. Für den Aufbau dieser Körpersubstanzen benötigt der Organismus Stoffe aus seiner Umwelt.

Dieser Aufbau von Körpersubstanzen ist besonders intensiv in der Phase des vorgeburtlichen und kindlichen Wachstums, aber auch bei dem erwachsenen Menschen müssen laufend körpereigene Stoffe ersetzt werden, z. B. die Hautzellen, die Blutzellen, die Samenzellen, die Immunzellen und Antikörper, die körpereigenen Wirkstoffe (Hormone, Enzyme). Ersetzt werden muss auch jedes Gewebe, das durch eine Erkrankung zerstört wurde. Eine weitere wichtige Aufbauaufgabe ist es auch, aufgenommene Schadstoffe oder Giftstoffe, die im Körper selbst entstehen, so umzubauen, dass sie ausgeschieden werden können.

Die Zellen eines Organismus sind große „Stoffwechselfabriken". Hier wird abgebaut, um- und aufgebaut. Die Stoffwechselschritte, die innerhalb der Zellen ablaufen, fasst man unter dem Begriff „intermediärer Stoffwechsel" zusammen.

Bei einzelligen oder sehr einfach gebauten mehrzelligen Organismen kann noch die einzelne Zelle bzw. können die Zellen noch alle Stoffwechselaufgaben erfüllen: Stoffe aus der Umwelt werden ganz einfach durch ihre äußere(n) Zellmembran(en) aufgenommen, die Zelle bzw. die Zellen sind zu allen Schritten des intermediären Stoffwechsels befähigt, unbrauchbare Reste bzw. Giftstoffe werden einfach durch die Zellmembran(en) wieder abgegeben.

Je komplizierter und mehrzelliger die Lebewesen wurden, desto schwieriger wurde auch der Stoffaustausch mit der Umwelt. Bei hoch entwickelten mehrzelligen Organismen – wie dem Menschen – spezialisieren sich deshalb die Zellen der verschiedenen Gewebe und treten zu Organen und Organsystemen zusammen, welche Stoffaufnahme, Stoffverteilung im Organismus und Stoffabgabe bewerkstelligen, z. B.:

- Atmungssystem
- Verdauungssystem
- Blutkreislaufsystem
- Exkretionssystem.

3. Enzyme

Für ihre Ab-, Um- und Aufbauarbeit benötigen die Zellen „Hilfsmittel". Diese Hilfsmittel sind die Enzyme.

3.1 Leistungen der Enzyme

Enzyme sind körpereigene Wirkstoffe, die hoch spezialisierte „Fachkräfte" darstellen. Praktisch alle biochemischen Vorgänge im Körper werden durch Enzyme bewerkstelligt. Die meisten Enzyme sind Proteine. Die Namen der Enzyme enden meistens auf „-ase".

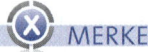 **MERKE**

Enzyme haben vielfältige Aufgaben, z. B.

- ► bauen sie Nährstoffe in kleinere Bausteine ab
- ► sind sie an der biologischen Oxidation beteiligt
- ► bauen sie körpereigene Stoffe auf
- ► bauen sie Körpersubstanzen, die evtl. schädlich werden können, in unschädliche Substanzen um
- ► sind sie am Transport von Substanzen innerhalb der Zellen oder durch die Zellmembranen beteiligt.

Beispiel: Abbau von Nährstoffen

Die Nährstoffe bestehen aus sehr großen Molekülen (sog. Makromolekülen), die aus Untereinheiten, den Bausteinen, zusammen gesetzt sind. Um von der Darmschleimhaut in das Blut aufgenommen werden zu können, müssen die großen Moleküle der Nährstoffe erst in diese kleineren Untereinheiten gespalten werden (Modellvorstellung: Sie müssen durch das „Sieb" passen). Diese Aufspaltung übernehmen die Enzyme, die in den Verdauungssäften Speichel, Magensaft, Bauchspeichel und Dünndarmsaft enthalten sind (siehe Abb. 8.3).

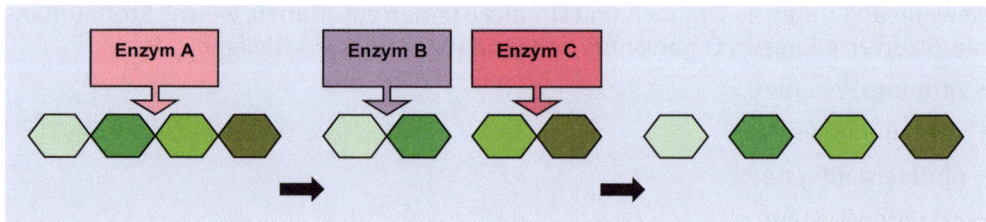

Abb. 8.3: Enzyme spalten die Nährstoffe in ihre Bausteine (Modelldarstellung)

Sind die Nährstoffbausteine in die Zellen gelangt, müssen sie hier meist in noch kleinere Einheiten abgebaut werden, damit die Zelle sie entweder zur Energiegewinnung verbrennen oder zum Aufbau neuer Substanzen benutzen kann.

Beispiel: Aufbau von Körpersubstanzen

Enzyme, die körpereigene Substanzen aufbauen, befinden sich in allen Körperzellen, besonders reichlich in den Zellen der Leber. Sie setzen Schritt für Schritt aus den Nährstoffbestandteilen oder körpereigenen Stoffen die benötigte Substanz zusammen (siehe Abb. 8.4).

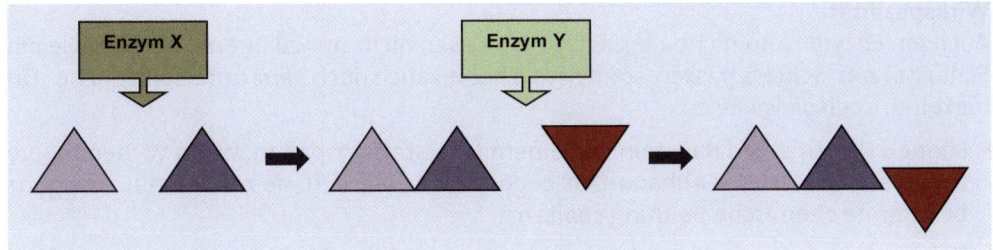

Abb. 8.4: Enzyme bauen körpereigene Substanzen auf (Modelldarstellung)

3.2 Spezifität der Enzyme

Enzyme sind hoch spezialisierte „Fachkräfte". Sie spalten nicht – etwa vergleichbar einer Axt – alles und an jeder beliebigen Stelle, sie bauen nicht alle Bausteine zusammen, so wie man bunte Perlen auf einen Faden zieht.

Substanzen, mit denen ein Enzym „arbeiten" kann, nennt man Substrat. Jedes Enzym ist spezialisiert auf die Arbeit an einer ganz bestimmten Substanz (Substratspezifität) und auf einen ganz bestimmten Stoffwechselschritt (Wirkspezifität).

Substratspezifität

Damit ein Enzym eine Substanz abbauen oder einen Baustein mit anderen Bausteinen zu einer neuen Substanz zusammenfügen kann, muss es mit dem Substrat eine kurzfristige Bindung eingehen. Diese Bindung kommt nur zustande, wenn Enzym und Substrat zusammen passen wie „ein Schlüssel in ein Schloss" (siehe Abb. 8.5). Da es eine riesengroße Anzahl sehr verschieden gebauter Substrate gibt, muss es auch eine riesengroße Anzahl verschiedener Enzyme geben. Fehlt ein Enzym, kann es nicht einfach durch ein anderes ersetzt werden: Es wäre der „falsche Schlüssel".

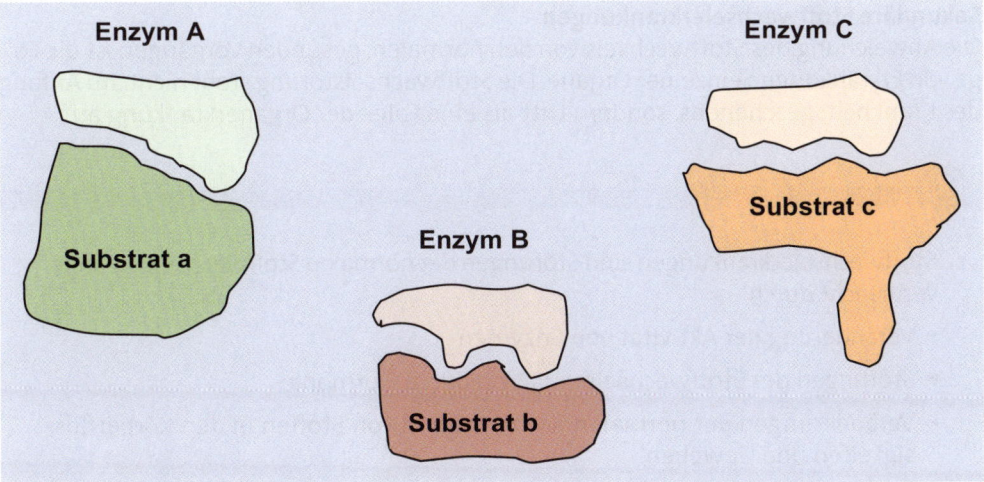

Abb. 8.5: Substratspezifität (Modelldarstellung): Enzym A passt nur zu Substrat a, Enzym B nur zu Substrat b, Enzym C nur zu Substrat c

Wirkspezifität

Auch ein Enzym kann nicht alles. Enzyme müssen nicht nur zu ihrem Substrat wie ein Schlüssel zum Schloss passen, sondern sie haben auch noch ganz unterschiedliche „Fähigkeiten", beispielsweise

► können sie nur einen Baustein von einem Nährstoff abspalten, wenn vorher andere Enzyme schon mit der Abbauarbeit begonnen haben, d. h. sie können nur eine ganz bestimmte chemische Bindung spalten

► können sie nur einen neuen Baustein an eine zu bildende Körpersubstanz anheften, wenn vorher andere Enzyme schon einen Teil dieser Substanz bis zu einem bestimmten Abschnitt hergestellt haben, d. h. sie können nur eine Bindung zwischen ganz bestimmten Molekülen herstellen

► können sie nur ganz bestimmte Moleküle transportieren.

4. Stoffwechselerkrankungen

Jede Abweichung von normalen Stoffwechselvorgängen ist eine Stoffwechselstörung. Aber ein ständiger Wechsel stofflicher Substanz ist das Kennzeichen aller Lebensvorgänge; jeder Krankheitsprozess – z. B. eine harmlose Magen-Darm-Erkrankung infolge einer Virusinfektion – ist deshalb in der Regel auch mit Veränderungen des Stoffwechsels verbunden. Der Begriff „Stoffwechselerkrankung" muss also eingegrenzt werden. Man unterscheidet:

Primäre Stoffwechselerkrankungen

Die Änderung des Stoffwechsels ist die Ursache der Krankheitserscheinungen, d. h. der Stoffwechseldefekt steht am Anfang des Krankheitsgeschehens.

Primäre Stoffwechselkrankheiten sind in der Regel genetisch verursacht.

Sekundäre Stoffwechselerkrankungen

Die Abweichung des Stoffwechsels von den normalen, gesunden Vorgängen ist die Folge von Erkrankungen einzelner Organe. Die Stoffwechselstörung steht nicht am Anfang des Krankheitsgeschehens, sondern tritt als eine Folge der Organerkrankung auf.

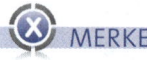 MERKE

Stoffwechselerkrankungen sind Störungen der normalen Stoffwechselvorgänge, verursacht durch

► Veränderung der Aktivität von Enzymen

► Störungen der Stoffwechselregulation durch Hormone

► Veränderungen der normalen Konzentration von Stoffen in den Körperflüssigkeiten und Geweben.

5. Exkurs: „Enzymdefekte"

Stoffwechselerkrankungen, die auf Störungen der Aktivität eines Enzyms beruhen, nennt man Enzymopathien. Die Aktivitätsstörung kann

▶ auf einer ungenügenden oder völlig fehlenden Bildung eines Enzyms oder

▶ auf Veränderungen im chemischen Aufbau eines Enzyms beruhen.

Man unterscheidet primäre (angeborene) und sekundäre (erworbene) Enzymopathien.

Primäre Enzymopathien
Der Aufbau der körpereigenen Enzyme wird genetisch gesteuert. Fehler in der genetischen Information (sog. Mutationen) führen dazu, dass ein bestimmtes Enzym nicht ausreichend, gar nicht oder mit einer Anomalie im Aufbau gebildet wird. Der Enzymdefekt steht am Anfang des Krankheitsgeschehens.

Sekundäre Enzymopathien
entstehen, wenn Zellen oder Organe, die ein bestimmtes Enzym bilden, geschädigt werden, z. B. infolge von Vergiftungen, Entzündungen oder Tumorerkrankungen. Am Anfang steht hier die Organerkrankung, als deren Folge es u. a. zu einem Enzymdefekt kommt.

Sekundäre Enzymopathien können auch entstehen, wenn eine bestimmte Substanz, die zum Aufbau eines Enzyms notwendig ist (z. B. ein Spurenelement), mit der Nahrung nicht in ausreichendem Maß aufgenommen wird.

Krankheitsfolgen
Fehlt ein Enzym oder arbeitet es nicht normal, kann es – je nach Funktion des betroffenen Enzyms – zu verschiedenartigen Stoffwechselstörungen kommen, z. B.:

▶ mangelhafter Abbau von bestimmten Nahrungsbestandteilen und Anhäufung bzw. Fehlverwertung der nicht abgebauten Substanz (z. B. Laktoseintoleranz = gestörter Abbau des Milchzuckers, siehe Abb. 8.6 und 8.7)

▶ mangelhafte Bildung von bestimmten körpereigenen Substanzen (z. B. Albinismus = mangelhafte Bildung des Farbstoffs Melanin)

▶ Bildung von schädlichen Stoffwechselnebenprodukten, die bei dem gestörten Abbau einer Substanz entstehen (z. B. Phenylketonurie = mangelhafter Abbau der Aminosäure Phenylalanin führt u. a. zur übermäßigen Bildung von zellschädigenden Substanzen, die die prä- und postnatale Entwicklung eines Menschen schwer beeinträchtigen)

▶ die Krankheitsfolgen sind nicht streng voneinander getrennt zu sehen. Enzyme bewerkstelligen in der Regel einen Schritt in einem komplizierten biochemischen Prozess. Fällt dieser eine Schritt aus oder läuft er nur reduziert ab, geht das betroffene Substrat „Nebenwege": Es kann angehäuft und abgelagert werden, es kann zu unnormalen Substanzen umgebaut werden, es kann durch seinen Mangel oder Überschuss andere Stoffwechselwege beeinflussen usw.

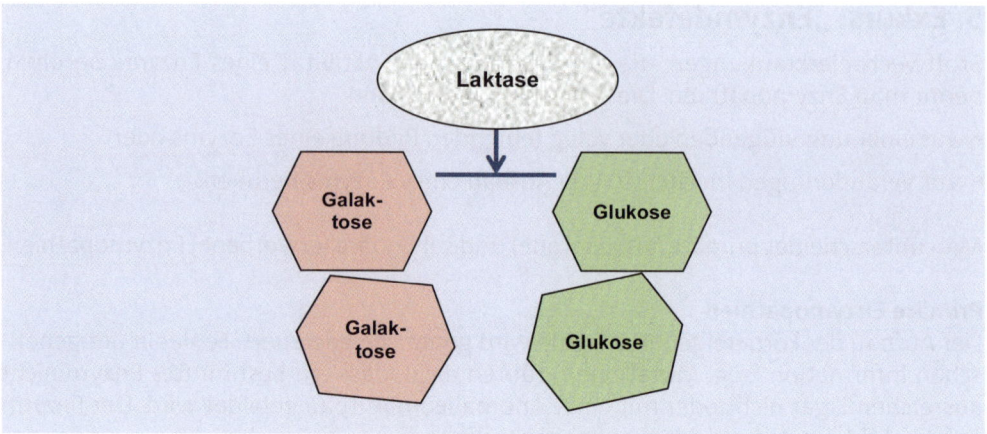

Abb. 8.6: Laktose, zu Deutsch Milchzucker, ist der wichtigste Zucker, der in der Milch enthalten ist. Milchzucker ist ein Doppelzucker (Disaccharid) und besteht aus den Einfachzuckern (Monosacchariden) Galaktose und Glukose. Um von der Dünndarmschleimhaut resorbiert werden zu können, muss der Milchzucker in seine Einfachzuckerbestandteile gespalten werden. Diese Spaltung bewirkt das Enzym Laktase, das im Dünndarm produziert wird.

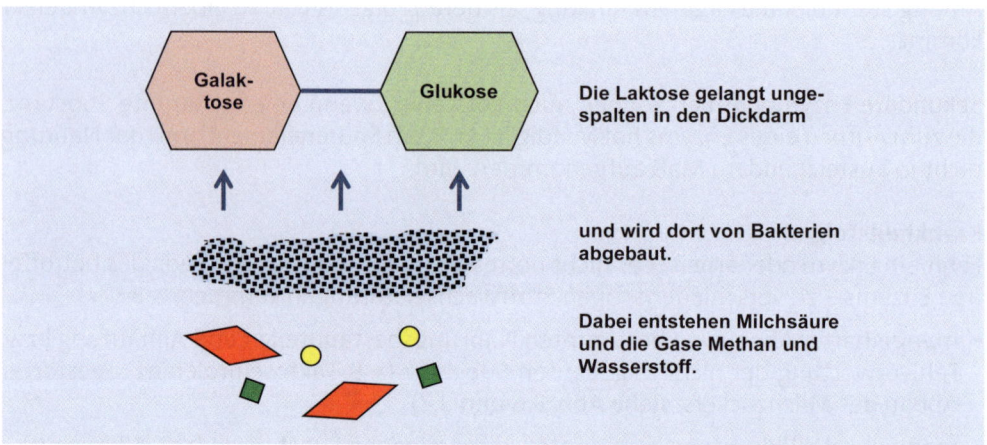

Abb. 8.7: Fehlt das Enzym Laktase bzw. ist es nicht in ausreichenden Mengen vorhanden, ist der Abbau des Milchzuckers Laktose gestört. Der Milchzucker gelangt ungespalten in den Dickdarm, wo er von den dort vorhandenen Bakterien abgebaut wird. Bei diesem bakteriellen Abbau bilden sich Milchsäure und die Gase Methan und Wasserstoff. Die Gase rufen Blähungen hervor, die Milchsäure führt zu Wassereinstrom in den Dickdarm.

Therapie der Enzymopathien

Viele sekundäre Enzymopathien können durch die Behandlung der Grundkrankheit geheilt oder zumindest in ihren Symptomen gemildert werden.

Primäre, d. h. genetisch bestimmte Enzymopathien können nicht geheilt werden. Noch stehen keine ursächlichen therapeutischen Maßnahmen, die den zugrunde liegenden Gendefekt beheben, zur Verfügung. Jede Behandlung kann sich deshalb nur auf die Milderung der Symptome und – soweit möglich – auf die Vermeidung von Folgekrankheiten richten.

I. Das Atmungssystem

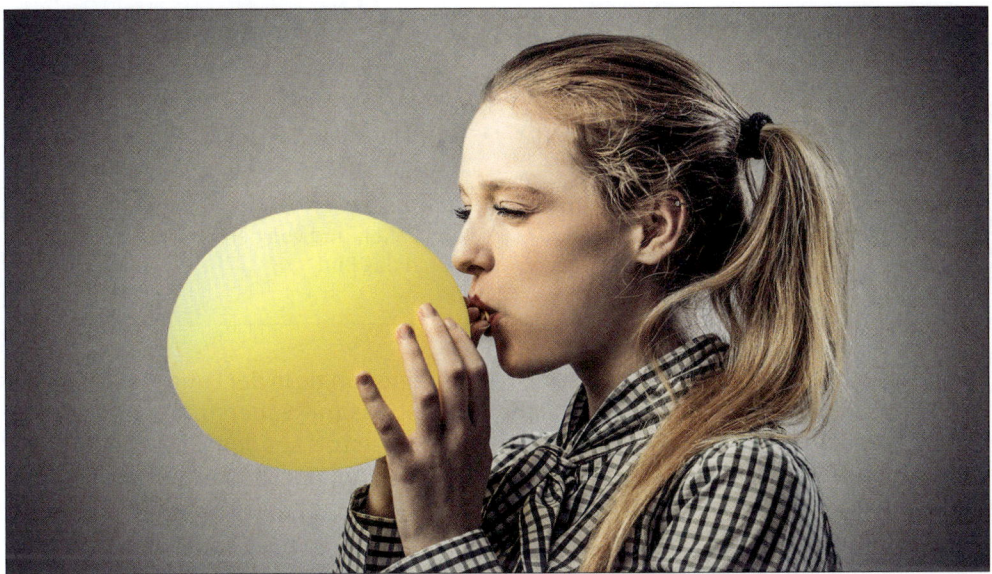

1. Innere und äußere Atmung

Das lebensnotwendige Gas Sauerstoff steht auf unserem Planeten nicht „einfach so" zur Verfügung, sondern es befindet sich gemischt in anderen Stoffen, den sog. sauerstoffführenden Medien: Wasser und Luft.

Einzellige Lebewesen können den Sauerstoff einfach durch ihre Zellmembran aufnehmen und das Kohlendioxid wieder abgeben. Mehrzellige Lebewesen benötigen

- ein Organsystem, welches das sauerstoffführende Medium aufnimmt, den Sauerstoff von den unbrauchbaren Bestandteilen trennen, in das Blut übergehen lassen und das Kohlendioxid wieder aus dem Körper ausschleusen kann (Atmungssystem)
- ein Organsystem, das für den Transport der Gase Sauerstoff und Kohlendioxid sorgt (Blutkreislaufsystem).

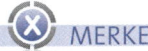 MERKE

Das Atmungssystem dient der

- Versorgung aller Zellen mit Sauerstoff und
- der Abgabe von Kohlendioxid.

Als Nebenaufgabe wird die Atemluft zur Stimmbildung benutzt.

Man unterteilt die Atmung in zwei Teilprozesse: die äußere und die innere Atmung.

äußere Atmung	innere Atmung
► Transport der sauerstoffreichen Atemluft von der Außenwelt in die Lunge	► Abgabe des Sauerstoffs vom Blut der Körpergefäße an die Zellen
► Abgabe des Sauerstoffs aus der Atemluft an das Blut in den Lungengefäßen	► Aufnahme des Kohlendioxids aus den Zellen durch das Blut in den Körpergefäßen
► Aufnahme des Kohlendioxids aus dem Blut der Lungengefäße	► Transport der Atemgase von der Lunge zu den Zellen und von den Zellen zur Lunge durch das Blut
► Ausatmung der kohlendioxidreichen Atemluft	

Der Mensch befördert beim Einatmen die Luft in seine Lunge. In der Lunge holt sich das Blut etwas von dem Sauerstoff, anschließend fließt das mit Sauerstoff angereicherte Blut zu allen Körperzellen. Die Zellen nehmen den Sauerstoff aus dem Blut auf, verbrennen Nährstoffe und geben das dabei anfallende Kohlendioxid an das Blut ab. Das mit Kohlendioxid angereicherte Blut fließt zurück zur Lunge, gibt dort das Kohlendioxid ab und nimmt neuen Sauerstoff auf (siehe Abb. 9.1).

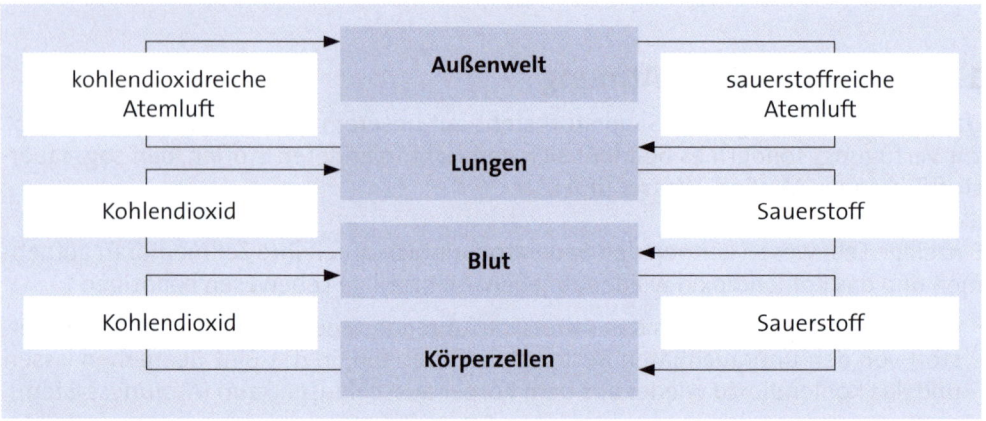

Abb. 9.1: Der Weg der Atemgase

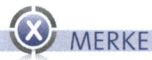 MERKE

Von dem in der Luft enthaltenen Sauerstoff nutzt der Mensch nur einen kleinen Teil aus:

eingeatmete Luft
80 % Stickstoff
20 % Sauerstoff

ausgeatmete Luft
80 % Stickstoff
16 % Sauerstoff
 4 % Kohlendioxid

2. Atmungsorgane

Die äußere Atmung wird durch die Atmungsorgane gewährleistet (siehe Abb. 9.2).

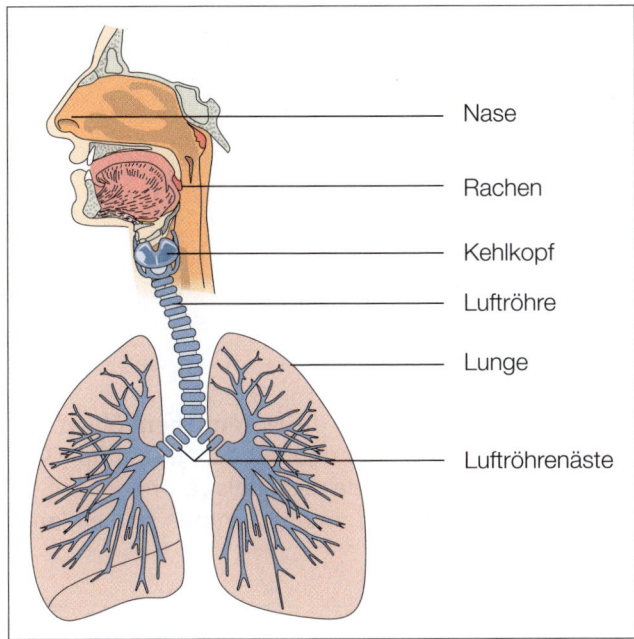

Abb. 9.2: Die Atmungsorgane

Der gesamte Atmungstrakt ist mit Schleimhaut ausgekleidet. Diese Schleimhaut ist reich durchblutet und enthält viele kleine Schleimdrüsen. Im Bereich der Nasenhöhle, des Rachens, der Luftröhre und der oberen Luftröhrenäste besitzt die Schleimhaut zahlreiche feine Haare (Flimmerhaare). Die eingeatmete Luft wird von der Schleimhaut erwärmt, angefeuchtet und von groben Schmutzteilchen gereinigt.

Zur **Nase** zählt man die äußere Nase, die Nasenhöhle und die Nasennebenhöhlen. Die Form der äußeren Nase wird durch Knorpel bestimmt und ist von Mensch zu Mensch sehr verschieden.

Die Nasenhöhle ist durch die Nasenscheidewand in zwei getrennte Höhlen unterteilt. In jede dieser Teilhöhlen wölben sich die sog. Nasenmuscheln vor, die die Oberfläche der Nasenhöhle vergrößern (vgl. Abb. 9.3).

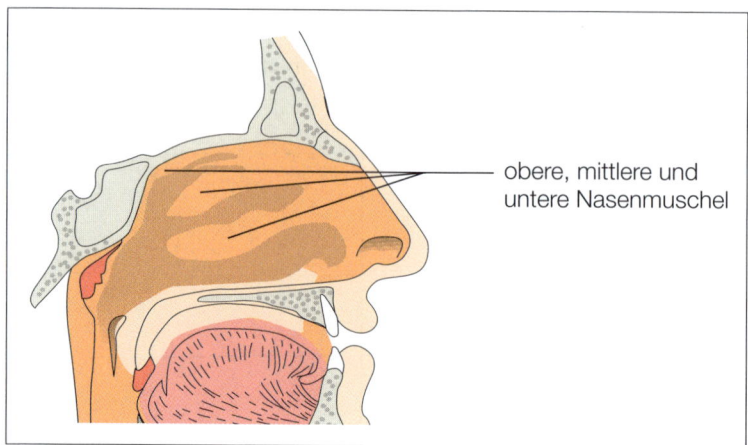

Abb. 9.3: Die Nasenhöhle

In der Umgebung der Nase befinden sich weitere Höhlen, die **Nasennebenhöhlen**. Die Nasennebenhöhlen sind durch feine Gänge miteinander und mit der Nasenhöhle verbunden und mit Luft gefüllt. Dadurch wird das Gewicht des Schädels verringert. Außerdem dienen die Nasennebenhöhlen als Resonanzorgan und bestimmen so die Klangfarbe der Stimme mit (siehe Abb. 9.4).

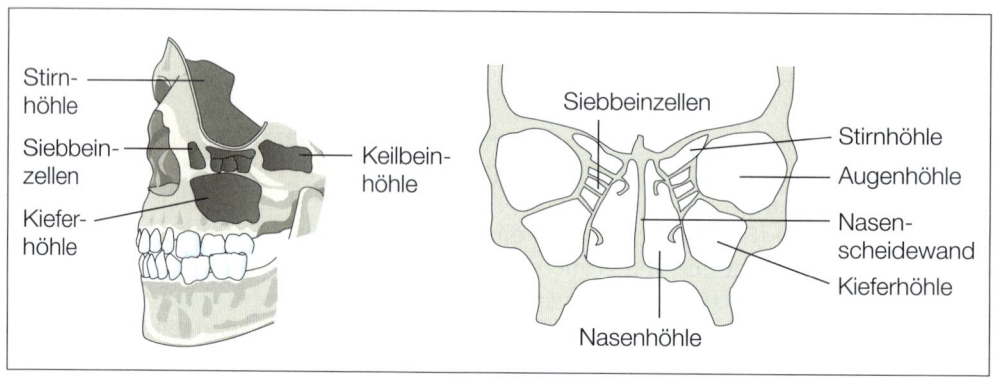

Abb. 9.4: Die Nasennebenhöhlen des Menschen von der Seite und von vorn

Der **Rachen** stellt den Übergang zwischen Nasenhöhle und Kehlkopf dar. Er gehört sowohl zum Atmungs- wie auch zum Verdauungssystem: Hier kreuzen sich Atem- und Speiseweg (siehe Abb. 9.5).

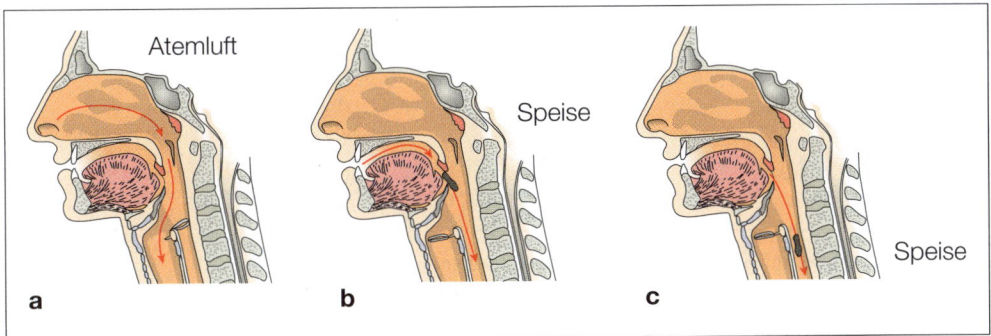

Abb. 9.5: Die Kreuzung von Atem- und Speiseweg
(a = Stellung des Gaumensegels und des Kehlkopfdeckels bei der Atmung, b und c = Schluckakt)

Der **Kehlkopf** besteht aus dem knöchernen Zungenbein und mehreren Knorpeln, die mit Bändern und kleinen Muskeln verbunden sind. Der Kehlkopf hält die Luftröhre, die vor der Speiseröhre verläuft, offen und verschließt sie beim Schlucken von Speisen (siehe Abb. 9.6).

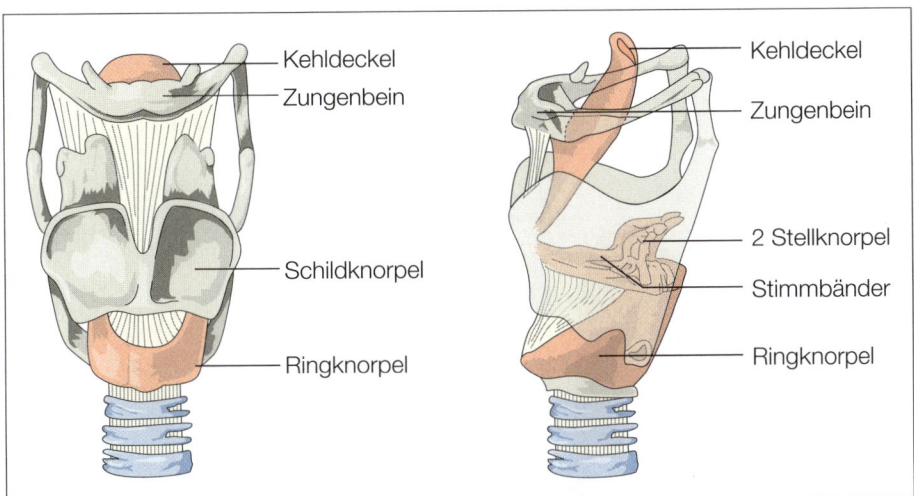

Abb. 9.6: Der Kehlkopf des Menschen
(a = von vorn, b = von der Seite; der Schildknorpel ist durchsichtig dargestellt)

Der Kehlkopf ist – neben seiner Aufgabe als Eingangspforte zur Luftröhre – das Stimmorgan des Menschen. Durch Enger- oder Weiterstellung der zwischen den Stimmbändern liegenden Stimmritze werden durch die ausströmende Luft die unterschiedlichen Töne hervorgerufen (siehe Abb. 9.7). Maßgeblich beteiligt am Klang der Stimme sind aber auch die Nasennebenhöhlen (veränderte Stimmlage bei Schnupfen).

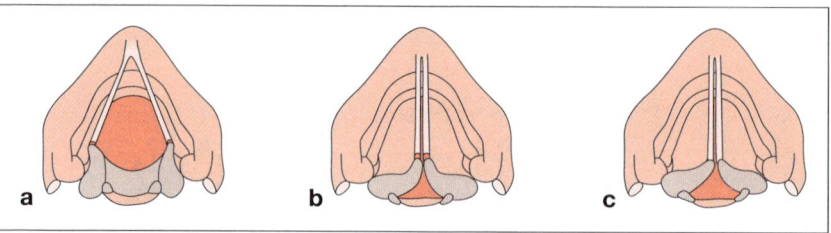

Abb. 9.7: Stellknorpel mit Stimmbändern von oben gesehen
(a = bei heftiger Atmung, b = bei Stimmbildung, c = bei Flüstersprache)

Die **Luftröhre** ist ein ca. 10 bis 12 cm langer und 2 bis 2,5 cm weiter Schlauch aus Bindegewebe, der durch u-förmige, nach hinten offene Knorpelspangen verstärkt wird. So kann auch beim Schlucken „dicker Brocken" die Luftzufuhr nicht unterbrochen werden. Sie teilt sich an ihrem Ende in zwei große Äste, die sich dann immer weiter aufspalten und baumartig verzweigen. Diese Äste und baumartigen Verzweigungen heißen Luftröhrenäste oder Bronchien (Bronchialbaum). Die Bronchien verästeln sich zu den noch feineren Bronchiolen, die die Luft zu den Lungenbläschen leiten (siehe Abb. 9.8).

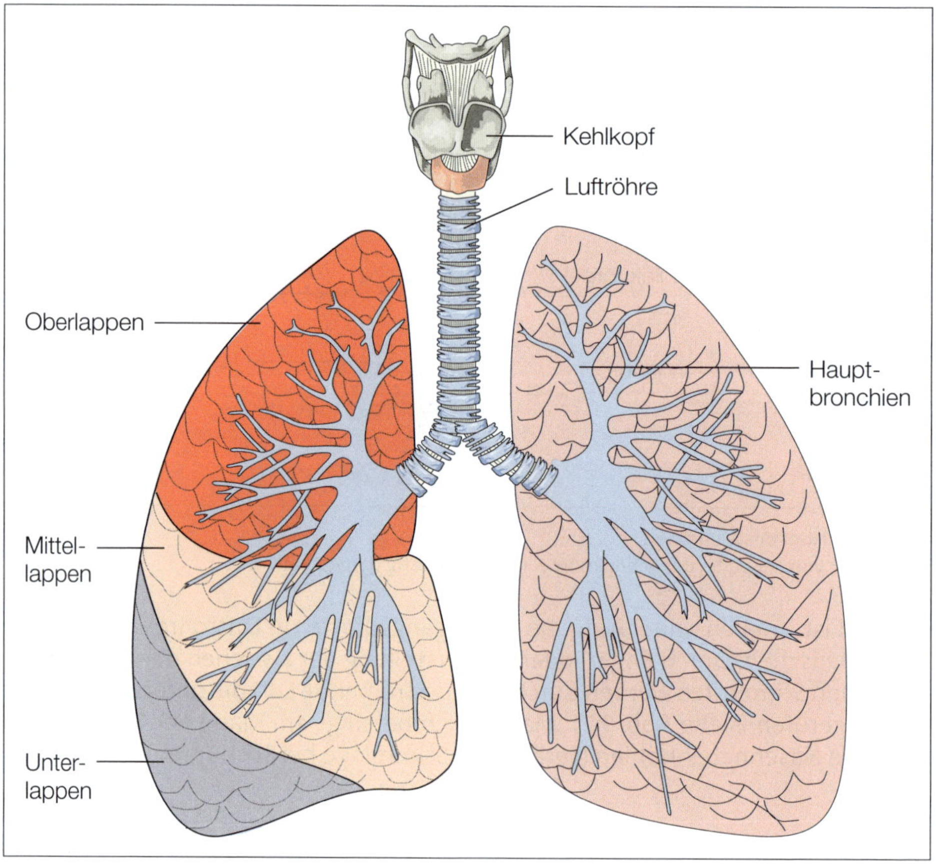

Kehlkopf

Luftröhre

Oberlappen

Haupt-
bronchien

Mittel-
lappen

Unter-
lappen

Abb. 9.8: Lunge und zuleitende Atemwege

Die **Lunge** ist ein paariges Organ. Sie besteht aus zwei Lungenflügeln, deren Spitzen über das Schlüsselbein hinaufreichen, während die Basis dem Zwerchfell aufliegt. Der rechte Lungeflügel besitzt drei, der linke Lungenflügel zwei Lappen.

Das Lungengewebe besteht aus ca. 300 bis 750 Millionen Lungenbläschen. Die Lungenbläschen liegen weintraubenartig am Ende der Bronchiolen (siehe Abb. 9.9).

Die Lungenbläschen haben eine ganz dünne Wand; jedes Lungenbläschen ist von feinen Blutgefäßen „umsponnen".

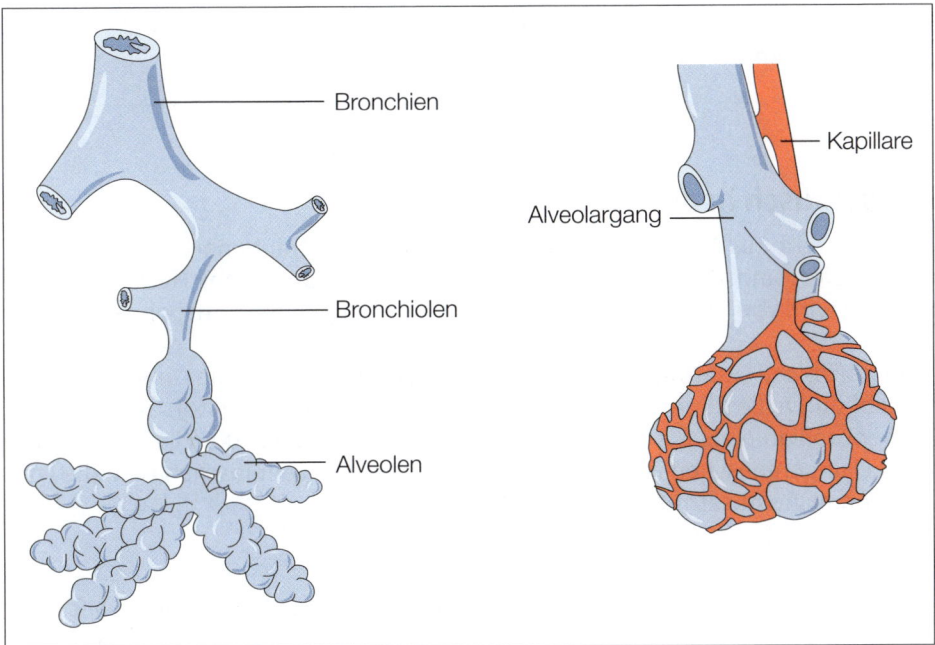

Abb. 9.9: Lungenbläschen
(links = Lungenbläschen am Ende einer Bronchiole, rechts = Lungenbläschen, von feinen Blutgefäßen umsponnen)

ⓧ MERKE

Termini:

Nase	lat. Nasus, gr. Rhinos
Nasenhöhle	Cavum nasi
Nasenscheidewand	Septum nasi
Nasenmuschel	Concha nasalis (Ez.)
Nasennebenhöhlen	Sinus paranasales
Stirnhöhle	Sinus frontalis

Siebbeinzellen	Cellulae ethmoidales
Kieferhöhle	Sinus maxillaris
Keilbeinhöhle	Sinus sphenoidalis
Rachen	Pharynx
Kehlkopf	Larynx
Luftröhre	Trachea
Luftröhrenäste	Bronchien
kleine Luftröhrenäste	Bronchiolen
Lunge	Pulmo (Ez.), Pulmones (Mz.)
Lungenbläschen	Alveole

3. Gasaustausch in der Lunge

Die Lunge besteht aus Millionen von Lungenbläschen, die traubenartig um die Bronchiolen gruppiert sind. Diese Lungenbläschen haben eine ganz dünne Haut. Jedes Lungenbläschen wird von feinen Blutgefäßen, den Lungenkapillaren, umsponnen.

Die sauerstoffreiche Einatmungsluft tritt durch die Bronchiolen in die Lungenbläschen ein und gibt durch die dünne Haut des Lungenbläschens den Sauerstoff an das Blut in den Lungenkapillaren ab. Gleichzeitig wandert Kohlendioxid aus dem Lungenkapillarblut in das Lungenbläschen (siehe Abb. 9.10). Aus dem Lungenbläschen wird die jetzt kohlendioxidreiche Ausatmungsluft ausgeatmet.

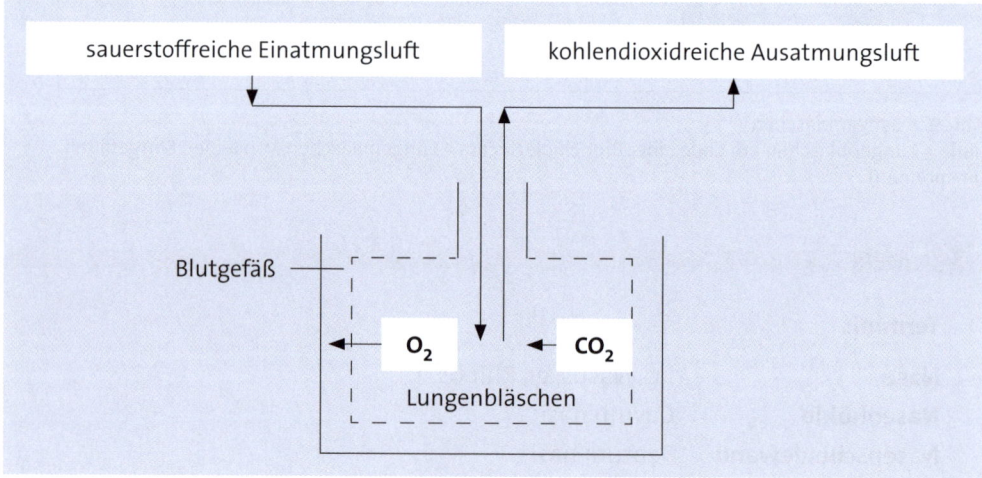

Abb. 9.10: Gasaustausch durch die Wand der Lungenbläschen (schematisch)

4. Atmungsmechanik

Die Brusthöhle gliedert sich in drei Teile: Die rechte und linke Pleurahöhle, in denen die Lungenflügel liegen und das dazwischen liegende Mittelfell, in dem sich das Herz befindet sowie die Luftröhre, die Hauptbronchien, die Speiseröhre und die Aorta verlaufen (siehe Abb. 9.11).

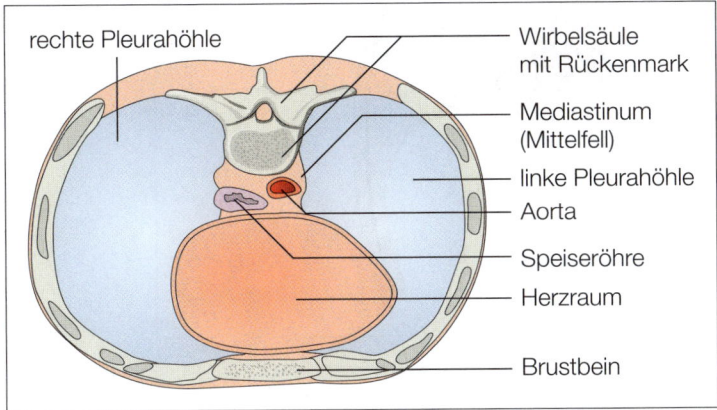

Abb. 9.11: Waagerechter Schnitt durch die Brusthöhle (unterhalb der Einmündung der Hauptbronchien)

Die Lungen können sich nicht selbstständig bewegen, sondern die Luft wird

▸ durch Vergrößerung des Brustkorbs in die Lungen gesogen und

▸ durch Verkleinerung des Brustkorbs aus den Lungen gepresst.

Die Lungen müssen diesen Bewegungen des Brustkorbs folgen, denn sie „kleben" am Brustkorb:

▸ Die Lungen sind von einer Haut, dem sog. Lungenfell, überzogen.

▸ Der Brustkorb ist von innen mit einer zweiten Haut, dem sog. Rippenfell, ausgekleidet.

Lungen- und Rippenfell nennt man zusammenfassend Brustfell.

▸ Zwischen Lungenfell und Rippenfell befindet sich ein schmaler, mit Flüssigkeit gefüllter Spalt. Durch die Flüssigkeit in dem Spalt „kleben" die Lungen am Brustkorb (siehe Abb. 9.12).

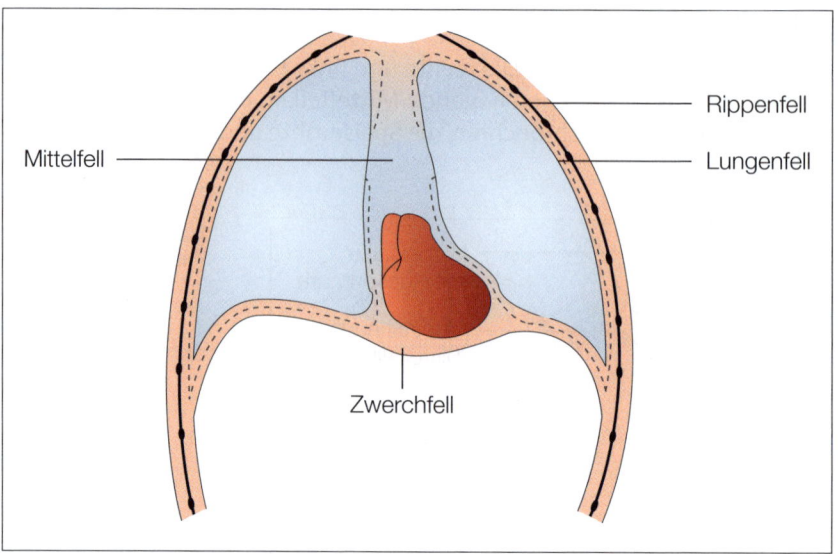

Abb. 9.12: Längsschnitt durch den Brustraum

Die Vergrößerung bzw. Verkleinerung des Brustkorbs wird durch quer gestreifte Muskeln ermöglicht:

Zwischenrippenmuskeln
Wenn sich die Zwischenrippenmuskeln zusammenziehen, bewegen sich die Rippen nach oben und außen. Der Brustraum wird zu den Seiten erweitert. Wenn die Zwischenrippenmuskeln wieder erschlaffen, „sacken" die Rippen zusammen und verkleinern den Brustraum zu den Seiten.

Zwerchfell
An ihrem unteren Rand liegen die Lungen auf dem Zwerchfell. Das Zwerchfell ist ein halbkugelförmiger Muskel. Wenn sich diese „Halbkugel" zusammenzieht, wandert das Zwerchfell nach unten, wenn das halbkugelförmige Zwerchfell erschlafft, wölbt es sich wieder nach oben.

Durch die Bewegungen des Zwerchfells wird also der Brustraum nach unten vergrößert oder verkleinert (siehe Abb. 9.13). Zwischenrippenmuskeln und Zwerchfell nennt man die Atemmuskeln.

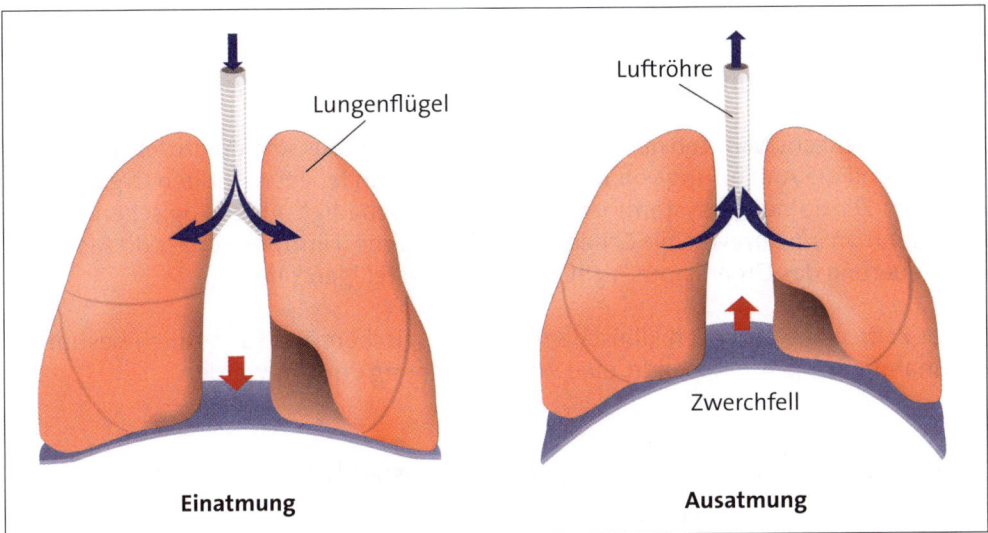

Abb. 9.13: Schematische Darstellung der Atmungsmechanik

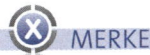 MERKE

Termini:

Mittelfell	Mediastinum	**Lungenfell**	Pleura pulmonalis
Brustfell	Pleura	**Pleuraspalt**	Cavum pleurae
Rippenfell	Pleura parietalis	**Zwerchfell**	Diaphragma

Die Tätigkeit der Atemmuskeln kann durch die Bauchmuskulatur unterstützt werden, die die Organe der Bauchhöhle entweder weit nach vorn unten sacken lässt oder sie gegen das Zwerchfell hochschiebt. Diese Tätigkeit der Bauchmuskulatur bezeichnet man als Bauchpresse, die Atemtechnik durch die kombinierte Tätigkeit von Atemmuskeln und Bauchmuskulatur als Bauchatmung, während die Atmung allein durch die Arbeit von Zwerchfell und Zwischenrippenmuskeln als Brustatmung bezeichnet wird.

Die Atemtätigkeit wird durch das Atemzentrum im Gehirn gesteuert. Der Atmungsrhythmus ist willkürlich beeinflussbar; der Atemreiz lässt sich jedoch nur in sehr geringem Maß unterdrücken. Je länger man nicht geatmet hat, desto mehr Kohlendioxid sammelt sich im Blut an. Diese steigende Konzentration von Kohlendioxid wirkt als Atemreiz, der immer stärker wird und z. B. den Ertrinkenden zwingt, unter Wasser einzuatmen, wodurch Wasser in seine Lungen gelangt.

Die Unterbrechung der Atmung ist immer eine lebensbedrohliche Situation! Nach einem plötzlichen Atemstillstand schlägt das Herz noch ca. drei bis fünf Minuten weiter. Den Stillstand von Atmungs- und Kreislauffunktion bezeichnet man als klinischen Tod.

Etwa vier bis sechs Minuten nach Eintritt des klinischen Tods sind durch den Sauerstoffmangel und die Anhäufung von Kohlendioxid Zellen in lebenswichtigen Organen (vor allem im Zentralnervensystem) unwiderruflich geschädigt. Als biologischen Tod bezeichnet man eine irreversible Schädigung des Gehirns (Hirntod), sodass dieses Organ die Steuerung des Organismus nicht mehr bewerkstelligen kann.

In der Zeitspanne zwischen klinischem und biologischem Tod kann durch bestimmte Maßnahmen, z. B. Atemspende, eine Wiederbelebung erreicht werden.

5. Pathologie des Atmungssystems (Auswahl)

Entzündungskrankheiten der Atmungsorgane

Rhinitis	Entzündung der Nasenhöhle („Schnupfen")
Sinusitis	Entzündung einer Nasennebenhöhle
Pansinusitis	Entzündung sämtlicher Nasennebenhöhlen
Pharyngitis	Entzündung des Rachens
Katarrh	allgemeine Bezeichnung für exsudative Schleimhautentzündungen
Angina catarrhalis (acuta)	akute Halsentzündung; betroffen sind die Gaumenmandeln und Teile der Rachenschleimhaut
Laryngitis	Kehlkopfentzündung
Tracheitis	Luftröhrenentzündung
Bronchitis	Entzündung der Luftröhrenäste
Pleuritis	Brustfellentzündung
Pleuraempyem	Eiteransammlung im Pleuraspalt
Pneumonie	Lungenentzündung

Tumore

Larynxpolyp	gutartige Geschwulst der Stimmbänder
Larynxkarzinom	bösartige Geschwulst der Stimmbänder; sog. „Kehlkopfkrebs"
Nasenpolyp	gutartige Schleimhautgeschwülste in der Nasenhöhle
Bronchialkarzinom	bösartige Geschwulst der Bronchien; sog. „Lungenkrebs"

Behinderungen der Atmung

Lungenemphysem	„Lungenblähung"; Überdehnung des Lungengewebes mit Zerstörung der Alvolen
Pneumothorax	Eindringen von Luft in den Pleuraspalt, z. B. durch Stichverletzungen oder gebrochene Rippen. Die Lunge fällt zusammen.
Silikose	„Steinstaublunge". Schädigung des Lungengewebes durch Stäube, z. B. Quarz. Das Lungengewebe verliert an Elastizität und kann sich nicht mehr richtig ausdehnen.
Asthma bronchiale	krampfhafte Atemnot infolge Schwellung und Verschleimung der Bronchien und Bronchiolen
Asthma cardiale	Atemnot infolge eines Blutstaus in der Lunge, hervorgerufen durch mangelhafte Plumpleistung des rechten Herzens

Durchblutungsstörungen der Lunge

Lungenembolie	Verschluss eines Lungenarterienastes durch einen Embolus. Als Folge kann ein Lungeninfarkt auftreten.
Lungeninfarkt	Als Lungeninfarkt wird eine keilförmige Zerstörung von Lungengewebe infolge einer Durchblutungsstörung bezeichnet.

6. Exkurs: „Erkältungskrankheiten"

Auch wenn die Krankheitsbezeichnung es suggeriert: Die direkte Ursache von Erkältungskrankheiten sind niemals Kälte oder kalte Nässe, sondern immer pathogene (krankmachende) Mikroorganismen, in der Regel Viren! Diese Viren befallen die Schleimhäute der oberen Atmungsorgane (Nase, Rachen).

Zahlreiche Virusgruppen, innerhalb derer wieder viele verschiedene Virusarten existieren, kommen als Erreger von Erkältungskrankheiten infrage. Man schätzt, dass insgesamt etwa 300 verschiedene Virusarten Erkältungssymptome hervorrufen können.

Erkältungskrankheiten sind Entzündungen der oberen Atmungsorgane.

Die Symptome der Erkältungskrankheiten sind wohl jedem Menschen bekannt:

► Die Nase läuft, sie ist gerötet, geschwollen und verstopft.

► Die Augen tränen.

► Der Hals ist oft rau und schmerzt, Husten kann auftreten.

► Druckkopfschmerzen

► leicht geschwollene Mandeln

► etwas erhöhte Körpertemperatur

► allgemeines Krankheitsgefühl mit Müdigkeit, Gliederschmerzen und Abgeschlagenheit.

Der Volksmund kennt für dieses Krankheitsbild je nach Schwere des Verlaufs viele Namen:

► Schnupfen

► Husten, Heiserkeit und Halsschmerz

► grippaler Infekt („Grippe").

Solche Erkältungskrankheiten macht jeder Erwachsene durchschnittlich ein- bis zwei-mal pro Jahr durch, vorzugsweise im Herbst, Winter oder Frühjahr. Kinder erkranken noch häufiger, ebenso Erwachsene, die engen Kontakt zu Kindern haben. Alle Personen, die mit vielen Menschen zusammenkommen, sind ebenfalls häufiger betroffen.

Krankheitsverlauf eines akuten Schnupfens

Natürlich verläuft jede Erkältungskrankheit individuell unterschiedlich. Der eine Patient ist so krank, dass er im Bett liegen muss, der andere fühlt sich lediglich nicht ganz fit. Trotzdem kann man einen allgemeinen Verlauf einer Erkältungskrankheit am Beispiel des akuten Schnupfens darstellen.

Ein akuter Schnupfen (Rhinitis) wird meistens durch Rhinoviren verursacht:

► Die Rhinoviren siedeln sich in den oberen Zellschichten der Schleimhäute von Nase und Rachen an und vermehren sich.

► Als Antwort auf die Zellschädigung durch die Rhinoviren kommt es zu einer Entzün-dungsreaktion des befallenen Gewebes: Die Blutgefäße erweitern sich. Der Patient empfindet in diesem Krankheitsstadium ein allgemeines Krankheitsgefühl, er frös-telt, hat eventuell leichte Kopfschmerzen, Niesreiz und ist etwas heiser.

► Aus den stark mit Blut gefüllten, erweiterten Gefäßen treten zunächst Blutflüssigkeit – erkennbar am klaren, wässrigen Nasensekret – später auch weiße Blutkörperchen, aus. Das Nasensekret erscheint dann weiß bis leicht gelblich. Die Schleimhäute schwellen an und geben verstärkt Schleim ab, in dem mit fortschreitendem Krank-heitsverlauf vermehrt abgestorbene Schleimhautzellen zu finden sind. Der Patient empfindet in diesem Krankheitsstadium zusätzlich zu den bereits genannten Symp-tomen eine Behinderung der Nasenatmung und des Geruchssinns. Kleine Lymphkno-ten am Hals können tastbar sein, eventuell ist die Körpertemperatur leicht erhöht. Außerdem tritt Hustenreiz auf, der durch die behinderte Nasenatmung, welche zum Atmen durch den Mund zwingt, verstärkt wird.

► Bei einem intaktem Immunsystem gelingt es den Abwehrzellen des Organismus, die Rhinoviren zu vernichten. Die Schleimhäute heilen ab. Der Patient empfindet in die-sem Heilungsstadium oft eine leichte Trockenheit der Nasen- und Rachenschleim-häute. Die übrigen Krankheitssymptome gehen zurück.

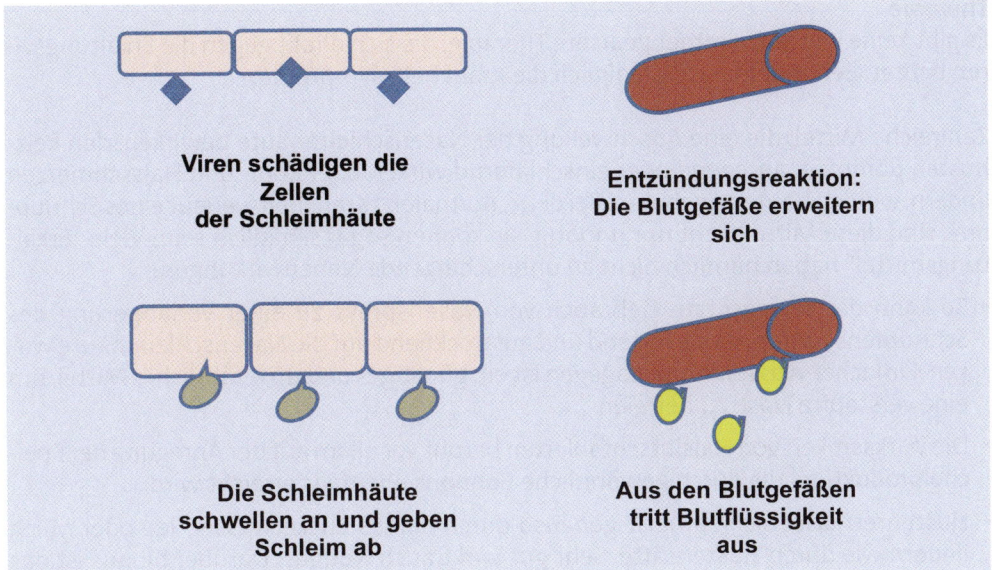

Abb. 9.14: Ablauf der Erkältungsreaktion in den Schleimhäuten der oberen Atmungsorgane

Im Volksmund existieren eine Reihe von „Weisheiten" über Verlauf und Dauer einer Erkältungskrankheit („drei Tage kommt der Schnupfen, drei Tage bleibt er, drei Tage geht er"). Solche Zeitangaben sind natürlich nur als ganz allgemeiner Anhaltspunkt zu sehen. In der Regel aber führt eine Erkältungskrankheit bei Erwachsenen nur selten zu schweren Krankheitsbildern und ist meistens nach 10 bis 14 Tagen ausgestanden.

Die Infektion
Erkältungskrankheiten sind übertragbare Krankheiten. Eine Abkühlung des Körpers kann allein nicht zur Ausbildung eines Schnupfens führen! Aber die Kältebelastung des Organismus kann das Immunsystem kurzfristig so schwächen, dass die immer vorhandenen Erkältungsviren eine Erkrankung verursachen können. Und wo viele Menschen zusammen sind, gibt es auch viele Erkältungsviren, denn der „Wirt" dieser Viren ist immer ein Mensch.

Und der Sommerschnupfen?
Wärme trocknet die Schleimhäute in Nase und Rachen aus. Die gleiche Wirkung hat auch trockene Heizungsluft. Trockene Schleimhäute aber sind empfindlicher gegenüber den Erkältungsviren. Man könnte also mit gleichem Recht auch von „Ertrocknungskrankheiten" sprechen. Im Sommer kommt noch der den Organismus belastende Wechsel zwischen Erhitzung und starker Abkühlung durch Schweißbildung hinzu.

Die Ansteckung erfolgt über Tröpfcheninfektion oder Schmierinfektion. Die Nähe eines infizierten Menschen reicht also schon aus (z. B. in Bus und Bahn, im Klassenraum, in der Praxis, in der Familie). Engerer Körperkontakt fördert die Ansteckungsmöglichkeit.

Therapie

Es gibt keine wie auch immer geartete Therapie, die sich direkt gegen die Erkältungsviren richtet. Behandelbar sind lediglich die Krankheitssymptome.

Zahlreiche Mittel, die eine Abschwellung der Nasenschleimhäute bewirken, den Reizhusten dämpfen, anregend oder einschläfernd wirken oder Kopf- und Halsschmerzen lindern, werden heute angeboten. Bei dem „normalen" Krankheitsverlauf eines Schnupfens sind diese Mittel nicht nur unnötig, sie können sogar schädlich sein! Viele „Erkältungsmittel" haben nämlich nicht zu unterschätzende Nebenwirkungen:

► So kann der fortgesetzte Gebrauch von Nasensprays zu einer Verlängerung des Schnupfens führen, da sie reizend und austrocknend auf die Nasenschleimhäute wirken. Einfacher Wasserdampf dagegen ist ein günstiges und ungefährliches Mittel, um eine verstopfte Nase zu befreien.

► Die Wirksamkeit von Halslutschtabletten beruht vor allem auf der Anregung der Speichelproduktion, die durch gewöhnliche Bonbons ebenfalls erreicht wird.

► Hustenreiz lässt sich zumeist genauso durch heißes Zuckerwasser, Tee oder Milch lindern wie durch Hustensäfte. Sehr gut wirkt auch Nougat! Darüber hinaus ist das Abhusten von Schleim eine sinnvolle und notwendige Reaktion des Körpers zum Schutze der tiefer gelegenen Atmungsorgane.

► Anregende oder den Schlaf fördernde Inhaltsstoffe sog. „Erkältungsmittel" sind nicht ungefährlich. Sie vermindern die Konzentrationsfähigkeit (Autofahrer!), können die Herztätigkeit beeinflussen und bergen darüber hinaus die Gefahr der Gewöhnung und Sucht.

In der Regel sollte eine Erkältung also mit einfachen Hausmitteln bekämpft werden. Ein Tag im warmen Bett wirkt schon Wunder. Rumgrog und andere alkoholische Getränke haben allerdings keinerlei Einfluss auf den Verlauf eines Schnupfens. Sie können lediglich kurzfristig das Frösteln mindern, wie alle Getränke den Hustenreiz lindern und leicht benebelnd bzw. einschläfernd wirken.

Übrigens: Dass Vitamin C im akuten Krankheitsfall hilft, ist nicht nachzuweisen. Die Wirkung von Vitamin C ist vermutlich vor allem vorbeugend, d. h. stärkend für das Immunsystem vor dem Erkrankungsfall. Aber Zitrusfrüchte schmecken während einer Erkältung besonders gut und haben durch ihre Säure eine die schleimhautzusammenziehende Wirkung. Und gemüsereiche Ernährung ist leicht verdaulich und belastet den erkrankten Körper deshalb nicht.

Die „bösen" Verwandten des Schnupfens

Erkältungskrankheiten sind in der Regel nicht gefährlich. Seltenere Ausnahmen von dieser Regel sind die Erkältungsfolgekrankheiten.

Erkältungsviren sind Wegbereiter für andere Erreger. Infolge der

► Schädigung der Schleimhäute in den oberen Atmungsorganen und

► der Schwächung des Immunsystems durch die Virusinfektion

kann der menschliche Organismus besonders anfällig für weitere Krankheitserreger werden.

Die geschädigten Schleimhäute stellen eine gute Eingangspforte für alle anderen Erreger dar, und ein Immunsystem, das bereits mit der Bekämpfung von Erkältungsviren „beschäftigt" ist, kann nicht mehr so gut gegen weitere Erreger kämpfen.

In der Regel betreffen die Folgeerkrankungen einer Erkältung die Atmungsorgane bzw. Organe, die örtlich nahe zu den geschädigten Atmungsorganen liegen. Von Sekundärinfektionen im Gefolge einer Viruserkältung, meist verursacht durch Bakterien, können vor allem betroffen sein:

► die Nasennebenhöhlen (Sinusitis)

► die Mandeln (Tonsillitis)

► die Ohren, vor allem das Mittelohr (Otitis media)

► der Kehlkopf (Laryngitis)

► die Bronchien (Bronchitis)

► die Lungen (Pneumonie).

Die genannten Krankheiten verursachen meist ein sehr viel schwereres Krankheitsbild als „normale" Erkältungskrankheiten. Allerdings steht im Falle einer bakteriellen Sekundärinfektion eine wirkungsvolle Therapie mit Antibiotika zur Verfügung. Bei einem banalen Schnupfen, der wie erwähnt durch Viren verursacht wird, ist sie wirkungslos und belastet den Körper unnötig.

J. Ernährungslehre

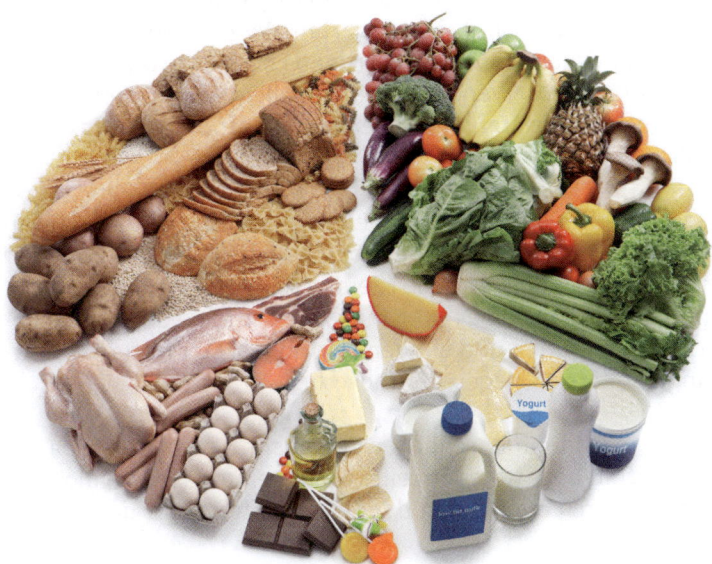

Für die Energiegewinnung und für den Aufbau von Körpersubstanzen müssen dem Organismus laufend „Rohstoffe" zugeführt werden: Sauerstoff und Nährstoffe.

1. Inhaltsstoffe der Nahrung

Die Inhaltsstoffe der Nahrung kann man unterteilen in

► Nährstoffe, die Energie liefern, d. h. verbrannt werden können

► Nährstoffe, die keine Energie liefern, aber trotzdem lebensnotwendig sind, da sie im Körper für andere wichtige Aufgaben gebraucht werden, z. B. den Aufbau von Körpersubstanzen.

1.1 Die energieliefernden Nährstoffe

Die energieliefernden Nährstoffe nennt man auch Energieträger. Es sind

► Kohlenhydrate

► Fette

► Eiweiße.

Zwar können alle diese drei Substanzen zur Energiegewinnung im Körper des Menschen verbrannt werden; trotzdem werden sie – bei ausgewogener Ernährung – für unterschiedliche Aufgaben (sog. Hauptaufgaben) gebraucht.

Kohlenhydrate und **Fette** der Nahrung werden zur sofortigen Energieversorgung verbrannt. Dabei sind Kohlenhydrate in Form von Einfach- und Zweifachzuckern (s. u.) am schnellsten für den menschlichen Organismus zu verwerten. Werden mehr Kohlenhydrate und Fette gegessen, als der Organismus zur sofortigen Energieversorgung benötigt, bildet er aus den Überschüssen Reserven, und zwar vor allem körpereigenes Fett; er legt sozusagen einen Vorrat für Notzeiten an. Daher ist das Fett der wichtigste Reservestoff für den menschlichen Körper.

Aber Fett ist nicht nur Reservestoff für den menschlichen Körper. Viele Organe liegen in einem Fettpolster, das sie schützt. Solche Fette nennt man Polsterfette (z. B. an der Ferse zum Schutz des Fersenknochens, oder um die Nieren). Andere Fette und fettähnliche Substanzen benötigt der menschliche Organismus zum Aufbau von körpereigenen Substanzen, z. B. von Zellmembranen und einigen Hormonen. Das Unterhautfettgewebe dient der Isolierung des Körpers gegen Wärmeverlust.

Das Kohlenhydrat Zellulose (s. u.) ist im menschlichen Organismus nicht abbaubar. Es „durchläuft" den Körper nur, erfüllt aber trotzdem eine wichtige Aufgabe: Zellulose ist der wichtigste Ballaststoff, der durch die Füllung des Darms dafür sorgt, dass dieses Organ seine Muskelbewegungen ausführt.

Eiweiße sind so komplizierte, wertvolle Stoffe, dass der Organismus sie normalerweise nicht verbrennt, sondern in körpereigene Eiweiße umbaut. Nur im Hungerzustand werden auch vermehrt Eiweiße verbrannt

energieliefernde Nährstoffe (Energieträger)	Aufgaben
Kohlenhydrate	▸ Verbrennung zur Energiegewinnung ▸ Ballaststoff zur Anregung der Darmtätigkeit
Fette	▸ Verbrennung zur Energiegewinnung ▸ Reserve (Energiespeicher) für Notzeiten ▸ Abpolsterung von Organen ▸ Isolierung gegen Wärmeverlust ▸ Baustoff für körpereigene Substanzen (Zellmembranen und Wirkstoffe)
Eiweiße	▸ Baustoff für körpereigene Substanzen (Zellen und Wirkstoffe) ▸ (Verbrennung zur Energiegewinnung)

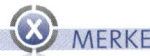 MERKE

Termini:

Kohlenhydrate	Saccharide
Fette	Lipide
Eiweiße	Proteine

1.2 Die nichtenergieliefernden Nährstoffe

In der Nahrung des Menschen sind nicht nur die energieliefernden Nährstoffe Kohlenhydrate, Fette und Eiweiße enthalten, sondern auch

► Wasser

► Vitamine

► Mineralstoffe (Salze) und Spurenelemente

► Ballaststoffe

► Farb-, Duft- und Geschmacksstoffe.

Der menschliche Körper besteht zu etwa 50 bis 60 % aus **Wasser**. Etwa drei Viertel davon befinden sich in den Zellen, das restliche Viertel im Blut, in der Lymphe und in der Flüssigkeit zwischen den Zellen. Das Wasser ist das wichtigste Lösungs- und Transportmittel des Körpers.

Vitamine sind lebensnotwendige Stoffe, die der Mensch nicht oder nur unzureichend selbst bilden kann und die er deshalb unbedingt mit der Nahrung aufnehmen muss. Der menschliche Organismus benötigt Vitamine zur Herstellung von lebensnotwendigen Wirkstoffen.

Viele Vitamine werden mit Buchstaben (A, B, C, D) bezeichnet, andere Vitamine werden nur mit ihrem chemischen Namen benannt. Von allen Vitaminen werden nur ganz geringe Mengen benötigt, aber bei Vitaminmangel oder starkem Überschuss an manchen Vitaminen kommt es zu meist sehr schweren Erkrankungen.

Die wichtigsten **Körpersalze** sind Kochsalz und Kalksalze. Kalksalze dienen dem Aufbau von Knochen und Zähnen, Kochsalz hält das Wasser in den Geweben und ist – gemeinsam mit Kalksalzen – notwendig zur Leitung von Nervenimpulsen.

Spurenelemente kommen in der Nahrung und im Körper nur in winzigen Mengen („Spuren") vor. Zu den lebensnotwendigen Spurenelementen gehören beispielsweise Eisen (Bestandteil des roten Blutfarbstoffs), Jod (Bestandteil der Schilddrüsenhormone) und Fluor (Bestandteil des Zahnschmelzes).

Ballaststoffe, z. B. Zellulose und Pektin, dienen der Darmfüllung und sorgen so dafür, dass dieses Organ seine Muskelbewegungen ausführt.

Farb-, Duft- und Geschmacksstoffe machen das Essen zu einem sinnlichen Vergnügen. Sie regen die Verdauungstätigkeit unserer Organe an.

nichtenergieliefernde Nährstoffe	Aufgaben
Wasser	Lösungs- und Transportmittel
Vitamine	Baustoff für körpereigene Wirkstoffe
Mineralsalze	► Baustoff für körpereigene Substanzen
	► Mitarbeit bei der Regulation des Wasserhaushalts
	► Beteiligung an der Arbeit des Nervensystems
Spurenelemente	Baustoffe für körpereigene Substanzen
Ballaststoffe	Anregung der Darmbewegungen
Farb-, Duft- und Geschmacksstoffe	Anregung der Verdauungstätigkeit

2. Chemischer Aufbau der energieliefernden Nährstoffe

Die Energieträger Kohlenhydrate, Fette und Eiweiße sind kompliziert aufgebaute chemische Substanzen. Ihre Moleküle sind in der Regel sehr groß; man nennt sie Makromoleküle. Diese Makromoleküle bestehen aus kleineren Molekülen, den sog. Bausteinen.

Die **Kohlenhydrate** werden auch als **Zucker** bezeichnet. Sie bestehen aus den Elementen Kohlenstoff (C), Wasserstoff (H) und Sauerstoff (O), die sich zu einem eckigen Molekül zusammenschließen. Dieses Molekül ist ein Einfachzucker, der Baustein aller Kohlenhydrate. Es gibt verschiedene Einfachzucker, z. B. Glukose, Galaktose.

Man unterscheidet:

► Einfachzucker (ein Baustein)

► Zweifachzucker (zwei Bausteine)

► Vielfachzucker (viele Bausteine).

Ein bekannter Einfachzucker ist der Traubenzucker. Der normale Haushaltszucker (Rübenzucker) ist ein Zweifachzucker. Einfach- und Zweifachzucker schmecken süß. Vielfachzucker sind pflanzliche Stärke (aus 250 bis 300 Bausteinen), tierische Stärke (aus 1.000.000 bis 16.000.000 Bausteinen) und Zellulose (aus 8.000 bis 12.000 Bausteinen); sie schmecken nicht süß (siehe Abb. 10.1).

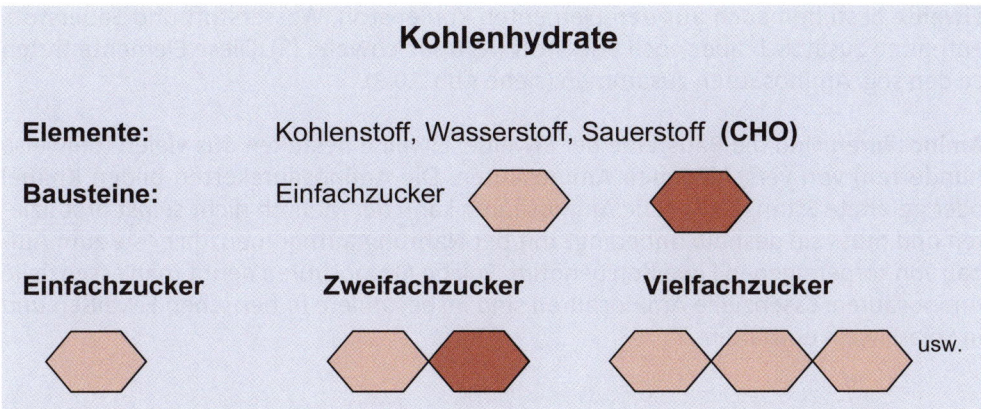

Abb. 10.1: Aufbau der Kohlenhydrate (Modell)

Fette bestehen ebenfalls aus den Elementen Kohlenstoff, Wasserstoff und Sauerstoff, welche die Bausteine Glyzerin und Fettsäuren bilden (siehe Abb. 10.2). Ein Fett ist immer aus einem Glyzerin und jeweils drei Fettsäuren (z. B. Ölsäure, Buttersäure) aufgebaut.

Die verschiedenen Fette unterscheiden sich nur in der Art der Fettsäuren. Manche Fettsäuren kann der Mensch nicht selbst herstellen, sondern muss sie mit der Nahrung aufnehmen, da er sie zum Aufbau von körpereigenen Substanzen benötigt. Solche Fettsäuren bezeichnet man als **essenzielle Fettsäuren** (auch – vereinfacht – ungesättigte Fettsäuren genannt). Ungesättigte Fettsäuren sind insbesondere in Pflanzen- und Fischölen enthalten.

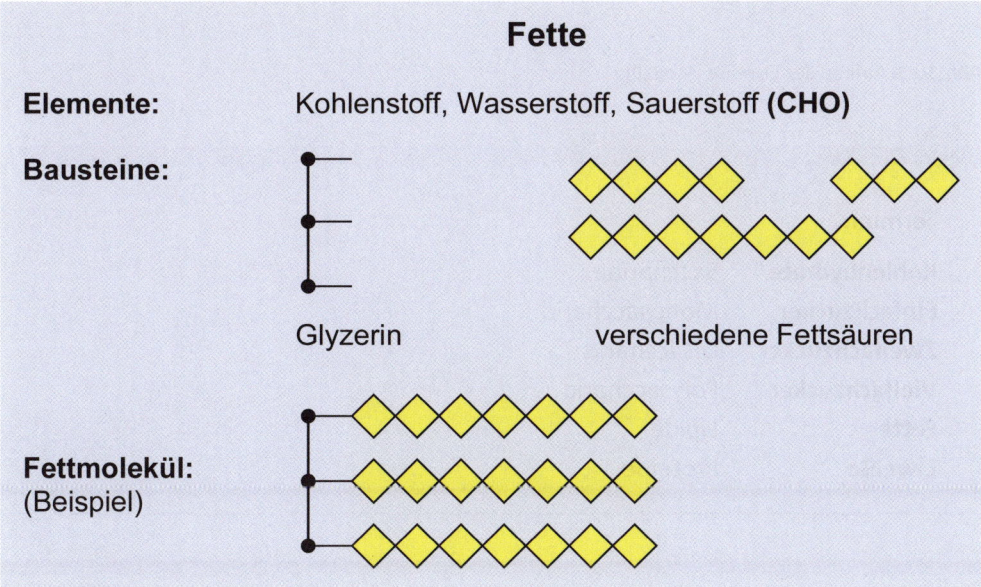

Abb. 10.2: Aufbau der Fette (Modell)

Eiweiße bestehen auch aus den Elementen Kohlenstoff, Wasserstoff und Sauerstoff, enthalten zusätzlich aber noch Stickstoff (N) und Schwefel (S). Diese Elemente treten zu den sog. Aminosäuren zusammen (siehe Abb. 10.3).

Aminosäuren sind die Bausteine der Eiweiße. Eiweiße bestehen aus vielen (teilweise hunderten) von verschiedenen Aminosäuren. Die Aminosäureketten bilden Knäuel oder gefaltete Stränge. Manche Aminosäuren kann der Mensch nicht selbst produzieren und muss sie deshalb unbedingt mit der Nahrung aufnehmen, da er sie zum Aufbau von körpereigenen Eiweißen benötigt. Solche Aminosäuren nennt man essenzielle Aminosäuren. Essenzielle Aminosäuren sind insbesondere in tierischen Eiweißen und in Soja-Eiweiß enthalten.

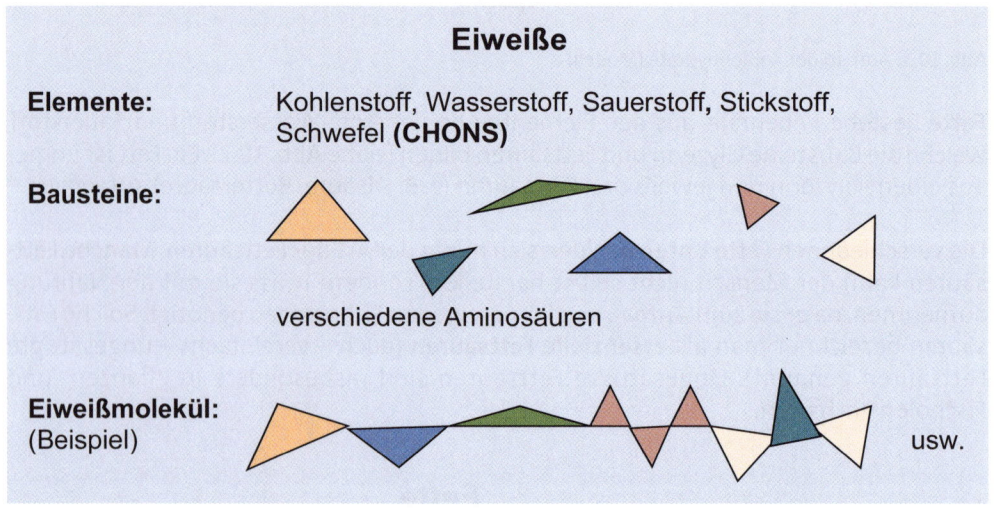

Abb. 10.3: Aufbau der Eiweiße (Modell)

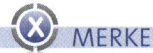 MERKE

Termini:

Kohlenhydrate	Saccharide
Einfachzucker	Monosaccharid
Zweifachzucker	Disaccharid
Vielfachzucker	Polysaccharid
Fette	Lipide
Eiweiße	Proteine

3. Energiegehalt – Energiebedarf

Die Nahrungsmittel, die wir zu uns nehmen, enthalten unterschiedlich viel Energie, d. h. bei der Verbrennung dieser Nahrungsmittel in den Zellen wird unterschiedlich viel Energie frei, die der Organismus nutzen kann.

Die Energie, die wir in unseren Zellen durch Verbrennung gewinnen können, misst man in den Einheiten Joule oder Kalorien.

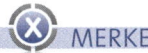 MERKE

- ► 1 Joule (J) ist die Energie, die benötigt wird, um einen Körper mit der Masse von 102 g einen Meter zu heben.
- ► 1.000 Joule sind 1 Kilojoule (kJ), 1 Kalorie (cal) = 4,2 Joule, 1.000 Kalorien sind 1 Kilokalorie (kcal).
- ► 1 g Eiweiß oder 1 g Kohlenhydrat enthalten 17 kJ (= ca. 4 kcal), 1 g Fett enthält 39 kJ (= ca. 9 kcal).

Der Organismus eines Menschen ist ein kompliziertes Gebilde, zu dessen Erhaltung dauernde Energiezufuhr notwendig ist. Selbst bei völliger Ruhe müssen lebenswichtige Körperfunktionen aufrechterhalten werden, dazu gehören die Atmung, die Herzarbeit und die Erhaltung der Körpertemperatur.

Die Energiemenge, die ein Mensch bei völliger Ruhe im Liegen zwölf Stunden nach der letzten Nahrungsaufnahme und einer Umgebungstemperatur von 20 °C durchschnittlich benötigt, nennt man **Grundumsatz**. Den Grundumsatz eines Menschen für 24 Stunden kann man nach einer Faustregel berechnen:

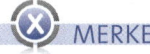 MERKE

- ► Körpergewicht in kg • 24 = Grundumsatz in Kilokalorien
- ► Körpergewicht in kg • 24 • 4,2 = Grundumsatz in Kilojoule.

Der Grundumsatz wird durch eine Reihe von Faktoren beeinflusst:

- ► Mit zunehmendem Alter verringert sich die Intensität der Stoffwechselprozesse und deshalb auch der Grundumsatz.
- ► Frauen haben einen höheren Fettanteil im Körper als Männer, Männer haben einen höheren Muskelanteil. Fett dient der Wärmeisolierung und ist ein „stoffwechselträges" Gewebe; Muskelgewebe verbraucht dagegen mehr Energie. Deshalb ist der Grundumsatz von Frauen niedriger als der von Männern.

Grundumsatz bei Alter		
in Jahren	Mann, 174 cm/70 kg	Frau, 166 cm/60 kg
15 - 18	7.900 kJ	6.200 kJ
19 - 25	7.300 kJ	6.000 kJ
36 - 50	6.800 kJ	5.600 kJ
51 - 65	6.200 kJ	5.200 kJ
66 - 75	5.800 kJ	5.000 kJ

Zusätzlich zu den Faktoren Alter und Geschlecht beeinflussen der körperliche und seelische Gesundheitszustand eines Menschen den Grundumsatz (z. B. erhöhen Fieber oder Dauerstress den Grundumsatz; bei seelischen Erkrankungen verlangsamen sich oft bestimmte Körperfunktionen, und der Grundumsatz nimmt infolgedessen ab).

Der Grundumsatz gibt nur die Energiemenge an, die ein Mensch bei völliger Ruhe bei 20 °C Umgebungstemperatur benötigt. Jede Tätigkeit erfordert Energie. Die Energiemenge, die ein Mensch zur Deckung seines Energiebedarfs im Tätigkeitszustand benötigt (dazu zählen alle Tätigkeiten, z. B. Haltung des Körpers beim Stehen oder Sitzen, Bewegungen, Arbeit, Aufrechterhaltung der Körpertemperatur bei Umgebungstemperaturen, die von 20 °C abweichen), nennt man **Leistungs- oder Arbeitsumsatz**. Der Leistungs- oder Arbeitsumsatz hängt von der Schwere der geleisteten Arbeit und der Umgebungstemperatur ab.

Energieverbrauch bei verschiedenen Tätigkeiten		
Tätigkeit	Energieverbrauch	Energiegehalt von Lebensmitteln (Beispiele)
1 Std. Schulunterricht	210 kJ	1 Apfel oder 1 Birne
20 Min. Geschirrspülen	106 kJ	1 Stück Würfelzucker
15 km Radfahren	1.260 kJ	1 Stück Obsttorte
80 Min. Wandern	1.675 kJ	1 Paar Würstchen
25 Min. Tischtennisspielen	420 kJ	1 Glas Bier
1 Std. Schwimmen	2.350 kJ	1 Tafel Schokolade

4. Ernährungsformen

Die ausgewogene Normalkost soll

▶ den Organismus mit ausreichender Energie versorgen

▶ die Nährstoffe Eiweiße, Fette und Kohlenhydrate etwa im Verhältnis 1:1:5/6 enthalten (gemessen in Gramm)

▶ den größten Teil der notwendigen Fette durch pflanzliche Fette decken

- ► Kohlenhydrate vor allem in Form von pflanzlicher Stärke zuführen
- ► eine ausreichende Menge an Ballaststoffen enthalten
- ► dem Körper etwa 2,5 Liter Flüssigkeit (Wasser) durch Trinken zuführen
- ► Vitamine, Salze und Spurenelemente in ausreichenden Mengen enthalten.

Eine solche Empfehlung zur Normalkost wird am besten erfüllt durch eine Ernährung, die reich an frischem Gemüse, Obst und Vollkornprodukten ist, tierische Produkte – vor allem Fleisch – nur mäßig enthält, Fett sparsam und überwiegend als pflanzliches Fett einsetzt und Getränke vor allem in Form von Wasser oder ungesüßten Säften beinhaltet.

Alte Menschen und Kinder haben einen von der Normalkost abweichenden Nahrungsbedarf, sowohl im Hinblick auf die zugeführte Energiemenge als auch in Bezug auf die Nahrungszusammensetzung. Während der Schwangerschaft gelten ebenfalls andere Ernährungsregeln. Besondere Diätformen sind nur bei bestimmten Krankheiten, z. B. bei Diabetes mellitus und Hypercholesterinämie, erforderlich.

5. Ernährungsbedingte Erkrankungen (Auswahl)

Hypovitaminose	Vitaminmangel
Avitaminose	ausgeprägter Vitaminmangel
Hypervitaminose	Vitaminüberschuss
Jodmangelstruma	Vergrößerung der Schilddrüse infolge Jodmangel
Malnutrition	Sammelbegriff für Fehl- und Unterernährung
Marasmus	hochgradige Abmagerung und allgemeiner Verfall
Kwashiorkor	Afrikanisches Wort für „roter Knabe"; schwere Ernährungsstörung (vor allem Eiweißmangel) bei Säuglingen und Kleinkindern mit hoher Sterblichkeit. Es treten charakteristische Verfärbungen von Haut und Haaren auf, Hauterkrankungen, Schwellungen, Apathie. Kwashiorkor ist eine sehr häufige Kinderkrankheit in den Ländern der dritten Welt.
Kachexie	Auszehrung, Kräfteverfall
Anorexie	Appetitlosigkeit
Anorexia nervosa	psychisch bedingte Magersucht
Bulimie	Heißhunger, Fresssucht
Bulimia nervosa	psychisch bedingte Fress-Brechsucht

6. Exkurs: „Adipositas"

Die Zahlen sind alarmierend: Zurzeit leiden in Deutschland über 50 % der Frauen und fast 70 % der Männer zwischen 18 und 79 Jahren an Übergewicht. Ein ästhetisches, aber noch mehr ein medizinisches Problem, denn Übergewicht, vor allem in der extremen Ausprägung der Fettsucht (Adipositas), verursacht zahlreiche Folgeerkrankungen!

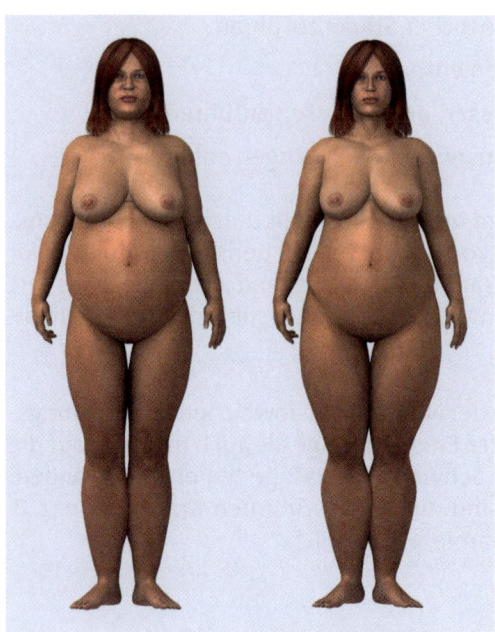

Abb. 10.4: Erscheinungsbilder der Adipositas

Übergewicht – Fettsucht

Übergewicht wird durch den Body-Mass-Index (BMI) definiert. Die WHO unterteilt in „Normalgewicht", „Übergewicht" und drei „Grade" der Fettsucht.

Klassifikation	BMI (kg/m²)
Normalgewicht	18,5 - 24,9
Übergewicht (Präadipositas)	25 - 29,9
Adipositas Grad I	30 - 34,9
Adipositas Grad II	35 - 39,9
Adipositas Grad III	größer als 40

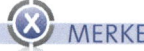 MERKE

Wie errechnet man den BMI?
Körpergewicht in kg dividiert durch Körpergröße in Metern zum Quadrat.

Beispiel: Ein Erwachsener hat ein Körpergewicht von 60 kg und ist 1,70 m groß.
60 : (1,70 • 1,70) = 60 : 2,89 = 20,8

Neben dem Body-Mass-Index spielt – insbesondere bei mäßigem Übergewicht – noch die Art der Fettverteilung eine Rolle. Man unterscheidet den – im Hinblick auf Folgekrankheiten – eher ungünstigen abdominellen Typ und den gluteal-femoralen Typ (siehe Abb. 10.5). Bei stärkerem Übergewicht (BMI 35 und höher) spielt die Fettverteilung allerdings kaum noch eine Rolle.

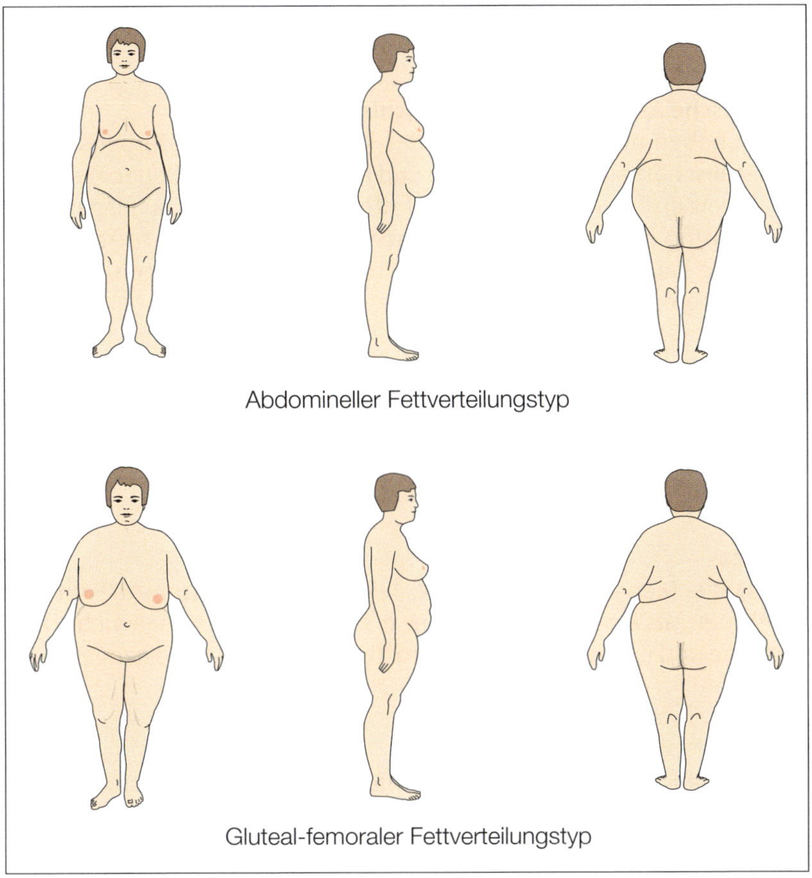

Abdomineller Fettverteilungstyp

Gluteal-femoraler Fettverteilungstyp

Abb. 10.5: Fettverteilungstypen

Folgekrankheiten
Eine Reihe von Krankheiten kann als direkte Folge einer Fettsucht auftreten (Folge- oder Begleiterkrankungen der Adipositas).

Vorwiegend körperliche Folge- und Begleiterkrankungen der Adipositas

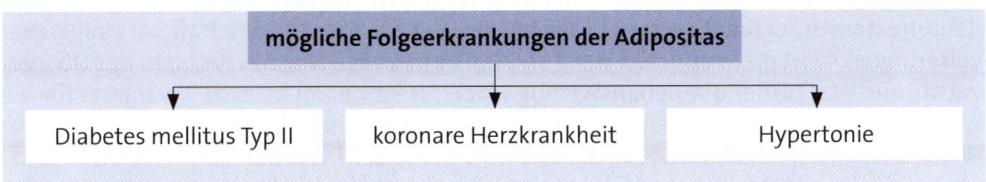

mögliche Folgeerkrankungen der Adipositas		
Diabetes mellitus Typ II	koronare Herzkrankheit	Hypertonie

Abb. 10.6: Häufige Folge- und Begleiterkrankungen der Adipositas

Neben den aufgeführten Krankheiten, die in direktem Bezug zu der Gefäßbelastung und der Störung des Stoffwechsels stehen, treten auch andere Krankheiten, beispielsweise Tumorerkrankungen (z. B. des Dick- und Mastdarms, der Bauchspeicheldrüse, der Prostata) bei adipösen Patienten deutlich häufiger auf als bei Normalgewichtigen. Außerdem zeigen viele Krankheiten bei vorliegendem Übergewicht einen ungünstigeren Verlauf.

Soziale und psychologische Aspekte des Übergewichts

Fettleibige Menschen haben nicht nur ein erhöhtes Krankheits- und Sterberisiko, sie werden in unserer Gesellschaft auch ausgegrenzt und müssen massive Benachteiligungen in ihrem Berufsleben und in ihrem privaten Umfeld hinnehmen. Da ausgeprägte Fettsucht besonders häufig in den unteren Sozialschichten vorkommt, trifft sie eine Bevölkerungsgruppe, die kaum über die Möglichkeiten verfügt, sich gegen diese Benachteiligungen zu wehren.

Übergewichtige Menschen haben oft ein geringeres Selbstwertgefühl; sie sind ängstlicher, unsicherer und depressiver als Normalgewichtige. Noch nicht geklärt ist, ob diese psychischen Phänomene bereits vor der Fettsucht vorliegen und zu dem gestörten Essverhalten führen (z. B. Essen als Ersatzbefriedigung bei fehlenden Erfolgserlebnissen), oder ob die Fettsucht Ursache der psychischen Leiden ist.

Ursachen der Adipositas

Es ist eine banale Aussage: Menschen werden dick, wenn sie mehr Energie (in Form von Nahrung) zu sich nehmen, als sie verbrauchen. Diese Störung des Gleichgewichts zwischen Energieaufnahme und Energieverbrauch wird durch endogene und exogene Faktoren verursacht.

Exogene Faktoren

Als exogen bezeichnet man alle Faktoren, die nicht das Erbgut eines Menschen betreffen. Ist von Übergewicht die Rede, so sind die exogenen Faktoren leicht auszumachen: Zu viel energiereiche Nahrung – zuwenig Bewegung!

Warum essen Menschen mehr als sie benötigen?

Im Verlauf der Entwicklungsgeschichte des Menschen stand Nahrung niemals ständig zur Verfügung. Einen Evolutionsvorteil hatten jene Menschen, welche die verfügbare Nahrung besonders reichlich aufnahmen, also einen ausgeprägten Appetit hatten, und die Nahrung besonders gut verwerteten. Sie legten in Zeiten des Nahrungsüberangebots besonders große Fettreserven an, von denen sie in Notzeiten zehren konnten.

Als es im Verlauf der kulturellen Entwicklung des Menschen durch bessere Anbaumethoden, effektivere Tierzucht und vor allem immer bessere Vorratswirtschaft bei einigen Bevölkerungen nicht mehr zu Notzeiten kam, trat zum ersten Mal das Problem des Übergewichts auf. Was bisher überlebenswichtig war („Iss so viel du kannst!") war jetzt für die Gesundheit gefährdend. Einen guten Appetit zu haben und viel, zu viel zu essen ist also vermutlich eine Verhaltensweise, die uns im Verlauf der Evolution „in Fleisch und Blut" übergegangen ist. Weniger zu essen bedarf einer bewussten Willensanstrengung gegen die Signale aus unserem Inneren! Ist das Erbgut also doch am Übergewicht beteiligt?

Endogene Faktoren

Es gibt eine seltene monogene Adipositasform (monogen bedeutet: nur ein Genpaar ist verantwortlich für die Eigenschaft. Man erbt von diesem Paar das Gen von einem Elternteil oder – noch viel seltener – zweimal von beiden Elternteilen). Das „schuldige" Gen ist vermutlich das Leptin-Gen. Aber es ist nur in ganz wenigen Fällen für eine Adipositas verantwortlich zu machen.

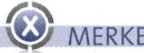 MERKE

Leptinhypothese

► Leptin ist ein Eiweiß, das vom menschlichen Fettgewebe produziert wird.

► Leptin zeigt den Füllungszustand der Fettzellen an.

► Nimmt ein Mensch Nahrung zu sich, steigt die Leptinproduktion.

► Ein steigender Leptinspiegel wirkt auf den Hypothalamus (ein Teil des Gehirns).

► Der Hypothalamus signalisiert daraufhin „Sättigungsgefühl". Der Mensch hört auf zu essen.

► Fehlt das Leptin bzw. ist es in nur geringer Konzentration oder in einer unwirksamen Variante vorhanden, fehlt dem Patienten das Sättigungsgefühl und er isst immer weiter.

Monogene Ursachen der Fettsucht sind selten. Sehr viel häufiger sind polygene Dispositionen (polygen bedeutet, dass mehrere Gene gleichzeitig für ein Merkmal verantwortlich sind). Man kennt bislang über 100 Gene, die in einer Beziehung zur Entstehung der Adipositas stehen, und zwar nicht in dem Sinne, dass sie direkt eine Fettsucht verursachen, sondern den entsprechenden Menschen besonders empfänglich für Umweltfaktoren (zu viel Essen + zu wenig Bewegung) machen, die das Gewicht steigen lassen.

Therapie

Die WHO gibt Therapieziele vor, um eine deutliche Verminderung der Erkrankungs- und Sterberate bei Übergewichtigen zu erreichen.

Grad des Übergewichts	angestrebte Gewichtsabnahme
Übergewicht (Präadipositas)	5 %
Adipositas Grad I	mehr als 5 %
Adipositas Grad II	mehr als 10 %
Adipositas Grad III	mehr als 20 %

Zur Behandlung der Adipositas stehen drei Therapieformen zur Verfügung: Ernährungs- und Bewegungstherapie, medikamentöse Therapie und operative Therapie.

Ernährungs- und Bewegungstherapie

Liegt die aufgenommene Energiemenge unter der verbrauchten Energiemenge, baut der Organismus körpereigene Energiereserven ab: Das Gewicht sinkt. Der Patient muss also durch eine kalorienarme Diät seine Energieaufnahme senken und durch Bewegung seinen Energieverbrauch steigern. Das tägliche Energiedefizit sollte bei 500 bis 800 kcal täglich liegen (leicht kalorienarme Diät).

Untersuchungen haben gezeigt, dass der Erfolg der Ernährungs- und Bewegungstherapie gerade bei schwer adipösen Patienten sehr gering ist. Zum einen kommt es auch bei langfristigen Diätprogrammen oft zum sog. Jo-Jo-Effekt (Gewichtsabnahme – Gewichtszunahme – Gewichtsabnahme – usw.). Zum anderen ist eine Gewichtsabnahme von 5 bis 10 % durch Ernährungs- und Bewegungstherapie zwar relativ schnell zu erreichen, und ein Patient mit leichtem bis mittlerem Übergewicht kann einen deutlichen Erfolg erleben. Für einen Patienten, der 50 kg und mehr Übergewicht hat, ist die Reduktion des Körpergewichts um 10 % aber kaum wahrnehmbar.

Medikamentöse Therapie

In den 60er und 70er Jahren des vorigen Jahrhunderts kamen sog. Appetitzügler auf den Markt – und schnell in Verruf wegen teilweise ernster Nebenwirkungen. Auch modernere Appetitzügler aus den 1990iger Jahren wurden mit schweren Begleiterscheinungen in Beziehung gebracht. In Deutschland werden heute die Substanzen Sibutramin (Reductil®) und Orlistat (Xenical®) therapeutisch eingesetzt:

▸ Sibutramin wirkt im Sättigungszentrum des Hypothalamus, ist also ein Appetitzügler. Als Nebenwirkungen können Mundtrockenheit, Obstipation, Schlafstörungen und leichte Tachykardie sowie Hypertonie auftreten.

▸ Orlistat behindert die Fettresorption im Dünndarm. Nebenwirkungen sind weicher bis flüssiger Stuhl, in seltenen Fällen Stuhlinkontinenz sowie eine leichte Behinderung der Resorption fettlöslicher Vitamine.

Zu den dauerhaften Erfolgen der medikamentösen Therapie muss – wie zur Ernährungs- und Bewegungstherapie – leider festgestellt werden, dass nach Absetzen der Medikamente bei sehr vielen Patienten das Gewicht sofort wieder steigt. Und für den schwer adipösen Patienten ist die durchschnittlich erreichte Gewichtsreduktion viel zu gering.

Operative Therapie

Für schwer adipöse Patienten, die bereits mehrere fehlgeschlagene Versuche zur deutlichen Gewichtsabnahme mithilfe der Ernährungs- und Bewegungstherapie und der medikamentösen Therapie hinter sich haben und bereits unter Folgeerkrankungen der Adipositas leiden, die ein ständiges Hungergefühl haben und evtl. Heißhungerattacken erleben, gibt es als letzte Möglichkeit die Hilfe durch eine Operation.

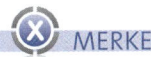 MERKE

Operationen zur Therapie der Adipositas sind keine Schönheitsoperationen! Sie sind die letzte Hilfe für verzweifelte Patienten, die bereits „alles versucht haben", deren Lebensqualität denkbar gering ist und bei denen Folgekrankheiten der Adipositas bereits die ersten Spuren hinterlassen haben.

Bei den operativen Therapien kann man grundsätzlich unterscheiden zwischen Verfahren, welche

▶ die Aufnahme zu großer Nahrungsmengen verhindern (restriktive Verfahren)

▶ die Resorption von Nährstoffen im Dünndarm (malabsorptive Verfahren) verhindern

▶ Kombinationsverfahren (restriktiv/malabsorptiv).

In Deutschland werden restriktive und Kombinationsverfahren angewendet.

Restriktives Verfahren: verstellbares Magenband
Ein verstellbares Silikonband umschnürt den Magen in seinem oberen Abschnitt und unterteilt ihn in einen oberen kleinen Abschnitt und das restliche Organ. Schon kleine Nahrungsmengen verursachen durch die Dehnung in der abgetrennten Magentasche ein Sättigungsgefühl. Wird zuviel gegessen, treten Übelkeit und Erbrechen auf. Der Adipositas-Patient wird so gezwungen, sein Essverhalten zu ändern. Das Magenband kann jederzeit entfernt werden, muss aber in der Regel lebenslang getragen werden, da nach seiner Entfernung das Körpergewicht meist wieder schnell ansteigt.

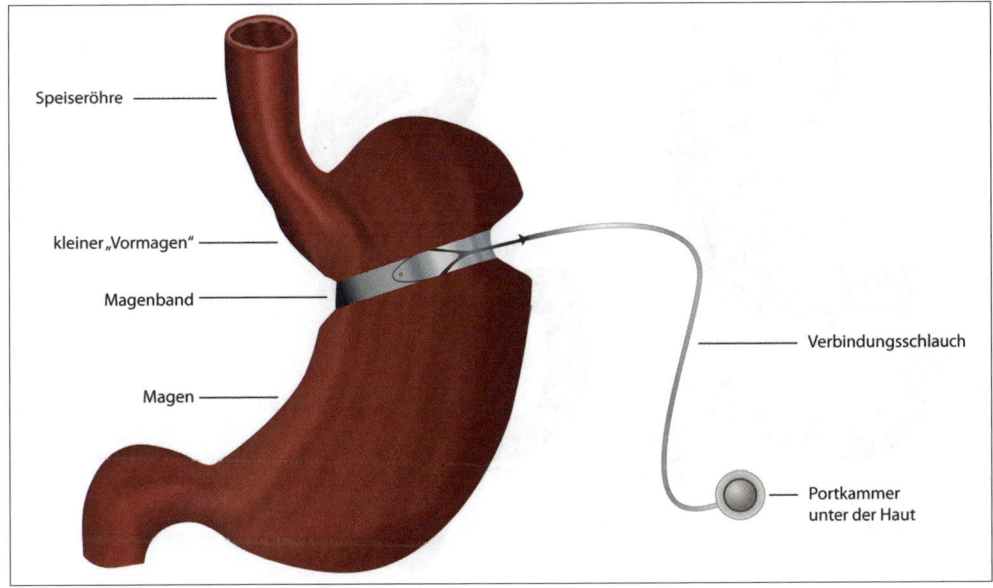

Abb. 10.7: Magenband

Restriktiv/malabsorptives Kombinationsverfahren: Magenbypass

Ein kleinerer oberer Teil des Magens wird durch Nähte abgetrennt und mit dem mittleren Dünndarm unter Umgehung des Zwölffingerdarms verbunden. Damit Galle und Pankreassäfte für einen möglichst ungestörten Nahrungsabbau in den Darm gelangen können, wird eine Verbindung zwischen Zwölffingerdarm und unterem Dünndarm geschaffen. Die kleine Magentasche verhindert, dass größere Nahrungsmengen aufgenommen werden (vgl. Magenband). Weil der Nahrungsbrei erst spät mit Galle und Pankreasenzymen in Berührung kommt, wird die Nährstoffresorption vermindert. Der Patient lernt schnell und drastisch, dass zu große Nahrungsmengen und zuviel Zucker und Fett seinem Wohlbefinden schaden!

Der operative Eingriff ist in der Regel endgültig und nur im Sonderfall wieder rückgängig zu machen.

Die Erfolge der operativen Therapie sind beeindruckend: Im Verlauf von zwei Jahren verlieren die Patienten durchschnittlich 50 % ihres Übergewichts. Nach dem Magenbypass ist der Gewichtsverlust in der Regel ausgeprägter und dauerhafter, der operative Eingriff ist allerdings größer und mehr Nebenwirkungen können auftreten (z. B. Mangel an fettlöslichen Vitaminen und Mineralien, Malabsorption von Proteinen).

Für einen dauerhaften Erfolg der operativen Therapie ist entscheidend, dass die Patienten den ernsthaften Wunsch haben, ihre körperlichen und psychischen Probleme infolge ihres Übergewichts zu bekämpfen und auch etwas dafür tun wollen, d. h. die Therapieangebote von Ärzten, Ernährungsberatern, Psychotherapeuten, Krankengymnasten, Selbsthilfegruppen annehmen und befolgen. Nur dann kann ihnen die Operation langfristig zu besserer Lebensqualität verhelfen!

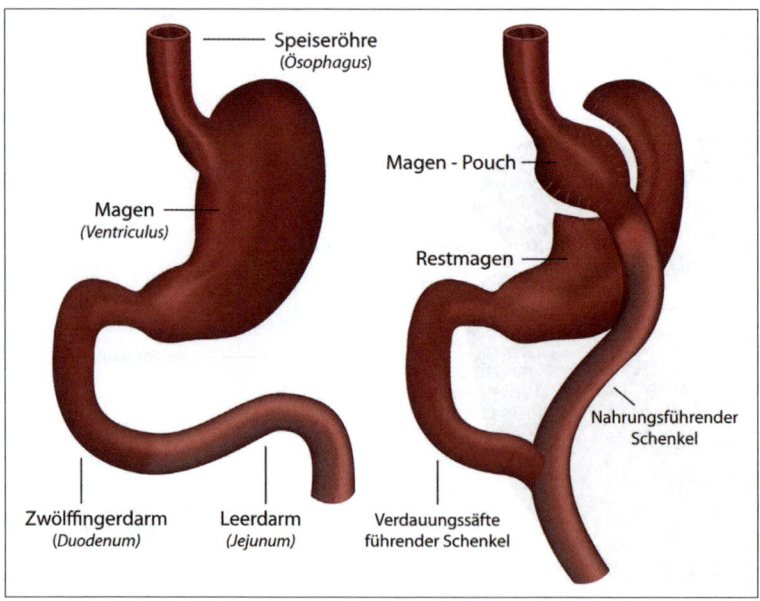

Speiseröhre
(Ösophagus)

Magen
(Ventriculus)

Magen - Pouch

Restmagen

Nahrungsführender
Schenkel

Zwölffingerdarm
(Duodenum)

Leerdarm
(Jejunum)

Verdauungssäfte
führender Schenkel

Abb. 10.8: Magenbypass

K. Verdauung

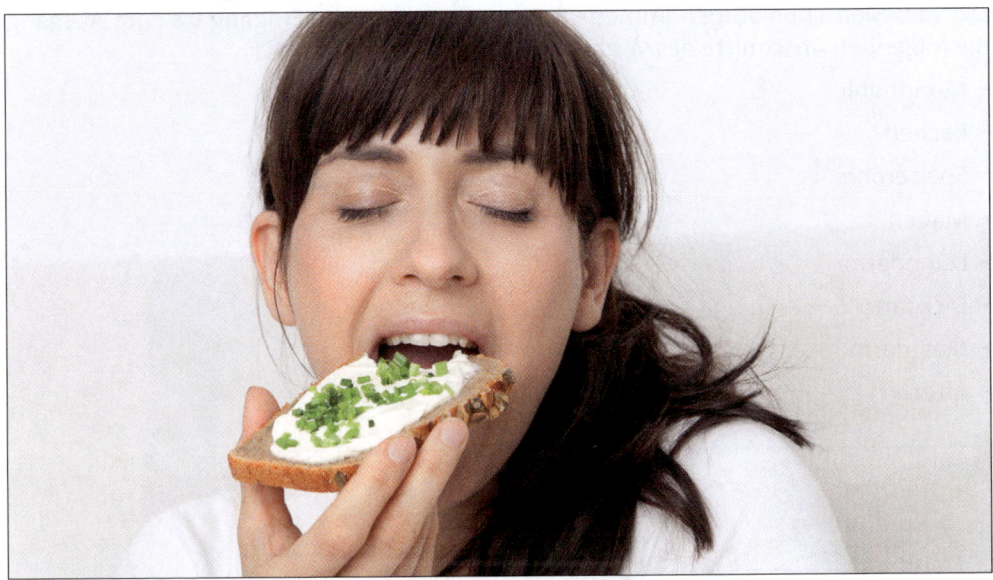

Die Nahrung des Menschen enthält – vorausgesetzt, er ernährt sich richtig – alle Eiweiße, Kohlenhydrate, Fette, Ballaststoffe, Vitamine, Mineralstoffe, Spurenelemente und so viel Wasser, wie er zur Deckung seines Energiebedarfs und zum Aufbau von Körpersubstanzen benötigt.

Diese Inhaltsstoffe der Nahrung sind, bis auf wenige Ausnahmen, jedoch so in den Nahrungsmitteln „verschlossen", dass sie für die Zellen des menschlichen Organismus nicht unmittelbar nutzbar sind. Die Nahrung des Menschen muss erst „aufgeschlossen" werden, danach müssen die Nährstoffe auch in alle Zellen gelangen. Und nicht alle Inhaltsstoffe der Nahrung kann der menschliche Organismus gebrauchen. Diese unverdaulichen Substanzen sowie Stoffwechselabfälle, die im Organismus selbst entstehen, müssen den Körper auch wieder verlassen.

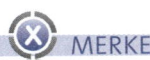 MERKE

Unter Verdauung versteht man:

► die mechanische Zerkleinerung der aufgenommenen Nahrung

► den chemischen Abbau der Nahrung in einfache Bausteine

► die Aufnahme der Nahrungsbausteine über die Darmschleimhaut in das Blut (Resorption)

► die Ausscheidung von unverdaulichen Nahrungsbestandteilen und Stoffwechselabfällen.

1. Verdauungsorgane

Die vom Menschen aufgenommene Nahrung passiert vom Eingang bis zum Ausgang die folgenden Abschnitte des Verdauungskanals (siehe Abb. 11.1):

► Mundhöhle

► Rachen

► Speiseröhre

► Magen

► Dünndarm

► Dickdarm

► Mastdarm

► After.

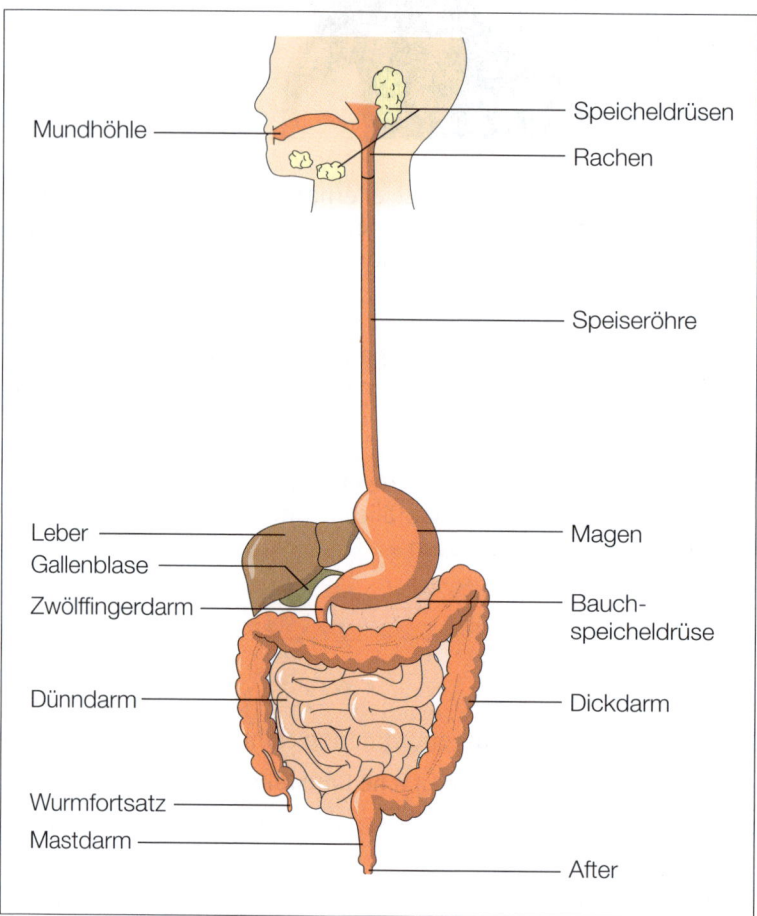

Abb. 11.1: Das Verdauungssystem des Menschen

Der gesamte Verdauungskanal ist mit Schleimhaut ausgekleidet. Dem Verdauungskanal sind die beiden großen, an der Verdauung beteiligten Drüsen Leber und Bauchspeicheldrüse sowie zahlreiche kleinere Drüsen zugeordnet.

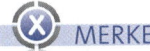 MERKE

Termini:

Mundhöhle	Cavum oris
Rachen	Pharynx
Speiseröhre	Ösophagus
Magen	gr. Gaster, lat. Ventriculus
Dünndarm	Intestinum tenue
Dickdarm	Intestinum crassum
Mastdarm	Intestinum rectum
After	Anus
Leber	Hepar
Bauchspeicheldrüse	Pankreas

1.1 Mundhöhle und Rachen

Nach der Prüfung auf Aussehen und Geruch gelangt die Nahrung in die Mundhöhle, die erste Station des Verdauungskanals.

Die **Mundhöhle** wird vorn durch die Lippen, seitlich durch die Wangen, unten durch den Mundboden und oben durch den harten und weichen Gaumen begrenzt. Sie ist mit Schleimhaut ausgekleidet und geht hinten in den Rachen über (siehe Abb. 11.2).

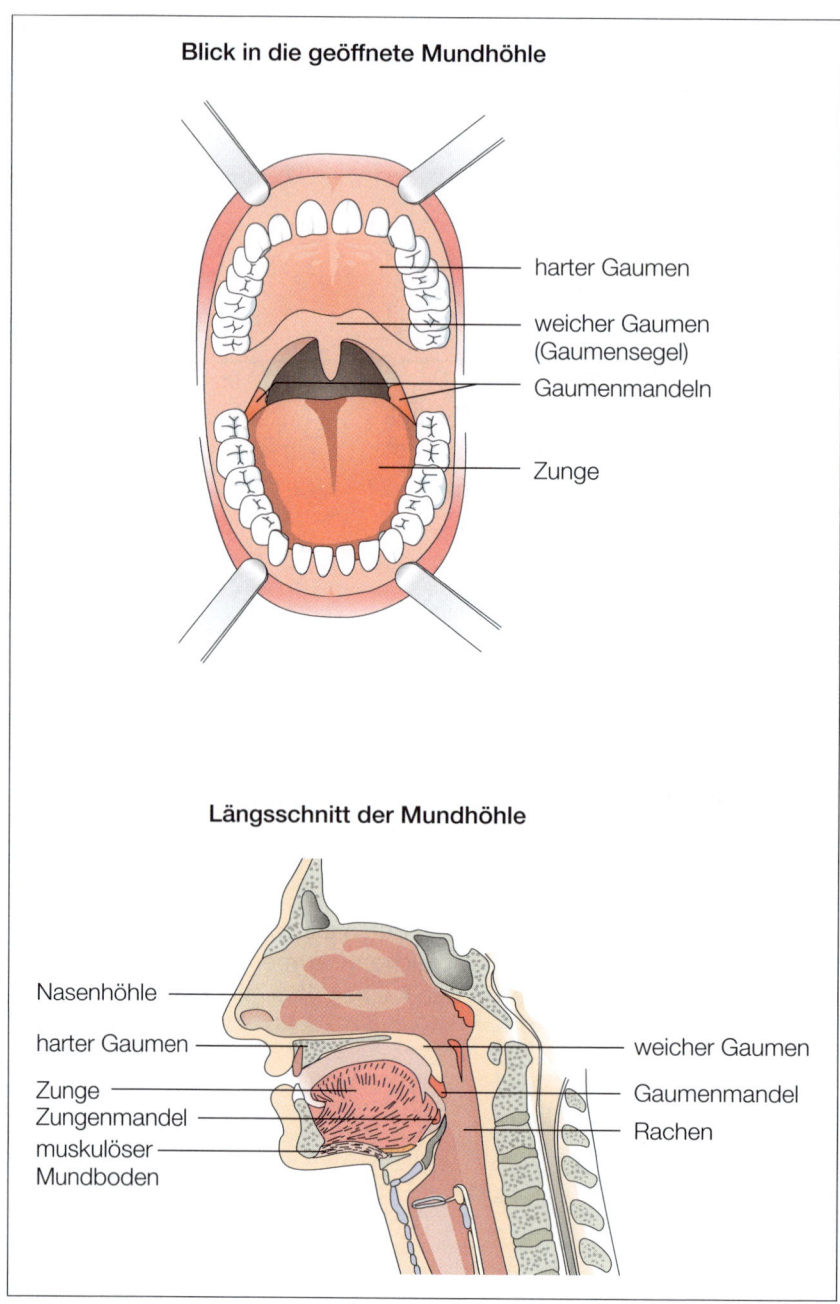

Blick in die geöffnete Mundhöhle

harter Gaumen

weicher Gaumen (Gaumensegel)

Gaumenmandeln

Zunge

Längsschnitt der Mundhöhle

Nasenhöhle

harter Gaumen

Zunge
Zungenmandel
muskulöser Mundboden

weicher Gaumen

Gaumenmandel

Rachen

Abb. 11.2: Mundhöhle

In der Mundhöhle wird die Nahrung durch die Geschmacks- und Tastorgane auf der Zunge und in der Mundschleimhaut überprüft. Die Zähne zerkleinern die Nahrungsbrocken, die Zunge zerquetscht und der Speichel verklebt sie zu einem schluckfähigen Brei.

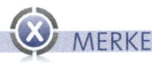 MERKE

Termini:

Lippe	Labium, Labia (Mz.)	**Zahn**	Dens, Dentes (Mz.)
Wange	Bucca, Buccae (Mz.)	**Zunge**	lat. Lingua, gr. Glossis
Mundboden	Diaphragma oris	**Speichel**	Saliva
Gaumen	Palatum	**Speicheldrüse**	Glandula salivalis

Insgesamt besitzt der erwachsene Mensch 32 Zähne, jeweils im Ober- und Unterkiefer vier Schneidezähne, zwei Eckzähne, vier Vorbackenzähne und sechs Backenzähne. Mithilfe der Schneide- und Eckzähne wird die Nahrung abgebissen, die Vorbacken- und Backenzähne zermahlen die Nahrungsbissen. Die Zunge schiebt dabei die Nahrung immer wieder zwischen die Zahnreihen. Die Kaubewegungen der Zahnreihen werden durch die Kaumuskulatur ermöglicht.

Um die Nahrung schluckfähig zu machen, wird sie eingespeichelt. Der Mensch besitzt zahlreiche kleine Speicheldrüsen in der Mundschleimhaut und drei paarige große Speicheldrüsen (siehe Abb. 11.3):

▸ die Ohrspeicheldrüsen, die unter und vor dem Ohr liegen

▸ die Unterkieferspeicheldrüsen, die am Unterkieferwinkel liegen

▸ die Unterzungenspeicheldrüsen unterhalb der Zunge.

Pro Tag bilden alle Speicheldrüsen zusammen etwa 1 bis 1,5 Liter Speichel.

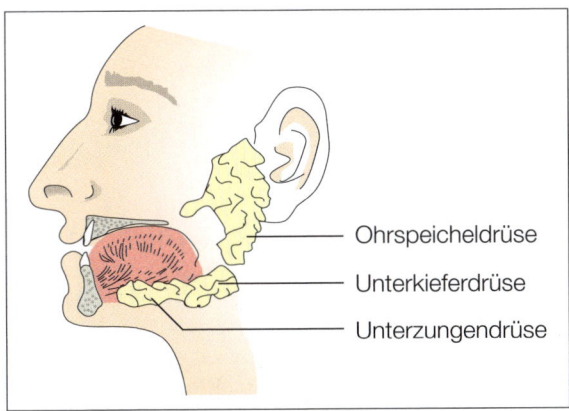

Abb. 11.3: Die großen Speicheldrüsen

Ist die Nahrung ausreichend zerkleinert und eingespeichelt, drückt die Zunge die Speise nach hinten in den **Rachen**. Sobald der Nahrungsbrei den weichen Gaumen berührt, setzt der Schluckreflex ein (der weiche Gaumen hebt sich und verschließt die Nasenhöhle, der Kehldeckel senkt sich und versperrt den Eingang zur Luftröhre, vgl. Kapitel Atmung). Der Nahrungsbrei gleitet durch den Rachen in die Speiseröhre.

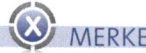 MERKE

Termini:

Ohrspeicheldrüse	Glandula parotis
Unterkieferspeicheldrüse	Glandula submaxillaris
Unterzungenspeicheldrüse	Glandula sublingualis

1.2 Speiseröhre und Magen

Die **Speiseröhre** ist ein muskulöser, innen mit Schleimhaut ausgekleideter Schlauch, der die Nahrung durch Muskelbewegungen weiterbefördert. Die Speiseröhre mündet in den Magen.

Der **Magen** liegt links oben in der Bauchhöhle und ist ein muskulöses, mit Schleimhaut ausgekleidetes Hohlorgan. Im gefüllten Zustand besitzt der Magen beim Menschen meist eine „Angelhakenform"; die innere, kürzere Krümmung bezeichnet man als kleine Kurvatur, die äußere, längere als große Kurvatur.

Man unterscheidet am Magen folgende Regionen (siehe Abb. 11.4):

- das Mündungsgebiet der Speiseröhre, den Magenmund
- die Magenkuppel
- den Magenkörper
- den Magenausgang
- den Magenpförtner.

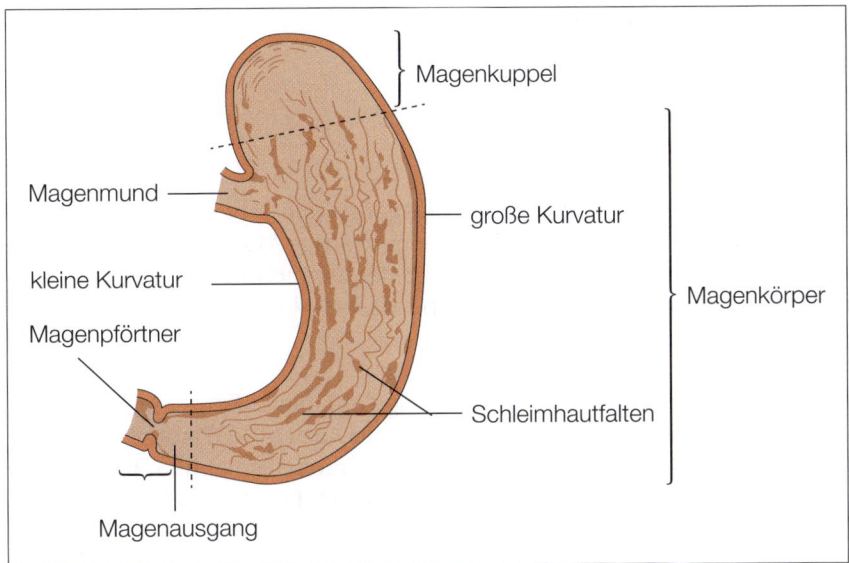

Abb. 11.4: Der Magen

Im Magen wird die Nahrung durch die Arbeit der Magenmuskeln durchmischt und langsam weiterbefördert. Das Innere des Magens ist mit Schleimhaut ausgekleidet, die pro Tag bis zu drei Liter Magensaft produziert. Der Magensaft besteht aus Schleim und enthält Salzsäure sowie körpereigene Wirkstoffe für den chemischen Abbau der Eiweiße (s. u.). Den Magenausgang wird durch einen Ringmuskel, den Magenpförtner, verschlossen. Er sorgt dafür, dass der Speisebrei nur portionsweise an den Darm abgegeben wird.

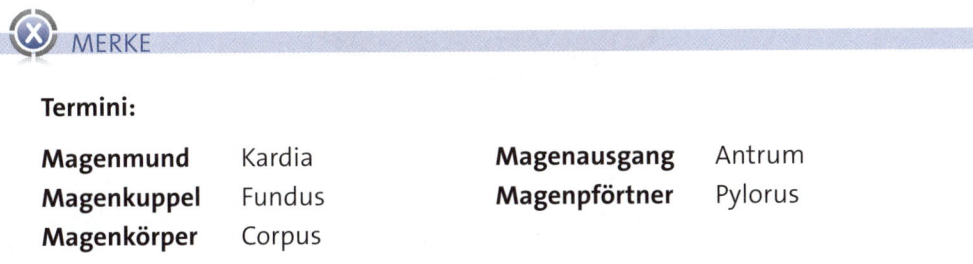

MERKE

Termini:

Magenmund	Kardia	**Magenausgang**	Antrum
Magenkuppel	Fundus	**Magenpförtner**	Pylorus
Magenkörper	Corpus		

1.3 Dünndarm

Der Magen mündet mit dem Magenpförtner in den Dünndarm. Der Dünndarm erstreckt sich in einer Länge von ca. 3 bis 3,50 m vom Magenpförtner bis zum Dickdarm. Die Aufgaben des Dünndarms bestehen in dem chemischen Abbau der Nahrung und der Aufnahme der Nahrungsbausteine durch die Darmwand in das Blut.

Man unterscheidet am Dünndarm die Abschnitte

- ► Zwölffingerdarm (ca. 30 cm lang)
- ► Leerdarm (ca. 120 cm lang)
- ► Krummdarm (ca. 180 cm lang).

In den Zwölffingerdarm münden die Ausführungsgänge von Leber bzw. Gallenblase und Bauchspeicheldrüse. Der Dünndarm besitzt eine kräftige Muskelwand, die für die Darmbewegungen, die Peristaltik, sorgt. Außen ist der Dünndarm von dem Bindegewebe des Bauchfells umschlossen. Die innere Oberfläche wird von der Darmschleimhaut ausgekleidet, die den Darmsaft produziert.

Die Dünndarmschleimhaut ist in zahlreiche Falten gelegt, die außerdem noch fingerförmige Ausstülpungen, die sog. Zotten tragen (siehe Abb. 11.5). Dadurch wird die Oberfläche des Dünndarms erheblich vergrößert. Diese große Schleimhautoberfläche ist stark durchblutet und nimmt die Nährstoffbausteine in das Blut auf.

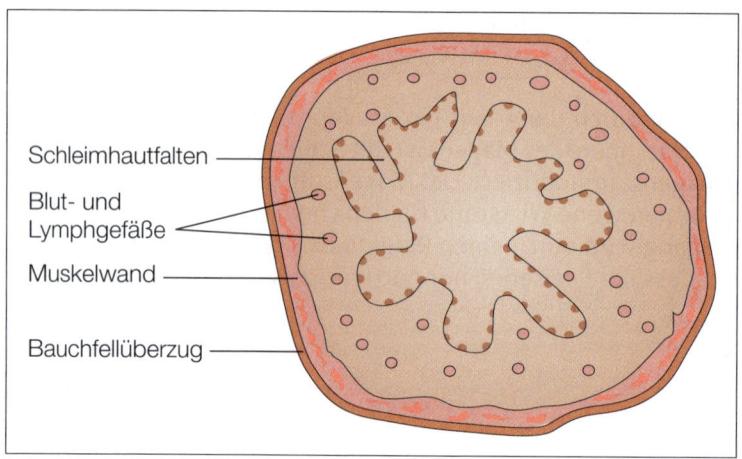

Schleimhautfalten

Blut- und Lymphgefäße

Muskelwand

Bauchfellüberzug

Abb. 11.5: Querschnitt durch den Dünndarm

⊗ MERKE

Termini:

Dünndarm	Intestinum tenue	**Leerdarm**	Jejunum
		Krummdarm	Ileum
Zwölffingerdarm	Duodenum	**Bauchfell**	Peritoneum

1.4 Dickdarm

Den auf den Dünndarm folgenden Darmabschnitt bildet der Dickdarm. Er gliedert sich in zwei Abschnitte:

► Blinddarm

► Grimmdarm.

Der **Blinddarm** mit dem Wurmfortsatz liegt an der Mündungsstelle des Dünndarms in den Dickdarm. Die Übergangsstelle ist durch zwei Schleimhautfalten verschlossen, die als Ventil den Rücktritt des Kots in den Dünndarm verhindern (siehe Abb. 11.6). Der Wurmfortsatz enthält zahlreiche Lymphfollikel und dient vermutlich der biologischen Abwehr von Krankheitserregern.

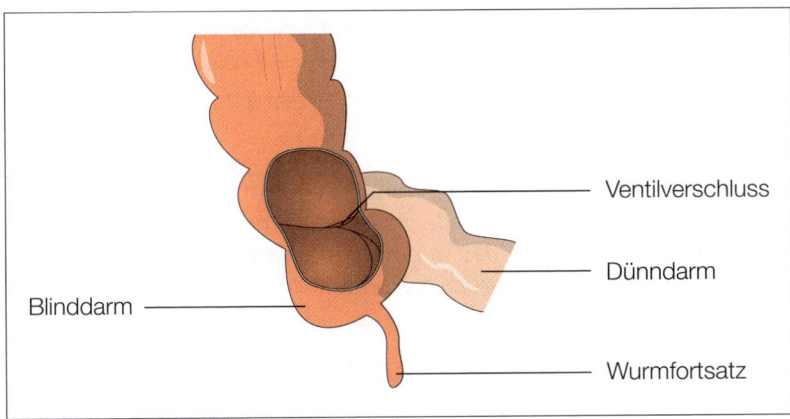

Abb. 11.6: Blinddarm

Am **Grimmdarm** unterscheidet man einen aufsteigenden, einen quer liegenden und einen absteigenden Ast sowie die s-förmige Sigma-Schleife (siehe Abb. 11.7).

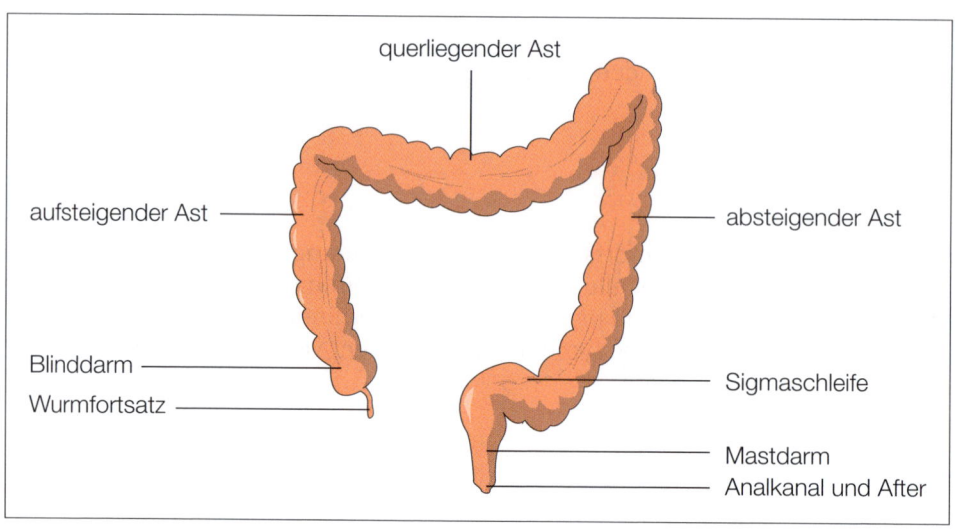

Abb. 11.7: Dickdarm und Mastdarm

Der Dickdarm wird von zahlreichen Bakterien bewohnt (sog. Darmflora), die die Rest-verdauung bewerkstelligen und in der Lage sind, einige Vitamine (K und B$_2$) zu bilden. Außerdem wird im Dickdarm das Wasser, das in den Verdauungssäften enthalten ist und dem Nahrungsbrei zugefügt wurde, zurückgewonnen.

MERKE

Termini:

Dickdarm	Intestinum crassum	**Wurmfortsatz**	Appendix vermiformis
Blinddarm	Zäkum	**Grimmdarm**	Kolon

1.5 Mastdarm

Den letzten Abschnitt des Verdauungskanals bildet der Mastdarm (Enddarm). Er be-steht aus dem Kotbehälter, in dem der Kot bis zur Entleerung aufbewahrt wird und dem Analkanal; hier liegen sehr viele Venen, die durch ihre Kissenwirkung den Kot zurück-halten. Verschlossen wird der Mastdarm nach außen durch den Ringmuskel am After, der willkürlich zur Kotentleerung erweitert werden kann, wenn ein bestimmter Fül-lungsgrad des Analkanals den Stuhldrang auslöst.

1.6 Bauchspeicheldrüse und Leber

Die **Bauchspeicheldrüse** ist ein lang gestrecktes Organ von ca. 75 g Gewicht. Sie produziert täglich etwa 1,5 Liter Bauchspeichel, der wichtige Verdauungsenzyme (vgl. Kapitel H) enthält. In das Drüsengewebe eingestreut liegen zahlreiche Zellverbände, die Hormone zur Regulation des Zuckerstoffwechsels produzieren und in ihrer Gesamtheit als Inselorgan bezeichnet werden. Der Hauptausführgang der Bauchspeicheldrüse mündet gemeinsam mit dem Gallengang in den Zwölffingerdarm.

Die **Leber** ist die größte Drüse und eines der wichtigsten Organe des menschlichen Organismus. Sie liegt im rechten Oberbauch unter der rechten Zwerchfellkuppel und liegt nach vorn der Bauchwand direkt an. Die Leber ist unterteilt in den rechten und den linken Leberlappen. Zwischen beiden Lappen – an der Leberpforte – treten auf der Rückseite die Leberarterie und die Pfortader in die Leber ein. Hier verlassen auch die beiden Lebergallengänge die Leber. Sie vereinigen sich zum gemeinsamen Lebergallengang, der sich mit dem Gallenblasengang zum Gallengang vereinigt (siehe Abb. 11.8). Der Gallengang mündet in den Zwölffingerdarm.

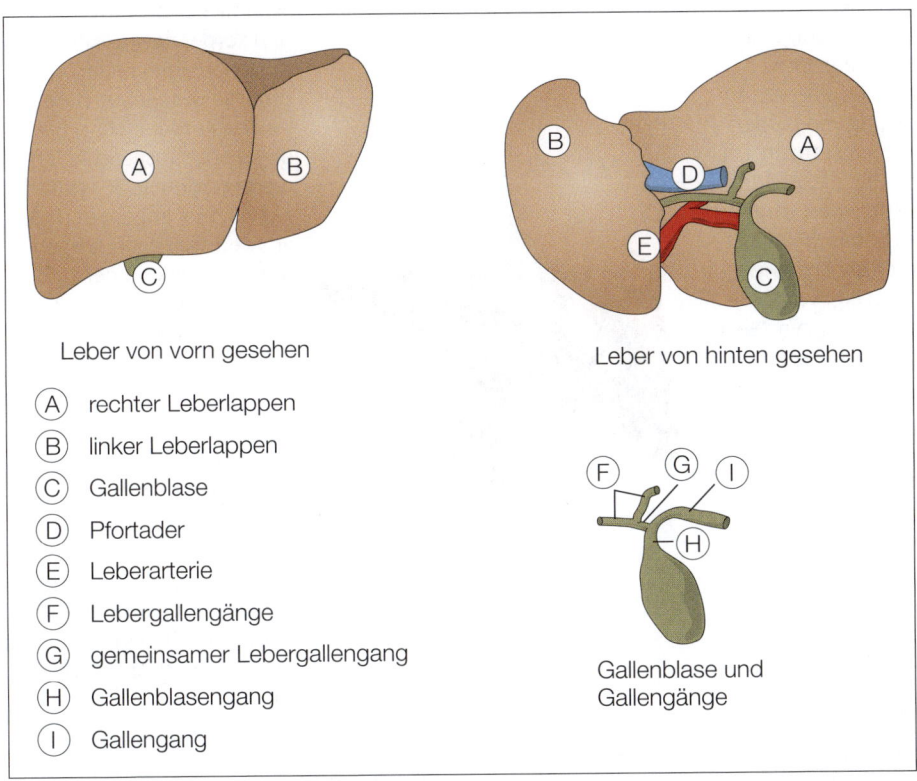

Leber von vorn gesehen

Leber von hinten gesehen

- (A) rechter Leberlappen
- (B) linker Leberlappen
- (C) Gallenblase
- (D) Pfortader
- (E) Leberarterie
- (F) Lebergallengänge
- (G) gemeinsamer Lebergallengang
- (H) Gallenblasengang
- (I) Gallengang

Gallenblase und Gallengänge

Abb. 11.8: Die Leber

Die Leber ist ein sehr intensiv durchblutetes Organ: Durch die Pfortader erhält sie den größten Teil des Blutes, das von den Verdauungsorganen, insbesondere vom Dünndarm kommt. In diesem Blut sind die Bausteine der Nahrungsbestandteile enthalten. Die Leber ist durch die Leberarterie direkt an die Hauptschlagader angeschlossen; alle Substanzen, die sich im Blut befinden, gelangen also auch in die Leber. Das Blut verlässt die Leber durch Venen, die in die untere Hohlvene münden. Die Leber erfüllt zahlreiche lebenswichtige Aufgaben (siehe Abb. 11.9).

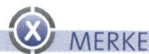 MERKE

Termini:

Leberpforte	Leberhilus	**Gallenblase**	Vesica fellea
Pfortader	Vena portae	**Gallenblasengang**	Ductus cysticus
Leberarterie	Arteria hepatica	**Gallengang**	Ductus choledochus
Lebergallengang	Ductus hepaticus		

intermediärer Stoffwechsel

In der Leber erfolgt ein großer Teil der vom Organismus geleisteten Herstellung von körpereigenen Substanzen. Die Herstellung dieser Substanzen erfordert umfangreiche chemische Arbeit, die durch die Enzyme bewerkstelligt wird. Die Leber ist das enzymreichste Organ des Körpers.

Immunabwehr

In den Wänden der Lebergefäße befinden sich Immunzellen (Phagozyten).

Vermutlich sind diese auch am Abbau der Erythrozyten beteiligt.

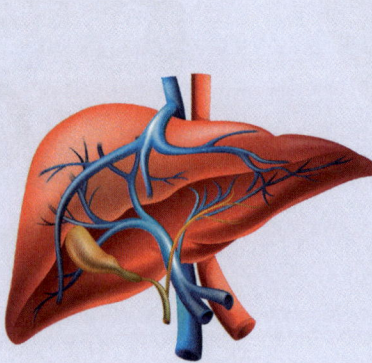

Entgiftung

Schädliche körperfremde und körpereigene Substanzen werden in der Leber so umgebaut, dass sie den Körper nicht schädigen oder ausgeschieden werden können. So wird z. B. Alkohol abgebaut und aus den stickstoffhaltigen Abbauprodukten der Eiweiße baut die Leber den Harnstoff auf, den die Nieren ausscheiden.

Blutbildung

In der Leber werden Fibrinogen und zahlreiche Blutgerinnungsfaktoren gebildet.

Für die Bildung der roten Blutkörperchen im Knochenmark speichert die Leber Eisen.

Drüsenfunktion

Das Drüsensekret der Leber ist die Galle, die Fette in feinste Tröpfchen zerteilt (emulgiert) und so für den chemischen Abbau vorbereitet. Die emulgierende Wirkung beruht auf den Gallensäuren, die in der Leber aus Cholesterin gebildet werden. Die grüngelbe Färbung der Galle stammt von den Gallenfarbstoffen. Diese bildet die Leber aus dem Hämoglobin der abgestorbenen roten Blutkörperchen, wobei sie den größten Teil des im Hämoglobin enthaltenen Eisens „rettet". Die Galle wird in der Gallenblase gespeichert. Mit der Galle können zahlreiche Abbauprodukte des Körpers ausgeschieden werden.

Abb. 11.9: Aufgaben der Leber

2. Abbau der Nahrung

Die mechanische Zerkleinerung der aufgenommenen Nahrung erfolgt vor allem durch die Kauarbeit der Zähne, aber auch durch die Muskelbewegungen der Zunge, welche die Nahrungsbrocken gegen den Gaumen zerquetscht, in geringerem Maße auch durch Muskelbewegungen der Magenwand.

Aber diese mechanische Zerkleinerung reicht nicht aus. Die energieliefernden Nährstoffe sind immer noch viel zu groß, um durch die Dünndarmwand in die Blutgefäße zu wandern und dann von dem Blut in alle Zellen transportiert zu werden. Die Nährstoffe Eiweiße, Kohlenhydrate und Fette müssen erst chemisch in ihre Bausteine zerlegt werden: Aminosäuren, Einfachzucker, Glyzerin und Fettsäuren.

Der chemische Abbau der Nährstoffe in ihre Bausteine erfolgt durch die Arbeit körpereigener Wirkstoffe, der Enzyme (vgl. Kapitel H). Enzyme, die für den chemischen Abbau der Nahrung zuständig sind, befinden sich in den Verdauungssäften (Speichel, Magensaft, Bauchspeichel, Dünndarmsaft). Enzyme, welche körpereigene Substanzen aufbauen, befinden sich in allen Körperzellen, besonders reichlich in den Zellen der Leber.

Es gibt eine sehr große Zahl von Enzymen, welche die Nahrung chemisch abbauen. Man kann drei große Gruppen unterscheiden:

► eiweißabbauende Enzyme = Proteasen

► fettabbauende Enzyme = Lipasen

► kohlenhydratabbauende Enzyme = Amylasen.

Neben den Enzymen gibt es noch zwei weitere wichtige Inhaltsstoffe der Verdauungssäfte:

► Die Salzsäure des Magensafts lässt Eiweiße gerinnen, d. h. in kleine Flocken zerfallen. Diese Eiweißflocken können anschließend mithilfe von Enzymen im Magen und im Dünndarm abgebaut werden.

► Die von der Leber produzierte Galle emulgiert Fette, d. h. zerteilt sie in kleine Tropfen. Diese Fetttröpfchen können im Dünndarm durch Enzyme abgebaut werden.

2.1 Verdauungsvorgänge in den Abschnitten des Verdauungskanals

Der mechanische und chemische Abbau der Nahrung erfolgt schrittweise in den Abschnitten des Verdauungskanals (siehe Abb. 11.10).

Mundhöhle

- ▸ Abbeißen
- ▸ Schmecken und Abtasten
- ▸ Zerkleinern
- ▸ Einspeicheln
- ▸ Abtöten einiger Bakterien

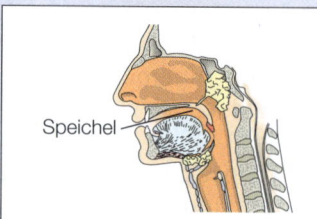
Speichel

Eiweiße: –
Fette: –
Kohlenhydrate:
Beginn des enzymatischen Abbaus durch Spaltung von pflanzlicher Stärke in Doppelzucker durch ein stärkespaltendes Enzym

Magen

- ▸ Durchmischung des Speisebreis
- ▸ Abtöten von Bakterien
- ▸ Weiterbeförderung des Speisebreis in den Dünndarm in kleinen Portionen

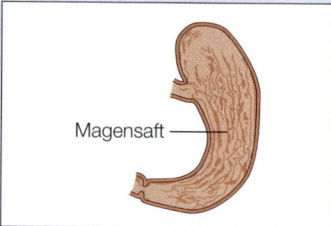
Magensaft

Eiweiße: Gerinnen der Eiweiße durch Salzsäure. Beginn des enzymatischen Abbaus durch eiweißspaltende Enzyme
Fette: –
Kohlenhydrate: –

Dünndarm

- ▸ Resorption der Nahrungsbausteine

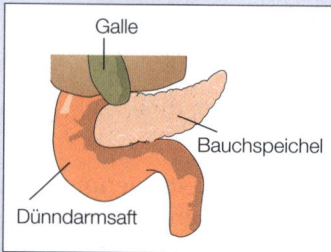
Galle
Bauchspeichel
Dünndarmsaft

Eiweiße: enzymatischer Abbau der Eiweiße in Aminosäuren durch eiweißspaltende Enzyme
Fette: Emulsion der Fette durch die Galle; enzymatischer Abbau durch fettspaltende Enzyme in Glyzerin und Fettsäuren
Kohlenhydrate: enzymatischer Abbau der Doppel- und Vielfachzucker in Einfachzucker durch kohlenhydratspaltende Enzyme

Dickdarm und Mastdarm

- ▸ Rückgewinnung von Wasser
- ▸ Kotbildung durch Bakterien
- ▸ Vitaminbildung (K und B$_2$) durch Bakterien
- ▸ Aufbewahrung des Kots bis zur Ausscheidung

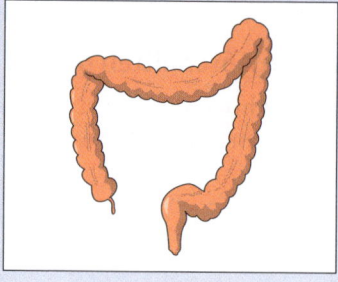

Abb. 11.10: Verdauungsvorgänge (Übersicht)

3. Pathologie des Verdauungssystems (Auswahl)

Erkrankungen der Mundhöhle und der Speiseröhre

Stomatitis	Entzündung der Mundschleimhaut
Gingivitis	Zahnfleischentzündung
Parodontitis	Entzündung des Zahnhalteapparats
Parotitis	Entzündung der Ohrspeicheldrüse
Ösophagitis	Entzündung der Schleimhaut der Speiseröhre
Achalasie	auch „Kardiospasmus" genannt; Verengung der Speiseröhre an der Mündungsstelle zum Magen
Ösophaguskarzinom	bösartige Geschwulst der Speiseröhre

Erkrankungen des Magens

Dyspepsie	sog. „verdorbener Magen"
Gastritis	Magenschleimhautentzündung
Ulcus ventriculi	Magengeschwür
Magenkarzinom	bösartige Geschwulst der Magenwand
Pylorusstenose	„Magenpförtnerkrampf"; Verengung des Magenausgangs; tritt oft bei Neugeborenen auf
Gastroenteritis	Entzündung des Magens und des Dünndarms
Vomitus, Emesis	Erbrechen

Erkrankungen des Dünndarms

Ulcus duodeni	Zwölffingerdarmgeschwür
Duodenitis	Entzündung des Zwölffingerdarms
Zöliakie	Unverträglichkeit gegen das Getreideprotein Gluten; es kommt zu ausgedehnten Zerstörungen der Dünndarmzotten, wenn keine glutenfreie Diät eingehalten wird. Die Erkrankung tritt bei Säuglingen auf und bessert sich bei richtiger Ernährung (glutenfrei) im Laufe der Zeit.
Ileus	Darmverschluss
Volvulus	Darmverschlingung
Enteritis	Entzündung der Dünndarmschleimhaut
Morbus Crohn	chronische Entzündung von Dünn- und Dickdarmschleimhaut

Erkrankungen des Dickdarms

Diarrhö	Durchfall
Obstipation	Verstopfung

Appendizitis	Entzündung des Wurmfortsatzes des Blinddarms
Colitis	Dickdarmentzündung
Colitis ulcerosa	geschwürige Dickdarmentzündung
Divertikulose	Aussackungen der Darmwand
Divertikulitis	Entzündung der Darmwandaussackungen

Erkrankungen der Leber und der Bauchspeicheldrüse

Ikterus	Gelbsucht. Die Gelbsucht ist keine eigenständige Krankheit, sondern ein Symptom für eine Störung des Erythrozytenabbaus in der Leber (Leberzellikterus), eine Abflussbehinderung der Gallenflüssigkeit (Verschlussikterus) oder den verstärkten Zerfall von Erythrozyten (hämolytischer Ikterus)
Hepatitis	Leberentzündung
Leberzirrhose	Abbau von Lebergewebe
Cholelithiasis	Gallensteinleiden
Cholezystitis	Gallenblasenentzündung
Cholangitis	Entzündung der Gallenwege
Pankreatitis	Entzündung der Bauchspeicheldrüse

4. Exkurs: „Entzündungserkrankungen des Darms"

Entzündliche Darmerkrankungen gehören neben den Erkältungskrankheiten zu den häufigsten Störungen unseres gesundheitlichen Wohlbefindens. Typische Symptome, die jeweils isoliert, häufiger aber gemeinsam auftreten können, sind z. B. Durchfall, Bauchschmerzen, geblähter Bauch und Völlegefühl, Brennen bei der Darmentleerung und Allgemeinsymptome wie Abgeschlagenheit und leichtes Fieber.

Man unterscheidet die entzündlichen Darmerkrankungen nach

► der Ursache der Entzündung

► dem Darmabschnitt, in dem das Entzündungsgeschehen (hauptsächlich) abläuft.

Darmentzündungen können harmlos, aber auch sehr gefährlich, teilweise lebensbedrohlich sein.

4.1 Allgemeine Symptomatik der entzündlichen Darmerkrankungen

Der **Durchfall** (Diarrhö) ist das Symptom einer Darmentzündung. Allgemein spricht man von Durchfall, wenn der Stuhl eine flüssige bis dünnbreiige Form hat und der Darm mehr als dreimal pro Tag entleert wird. Zu Durchfällen kommt es, weil sich im Darm reichlich schlecht oder gar nicht resorbierbare Nahrungsbestandteile befinden. Um diese Bestandteile auszuscheiden, „spült" der Darm sie sozusagen mit reichlich Wasser hinaus. Sie treten ebenfalls auf, wenn eine Störung in der Darmschleimhaut aufgetreten ist (die Schleimhaut kann ihre Aufgaben, z. B. Resorption von Nahrungsbausteinen, Rückgewinnung von Wasser, nicht mehr erfüllen).

Blutiger Stuhl erschreckt die meisten Patienten so, dass sie sofort zu einem Arzt gehen. Sehr oft sind Erweiterungen der Gefäße am After und im Enddarm (Hämorrhoiden) die Ursache. Aber blutiger Stuhl kann auch ein Symptom für einen Tumor oder andere Darmerkrankungen sein.

Bauchschmerzen treten manchmal, aber durchaus nicht immer zusammen mit dem Durchfall auf. Die Faustregel besagt: Wird der Durchfall kaum von Bauchschmerzen begleitet, ist überwiegend der Dünndarm betroffen, kommt es zu (starken) krampfartigen Schmerzen, ist vor allem der Dickdarm betroffen.

Völlegefühl und **Blähungen** sind Symptome, unter denen jeder Mensch hin und wieder leidet. In der Regel ist der Genuss bestimmter Nahrungsbestandteile die Ursache. Auch als Folge einer Antibiotikabehandlung kann es zu solchen kurzfristigen Störungen kommen. Anhaltende Gasansammlung im Darm (Meteorismus) ist ein Krankheitszeichen, das bei einigen entzündlichen Darmerkrankungen, aber auch bei anderen Erkrankungen auftreten kann.

Allgemeinsymptome, wie allgemeine Abgeschlagenheit und (leichtes) Fieber treten bei vielen entzündlichen Darmerkrankungen auf. Lang anhaltende Entzündungskrankheiten mit Durchfall führen zum Verlust von lebenswichtigen Nährstoffen und Wasser; hier sind die Auswirkungen auf den Allgemeinorganismus ernsthafter: z. B. Flüssigkeitsansammlungen im Gewebe (Ödeme), Hauterkrankungen, Mangel an rotem Blutfarbstoff (Anämie), Knochenschmerzen und Knochenabbau, Krampfanfälle, Verwirrtheit.

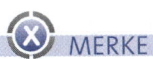 MERKE

Durchfälle (vor allem, wenn sie nicht von Schmerzen begleitet werden) sehen die meisten Patienten als harmlose Störung an. Das ist auch richtig, solange die flüssigen Darmentleerungen nur kurz anhalten und keine sehr kleinen Kinder oder alte Menschen betreffen.

Aber: Durchfälle mit harmlosen Ursachen verschwinden nach zwei, spätestens drei Tagen. Und kleine Kinder und alte Menschen sind sehr empfindlich gegenüber dem Flüssigkeitsverlust infolge der zahlreichen Darmentleerungen. Deshalb gilt:

- ▸ Hält der Durchfall bei Erwachsenen länger als drei Tage an, einen Arzt aufsuchen.
- ▸ Leiden kleine Kinder oder alte Menschen länger als einen Tag an Durchfällen, einen Arzt aufsuchen.
- ▸ bei Säuglingen (vor allem in Verbindung mit Erbrechen): sofort zum Arzt.

4.2 Infektionskrankheiten des Darms

Der gesamte Darm ist immer von Mikroorganismen bewohnt, und zwar nimmt die Menge an „Darmbewohnern" vom Anfang des Dünndarms bis zum Ende des Mastdarms ständig zu. Diese Darmflora ist normal und notwendig: Die Darmbewohner machen uns nicht krank, im Gegenteil, sie nützen sogar, denn sie sorgen für eine normale Kotbildung, produzieren einige wichtige Vitamine (z. B. das Vitamin K) und verhindern vor allem, dass gefährliche pathogene Mikroorganismen sich im Darm „breit machen" können. Aber harmlos bzw. nützlich sind diese Darmbewohner eben nur im Darm, und auch dort nur in einer bestimmten Anzahl. Gelangen die normalen Darmbakterien z. B. durch eine Verletzung in die Bauchhöhle, so können sie dort die lebensgefährliche Bauchhöhlenentzündung hervorrufen.

Doch es gibt auch sehr zahlreiche Mikroorganismen, die nicht zur normalen Darmflora gehören, die also immer als pathogen anzusehen sind. Diese Erreger lösen teilweise sehr schwere, oft lebensbedrohliche Erkrankungen aus. Die krankheitsverursachende Wirkung der Erreger beruht auf zwei unterschiedlichen Mechanismen:

► Die Erreger bilden **Giftstoffe** (Toxine) oder enthalten sie in ihrem Zellleib bzw. der Außenmembran. Diese Giftstoffe bringen die normale Funktion der Darmschleimhaut „durcheinander", sie fördern z. B. die Ausscheidung großer Mengen an Flüssigkeit und Schleim. Da diese Erreger nicht in die Darmschleimhaut eindringen, die Darmschleimhaut also auch nicht verletzten oder zerstören, nennt man solche Erreger **nicht invasiv** (Invasion = Eindringen). Ein typisches Beispiel für eine Darmerkrankung infolge der Giftstoffe nicht invasiver Erreger ist die Cholera. Durchfälle aufgrund der Giftwirkung nicht invasiver Erreger sind überwiegend wässrig.

► Die Erreger dringen in die Darmschleimhaut ein, verletzen und zerstören sie so, dass sie keine Nährstoffe mehr aufnehmen kann (Malabsorption = fehlende Aufnahme von Nährstoffen). Der Durchfall ist meist schleimig mit blutigen Beimengungen. Erreger, die in die Darmschleimhaut eindringen, nennt man **invasiv**. Ein typisches Beispiel für eine Erkrankung durch invasive Erreger ist die Ruhr (Dysenterie), verursacht durch Shigellen (sog. Bakterienruhr) oder Amöben (sog. Amöbenruhr).

Daneben gibt es noch viele Erregerarten, die sowohl Giftstoffe freisetzen als auch in die Darmschleimhaut eindringen, den Darm des Menschen also auf „zwei Wegen" schädigen (z. B. manche Salmonellenarten).

Fehlbesiedlung des Darms

Nimmt die Zahl der Darmbewohner über das normale Maß hinaus zu, z. B. durch Aufnahme von mit Darmbakterien verseuchter Nahrung oder Wasser (ungenügende Toilettenhygiene, Düngung mit Menschenkot, mangelhafte Trennung von Trinkwasser und Abwasser) oder durch zu langes Verweilen des Kots in bestimmten Darmabschnitten (z. B. im Blinddarmsack, in Aussackungen des Dickdarms), so kann es zu Entzündungen der Darmschleimhaut und Durchfällen kommen.

Pathogene Besiedlung des Darms

Zahlreiche pathogene Mikroorganismen fühlen sich im menschlichen Darm „wohl" und rufen dort Entzündungen hervor. Man unterscheidet

- bakterielle Infektionen
- Virusinfektionen
- Protozoeninfektionen
- Wurminfektionen
- Pilzinfektionen.

Unter den **bakteriellen** Infektionskrankheiten des Darms sind von besonderer Bedeutung die Cholera, die Salmonelleninfektionen (z. B. Typhus, Paratyphus, Salmonellenenteritis), die Shigelleninfektion (sog. bakterielle Ruhr) und die Staphylokokkeninfektion. Bei diesen Erkrankungen treten schwerste Durchfälle auf, die in kurzer Zeit zu einem lebensbedrohlichen Flüssigkeitsverlust führen können. Insbesondere Kinder können innerhalb kurzer Zeit infolge dieses Flüssigkeitsverlustes sterben.

Zahlreiche **Viren** können – neben anderen Symptomen – auch Durchfälle verursachen (sog. Darmgrippen). Besonders bei Kindern sind solche Viren oft Ursache von Durchfallerkrankungen, die jedoch in der Regel rasch wieder abklingen. Da Kinder jedoch sehr empfindlich gegenüber einem stärkeren Flüssigkeitsverlust sind, sollte darauf geachtet werden, dass sie reichlich trinken. Wenn der Durchfall nicht nach zwei Tagen aufhört, sollte ein Arzt aufgesucht werden. Babys mit Durchfall müssen sofort einem Arzt vorgestellt werden!

Bei den **Protozoeninfektionen** des Darms stehen die Amöbenruhr und die Lambliasis an erster Stelle. Aber auch bei einer Erkrankung an Malaria kann es zu starken Durchfällen kommen. Weitere tropische Darmerkrankungen sind die Kala-Azar und die Chagaskrankheit.

Wurminfektionen des Darms existieren – vor allem in tropischen und subtropischen Gebieten – in großer Zahl. Spulwürmer (z. B. Ascaris), Bandwürmer, Saugwürmer, Hakenwürmer und Fadenwürmer sind die Erreger.

Pilzinfektionen des Darms sind bei uns sehr selten. Gefürchtet ist die Soorkrankheit des Darms bei Patienten mit geschwächtem Immunsystem.

4.3 Nicht infektiöse Entzündungen des Darms

Bei den nicht infektiösen Darmentzündungen stehen die Erkrankungen Morbus Crohn und Colitis ulcerosa im Vordergrund. Bei beiden Erkrankungen handelt es sich um eine chronische Entzündung des Darms.

Die Zöliakie (oder Sprue) gehört eigentlich nicht zu den Entzündungskrankheiten. Da es aber auch bei dieser Krankheit zu einer Schädigung der Darmschleimhaut kommt und Symptome auftreten, die denen der chronisch-entzündlichen Darmerkrankungen weitestgehend ähneln, wird diese Krankheit hier ebenfalls aufgeführt.

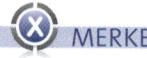 MERKE

> Alle Substanzen, die wir zur Erhaltung unseres Lebens laufend aufnehmen müssen, werden (mit Ausnahme des Sauerstoffs) über die Darmschleimhaut unserem Körper zugeführt. Wenn der Darm nicht richtig arbeitet, „verhungern" und „verdursten" wir – auch wenn der Tisch noch so reichlich gedeckt ist!

L. Exkretion

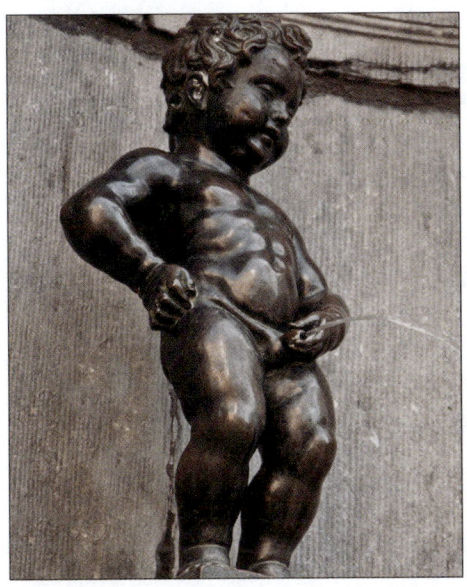

Ein lebender Organismus muss nicht nur laufend Substanzen, wie Sauerstoff, Nährstoffe und Wasser aufnehmen, sondern es ist genauso lebenswichtig, dass schädliche End- und Abbauprodukte des Stoffwechsels den Körper wieder verlassen. Ohne diese Ausscheidung von Stoffwechselresten würde sich der Organismus sehr schnell selbst vergiften.

Die „Abfallstoffe" des Stoffwechsels werden von verschiedenen Organen ausgeschieden. So scheidet die Lunge Kohlendioxid aus, Ballaststoffe wie die Zellulose und zahlreiche andere Abfallstoffe verlassen den Körper über den Darm, und auch die Haut scheidet – wenn auch in geringem Ausmaß – Stoffe aus, z. B. Salze und Wasser.

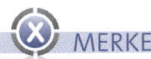 MERKE

Das wichtigste Ausscheidungssystem des Körpers ist das Harnsystem. Über das Harnsystem werden die meisten End- und Abbauprodukte des Stoffwechsels ausgeschieden. Diese Ausscheidungsarbeit des Harnsystems nennt man Exkretion.

Neben der Ausscheidungsfunktion hat das Harnsystem die wichtigen Aufgaben, den Wasserhaushalt des Körpers zu regulieren, sodass sich nicht zuviel Flüssigkeit im Körper ansammelt (Ausscheidung von mehr Harn) bzw. der Organismus nicht austrocknet (Ausscheidung von weniger Harn) und den Salz- und Säure-Basenhaushalt des Körpers zu regulieren (Ausscheidung von mehr oder weniger Salzen bzw. Säuren und Basen).

1. Aufbau des Harnsystems

1.1 Die Harnorgane

Man unterscheidet die Organe, welche den Harn bilden, die sog. harnbereitenden Organe, und Organe, welche den Harn aus dem Körper nach außen ableiten, die harnableitenden Organe.

- **Harnbereitende** Organe sind die **Nieren**. Sie liegen rechts und links von der Wirbelsäule hinter dem Bauchfell etwa zwischen dem 11./12. Brustwirbel und dem 3./4. Lendenwirbel. Die rechte Niere liegt etwas tiefer (die darüber liegende Leber benötigt viel Platz) als die linke. Die Nieren werden von einem mit Bindegewebe überzogenen Fettpolster festgehalten (siehe Abb. 12.1).
- **Harnableitende Organe** sind die **Harnleiter**, etwa bleistiftdünne, muskulöse Schläuche von ca. 25 cm Länge, die **Harnblase**, ein muskulöses und mit Schleimhaut ausgekleidetes Hohlorgan von ca. 0,5 Liter Fassungsvermögen, und die **Harnröhre**.

Die Harnleiter befördern durch wellenförmige Bewegungen ihrer glatten Muskulatur den Harn. Sie münden an der Hinterseite der Blase und besitzen jeweils einen Ventilverschluss, der verhindert, dass der Harn aus der Blase wieder zurückfließen kann.

Die Harnblase liegt im Becken hinter den Schambeinen. Ihre Wand besteht aus glatter Muskulatur. Verschlossen wird die Harnblase durch einen willkürlich zu beeinflussenden Schließmuskel.

Die Harnröhre ist im weiblichen Geschlecht nur wenige Zentimeter lang und mündet im Scheidenvorhof, die männliche Harnröhre ist gleichzeitig Samenweg, erheblich länger und mündet in der Penisspitze.

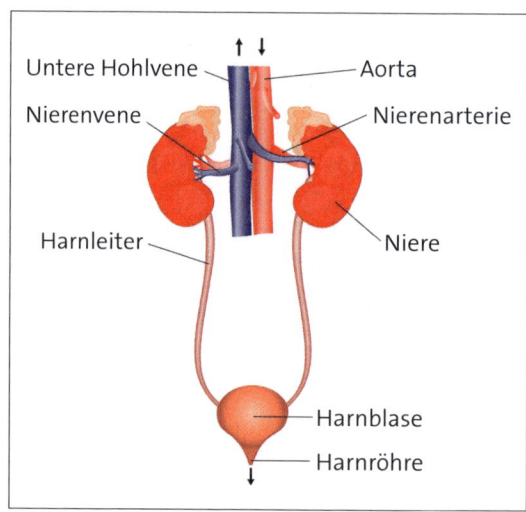

Abb. 12.1: Das Exkretionssystem

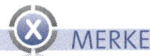 MERKE

Termini:

Ausscheidungsarbeit des Harnsystems	Fxkretion
Harnsystem	Exkretionssystem
Niere	lat. Ren, gr. Nephros
Harnleiter	Ureter
Harnblase	Vesica urinaria
Harnröhre	Urethra

1.2 Aufbau der Nieren

Die Nieren sind bohnenförmige, etwa 10 bis 12 cm lange Organe und wiegen ca. 150 bis 200 Gramm. An der Einbuchtung der Nieren tritt die Nierenarterie ein und hier verlassen Nierenvene und Harnleiter die Niere (siehe Abb. 12.2). Im Längsschnitt erkennt man die Gliederung der Niere in die feinkörnige Nierenrinde und das streifige Nierenmark, das aus einzelnen Nierenpyramiden aufgebaut ist. Die Spitzen der Nierenpyramiden ragen in das Nierenbecken.

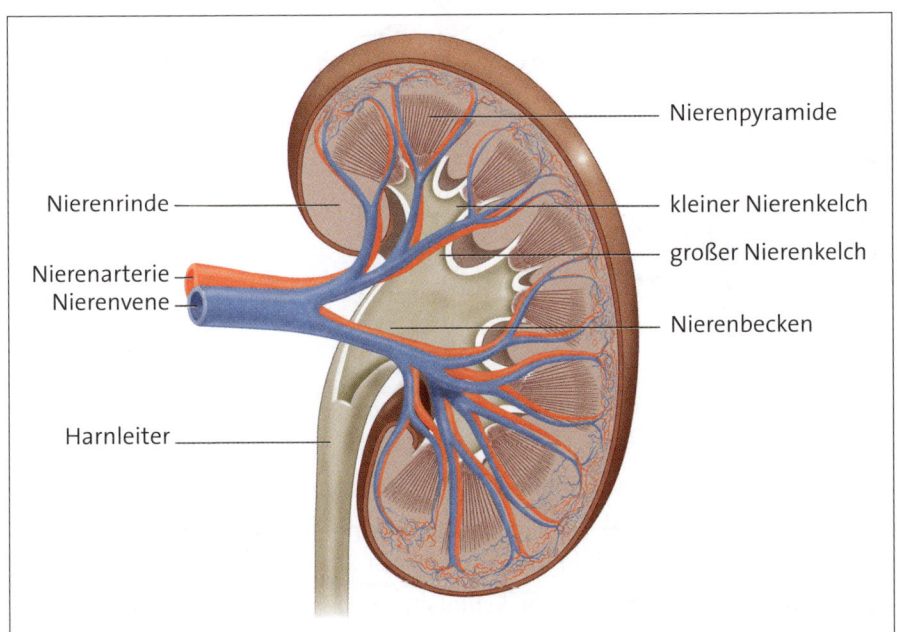

Abb. 12.2: Niere im Längsschnitt

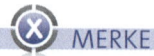 **MERKE**

Termini:

Einbuchtung der Niere, Nierenpforte	Nierenhilus
Nierenarterie	Arteria renalis
Nierenvene	Vena renalis
Nierenrinde	Cortex renis
Nierenmark	Medulla renis
Spitzen der Nierenpyramiden	Nierenpapillen
Nierenbecken	lat. Pelvis renalis, gr. Pyelon

Die Grundbaueinheit der Niere ist das **Nephron** (siehe Abb. 12.3). Jede Niere enthält etwa eine Million Nephrone.

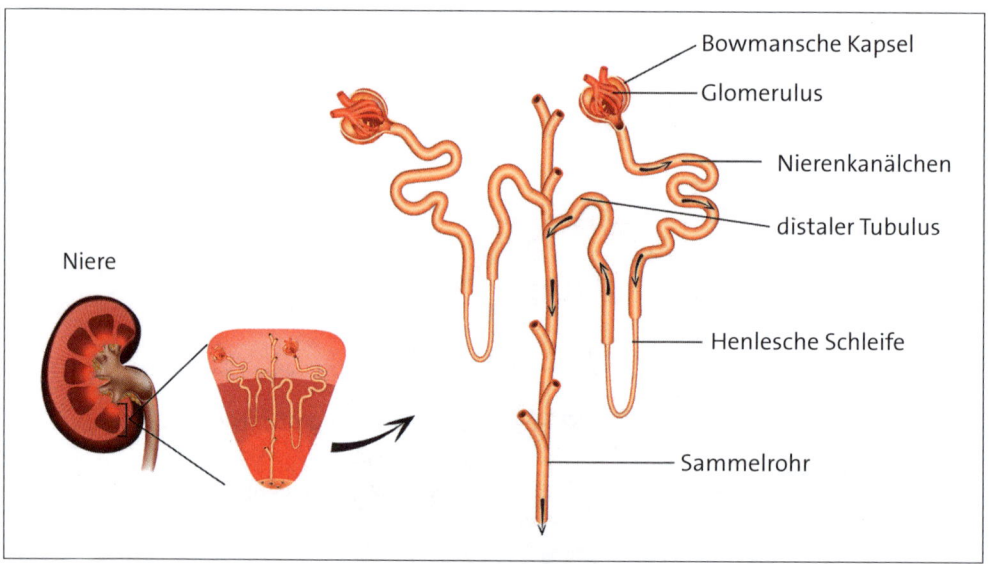

Abb. 12.3: Nephron

Ein Nephron besteht aus Nierenkörperchen und Nierenkanälchen.

► Die Nierenkörperchen, die in der Schicht der Nierenrinde liegen, bestehen aus einer Bindegewebskapsel, die ein Gefäßknäuel umschließt.

► Das Nierenkanälchen stellt einen langen Schlauch dar, der von einem besonders dünnen, haarnadelförmigen Kanalstück unterbrochen wird.

Die Nierenkanälchen münden in Sammelrohre, die auf den Nierenpapillen in das Nierenbecken münden. Sammelrohre und gerade Abschnitte der Nierenkanälchen liegen im Nierenmark.

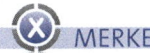 MERKE

Termini:

Bau- und Funktionseinheit der Niere	Nephron
Nierenkörperchen	Malpighi-Körperchen
Nierenkanälchen	Tubulus renalis
Bindegewebskapsel	Bowmansche Kapsel
Gefäßknäuel	Glomerulus
haarnadelförmiges Kanalstück	Henlesche Schleife

2. Harnbildung

Ein großer Teil des vom Herzen kommenden Bluts fließt durch die Nieren (die Nierenarterien zweigen direkt von der Aorta ab). In 24 Stunden misst man einen Durchfluss von ca. 1.500 Liter Blut, d. h. das gesamte Blut eines Menschen fließt pro Tag etwa 250- bis 300-mal durch die Nieren. Aus dieser Blutmenge bilden die Nieren pro Tag etwa 1,5 Liter Harn.

Die Harnbildung erfolgt durch die Prozesse

► Filtration

► Rückresorption

► Sekretion (siehe Abb. 12.4).

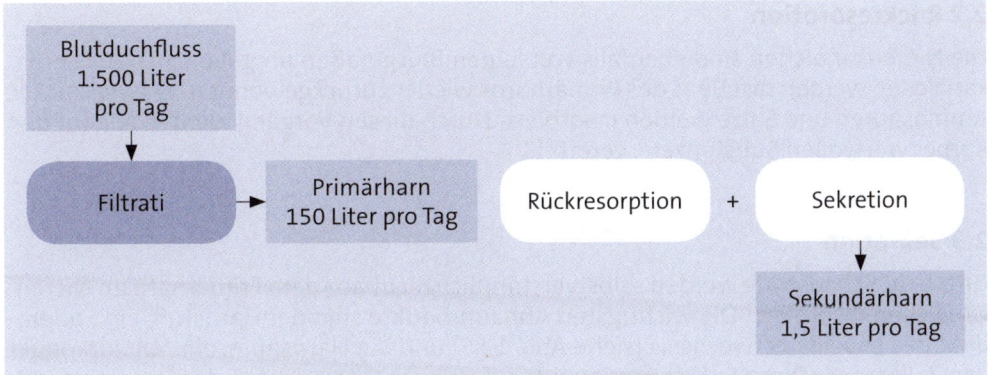

Abb. 12.4: Harnbildung (schematisch)

2.1 Filtration

Die in die Niere eintretende Nierenarterie verzweigt sich viele Male in kleine Arterien. Jeweils eine kleine Arterie tritt in die Bowmansche Kapsel ein, verzweigt sich dort weiter in ein Knäuel feinster Gefäße, die sich dann wieder vereinigen zu einem Gefäß, welches die Bowmansche Kapsel verlässt (siehe Abb. 12.5).

Der Durchmesser des zuführenden Gefäßes ist viel größer als der Durchmesser des abführenden Gefäßes. Im Glomerulus entsteht deshalb ein Druck, durch den Blutflüssigkeit abgepresst wird. Diese abgepresste Blutflüssigkeit nennt man Primärharn.

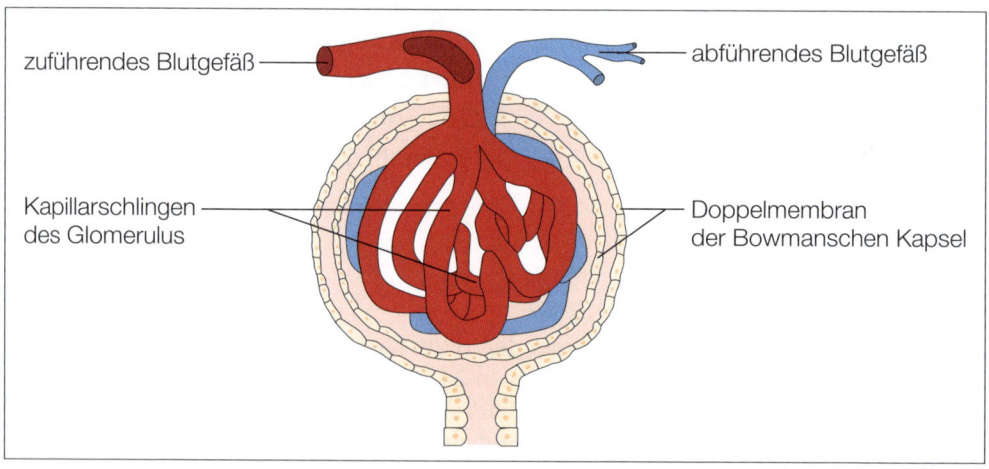

zuführendes Blutgefäß

abführendes Blutgefäß

Kapillarschlingen des Glomerulus

Doppelmembran der Bowmanschen Kapsel

Abb. 12.5: Nierenkörperchen

Pro Tag werden in den Nierenkörperchen etwa 150 Liter Primärharn abgepresst. Der Primärharn entspricht in seiner Zusammensetzung etwa dem Blutplasma, enthält aber keine oder kaum Eiweißmoleküle, die zu groß sind, um durch die Wände der feinen Blutgefäße dringen zu können.

2.2 Rückresorption

Die Nierenkanälchen sind ebenfalls von feinen Blutgefäßen umgeben. In den Nierenkanälchen werden fast 99 % des Primärharns wieder zurückgewonnen: Wasser, Zucker, Aminosäuren und Salze werden resorbiert. Durch diesen Vorgang werden alle für den Körper wertvollen Substanzen „gerettet".

2.3 Sekretion

Gift- bzw. Schadstoffe werden selbstverständlich nicht aus dem Primärharn im Nierenkanälchen resorbiert! Die wichtigsten Abbauprodukte sind der Harnstoff, ein Endprodukt des Eiweißstoffwechsels (siehe Abb. 12.6) und die Harnsäure, ein Abbauprodukt von Zellkernen. Diese Substanzen wurden durch die Filtration aus dem Blut entfernt. Zusätzlich zu diesem Vorgang sind die Zellen der Nierenkanälchen in der Lage, Harnstoff und Harnsäure aktiv abzugeben.

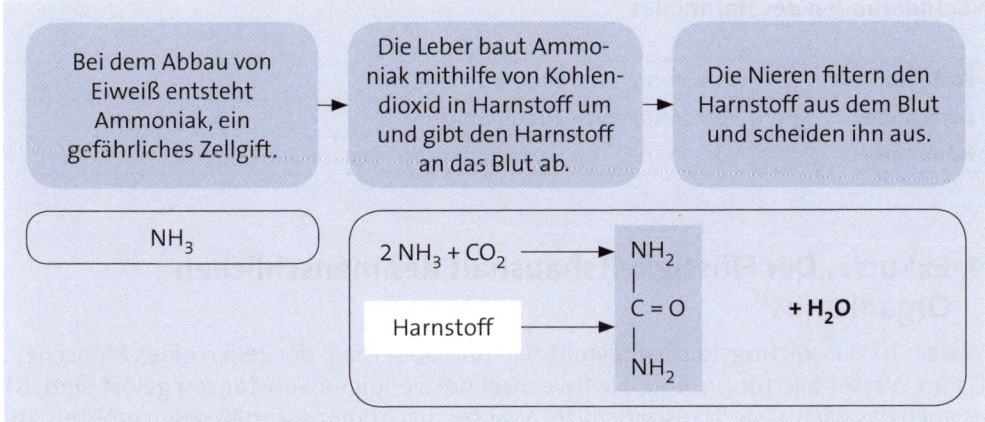

Abb. 12.6: Harnstoffbildung in der Leber

Die Flüssigkeit, die schließlich über die Sammelrohre in das Nierenbecken fließt, nennt man Sekundärharn (Urin).

3. Erkrankungen des Exkretionssystems (Auswahl)

Entzündungskrankheiten der Harnorgane

Glomerulonephritis	Nierenentzündung mit vorwiegendem Befall der Glomeruli; meist kurz „Nephritis" genannt
Pyelonephritis, Pyelitis	Entzündung des Nierenbeckens
Ureteritis	Entzündung der Harnleiter
Urethritis	Entzündung der Harnröhre
Zystitis	Entzündung der Harnblase

Nierenversagen (Niereninsuffizienz)

Eine Einschränkung der Nierenfunktion bezeichnet man als **Niereninsuffizienz**; das Endstadium ist das Nierenversagen. Man unterscheidet akute und chronische Krankheitsbilder. Niereninsuffizienz führt zu **Oligurie** (verminderte Harnbildung) oder **Anurie** (fehlende Harnbildung) und – im Endstadium – zu **Urämie** (Harnvergiftung des Blutes).

Mechanische Störungen des Harnabflusses

Nephrolithiasis, Urolithiasis	Nierensteinleiden
Harnröhrenstriktur	Harnröhrenverengung und dadurch bedingter Rückstau des Urins
Nierensenkung	Auch „Wanderniere" genannt. Die Niere senkt sich nach unten; dabei kann es zu Abknickungen des Harnleiters kommen.

Veränderungen des Harnbildes

Proteinurie	Vorkommen von Eiweiß im Urin
Glykosurie	Vorkommen von Zucker im Urin
Hämaturie	Vorkommen von roten Blutkörperchen im Urin

4. Exkurs: „Der Flüssigkeitshaushalt des menschlichen Organismus"

Wasser ist das wichtigste Lösungsmittel in und außerhalb der Zellen eines Menschen. Da im Wasser alle für unseren Stoffwechsel notwendigen Substanzen gelöst sind, ist es auch das wichtigste Transportmittel. Wasser macht mengenmäßig den größten Anteil des menschlichen Körpers aus: Durchschnittlich 50 bis 65 % des Körpergewichts entfallen auf das Wasser. Der Wasseranteil variiert in Abhängigkeit von Alter, Geschlecht und Körpergewicht.

Das Körperwasser befindet sich in den Zellen (intrazellulärer Wasseranteil, etwa $2/3$ des Gesamtkörperwassers) und außerhalb der Zellen (extrazellulärer Wasseranteil, etwa $1/3$ des Gesamtkörperwassers):

▶ Zellen sind mit der Zellflüssigkeit (Zytoplasma) gefüllt. Das Zytoplasma besteht aus Wasser, in dem die kleinen Organe der Zelle (Zellorganellen) aufgeschwemmt und zahlreiche Nähr- und Wirkstoffe gelöst sind.

▶ Extrazellulär befindet sich Wasser im Blutplasma, in der Lymphflüssigkeit, in der Zwischenzellflüssigkeit, in der Gehirn-Rückenmarksflüssigkeit, in den Verdauungssäften und anderen Körperflüssigkeiten. Das extrazelluläre Wasser transportiert Nährstoffe und Wirkstoffe zu den Zellen, sorgt für den Abtransport von Stoffwechselprodukten von den Zellen weg und ist Lösungsmittel zahlreicher Wirkstoffe wie z. B. Enzyme und Hormone.

Regulation der Menge und Zusammensetzung der Körperflüssigkeiten
Täglich verliert der Körper mehrere Liter Wasser, wobei die Menge in Abhängigkeit vom Klima und körperlicher Tätigkeit stark schwankt. Trotzdem bleibt das Blutvolumen fast konstant.

An der Regulation der intra- und extrazellulären Flüssigkeitsmenge sind vor allem das Blutkreislaufsystem, die Nieren, das Zentralnervensystem, aber auch Hormone beteiligt (siehe Abb. 12.7). Beispiele:

▶ Steigt das Blutvolumen durch vermehrte Flüssigkeitsaufnahme, erhöht sich der Druck in den Arterien. Der erhöhte arterielle Druck in den Nierenkörperchen führt zu einer verstärkten Wasserausscheidung mit dem Urin.

▶ Ein Anstieg des Blutvolumens führt zu einer Hemmung der Sympathikustätigkeit, die eine Erweiterung der kleinen Arterien in den Nierenkörperchen und damit eine erhöhte Wasserausscheidung zur Folge hat.

► Ein erhöhtes Blutvolumen führt zu einer verminderten Ausschüttung des Hypothalamushormons ADH; es kommt zu einer erhöhten Wasserausscheidung.

► Bei einer Zunahme des Blutvolumens sinkt die Ausscheidung des Hormons Angiotensin in der Niere, die Wasserausscheidung nimmt zu.

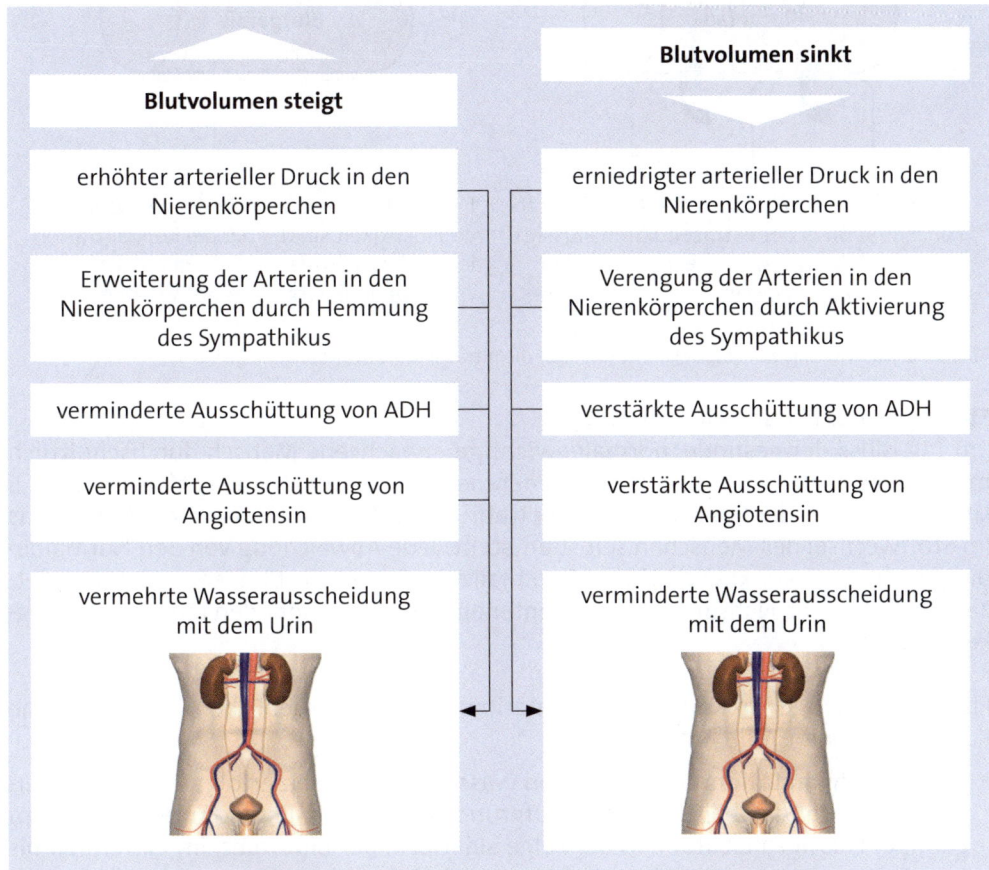

Abb. 12.7: Regulation des Blutvolumens (stark vereinfacht)

Aber nicht nur die Menge der extrazellulären Flüssigkeit (also vor allem das Blutvolumen) muss möglichst konstant bleiben, sondern auch die Konzentration gelöster Stoffe in der intra- und extrazellulären Flüssigkeit. Steigt z. B. die Salzkonzentration im Blutplasma, versucht der Körper, das überschüssige Salz über die Nieren auszuscheiden. Das kann er nur mithilfe von Wasser. Aus den Zellen tritt also vermehrt Wasser in die extrazelluläre Flüssigkeit (vor allem in das Blut) über, wodurch die Konzentration der Stoffe in der Zelle steigt (siehe Abb. 12.8).

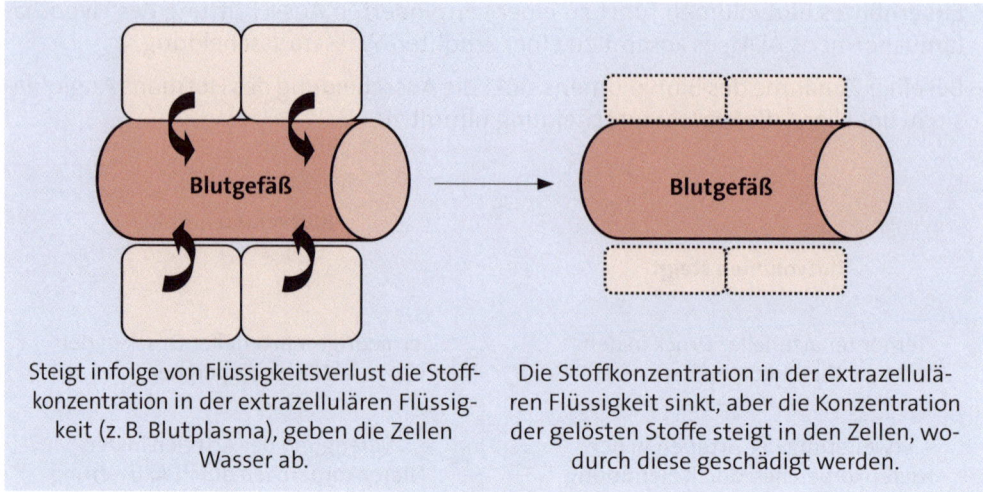

Steigt infolge von Flüssigkeitsverlust die Stoffkonzentration in der extrazellulären Flüssigkeit (z. B. Blutplasma), geben die Zellen
Wasser ab.

Die Stoffkonzentration in der extrazellulären Flüssigkeit sinkt, aber die Konzentration
der gelösten Stoffe steigt in den Zellen, wodurch diese geschädigt werden.

Abb. 12.8: Auswirkung von Flüssigkeitsverlust auf die intrazelluläre Stoffkonzentration

Störungen des Flüssigkeitshaushalts

Pro Tag muss der gesunde, normalgewichtige erwachsene Mensch durchschnittlich mindestens 2,3 Liter Flüssigkeit zu sich nehmen. Von dieser Menge entfallen etwa 1,5 Liter auf Trinken, der Rest auf das in der Nahrung enthaltene Wasser und Wasser, das im Stoffwechsel des Menschen selbst entsteht. Jede Abweichung von den Normalbe-dingungen – z. B. starkes Schwitzen, Durchfall oder Erbrechen, Blutverlust, Brandverlet-zungen, salzreiche Nahrung, Medikamenteneinnahme – erhöht den täglichen Flüssig-keitsbedarf.

Flüssigkeitsmangel im Körper (Dehydratation) hat einen erheblichen Einfluss auf die Körperfunktionen. Man unterscheidet:

▸ **Isotone Dehydratation:** Der Verlust von Wasser und Kochsalz erfolgt im gleichen Ver-hältnis zueinander, beispielsweise aufgrund von Durchfall oder Erbrechen oder zu geringer Flüssigkeitszufuhr. In der Folge sinkt u. a. der Blutdruck, im Extremfall bis zum Schock. Die Ausscheidungsarbeit der Nieren wird behindert, da nicht ausrei-chend Lösungsmittel für die harnpflichtigen Substanzen vorhanden ist.

▸ **Hypotone Dehydratation:** Der Kochsalzverlust ist größer als der Wasserverlust, z. B. wenn man sehr stark schwitzt und zum Ausgleich nur reines Wasser trinkt. Im Blut ist in diesem Fall zuwenig Salz gelöst, das Wasser des Blutplasmas sickert in die Zellen (Zellödeme). Besonders wichtig sind die Auswirkungen auf das Gehirn: Es kann zu Verwirrtheit, Benommenheit und Krampfanfällen kommen.

▸ **Hypertone Dehydratation:** Der Wasserverlust ist größer als der Salzverlust, z. B. bei starkem Schwitzen ohne Wasserausgleich oder bei nicht richtig eingestelltem Diabe-tes mellitus. Die Stoffkonzentration in den Zellen steigt an (intrazellulärer Wasser-mangel). Die Zellen werden durch diese Konzentrationssteigerung geschädigt.

Eine extreme Dehydratation führt zur Austrocknung des Organismus (Exsikkose) mit dem Zusammenbruch zahlreicher Körperfunktionen.

M. Blutkreislauf

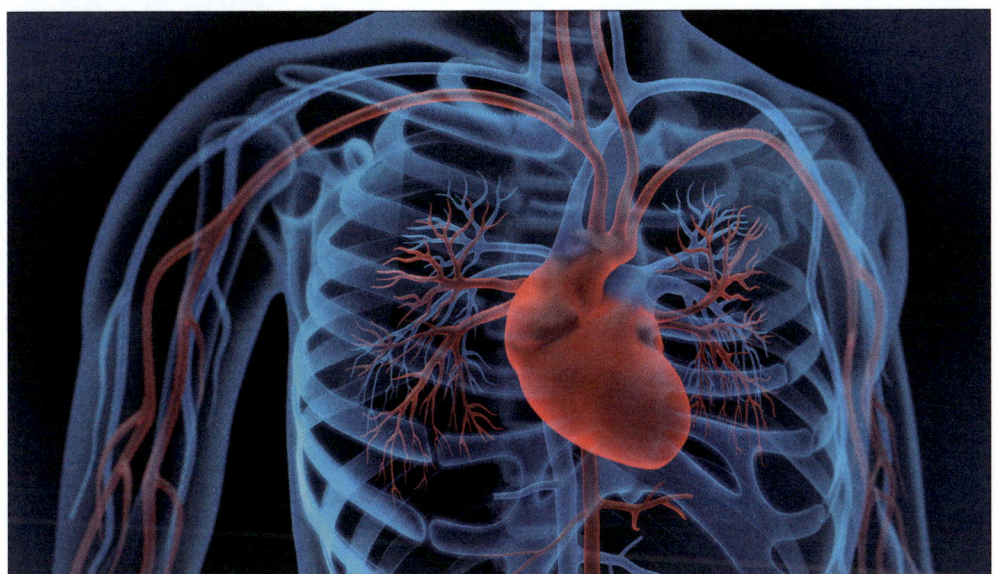

Der menschliche Organismus besteht aus vielen Millionen Zellen. Diese Zellen erbringen Leistungen, die man zusammenfassend „Leben" nennt: Stoffwechsel, Wachstum, Fortpflanzung, Informationsverarbeitung und Bewegung.

Damit die Zellen ihre Arbeit leisten können, benötigen sie:

► Nährstoffe

► Sauerstoff

► Wirkstoffe, die aus der Umwelt aufgenommen werden (körperfremde Wirkstoffe, z. B. Vitamine) und Wirkstoffe, die von bestimmten Zellen oder Organen des Körpers selbst gebildet werden (körpereigene Wirkstoffe, z. B. Hormone).

Bei der Arbeit der Zellen fallen immer auch Abfallstoffe an, die von den Zellen wieder abgegeben werden müssen, damit sie die Zellen nicht vergiften. Ein einzelliger Organismus benötigt kein kompliziertes Transportsystem: Alle notwendigen Substanzen werden durch die Zellmembran aufgenommen, und durch diese Zellmembran werden auch Abfälle wieder ausgeschieden. Ein vielzelliger Organismus wie der Mensch aber benötigt „Transportwege", auf denen z. B. die Nährstoffe, die über das Verdauungssystem in den Körper gelangen, und Sauerstoff, der über das Atmungssystem aufgenommen wird, bis in jede Zelle gelangen können. Zellen, die nicht mit Nährstoffen und Sauerstoff versorgt werden, sterben sehr schnell ab. Ebenso tödlich wäre die Ansammlung von Abfallstoffen in den Zellen.

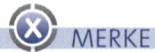 MERKE

Das wichtigste Transportsystem des menschlichen Körpers ist das **Blutkreislaufsystem**. Es besteht aus den Organen:

► Blut

► Herz

► Gefäße.

Das Blut wird durch die Pumparbeit des Herzens durch die Gefäße getrieben.

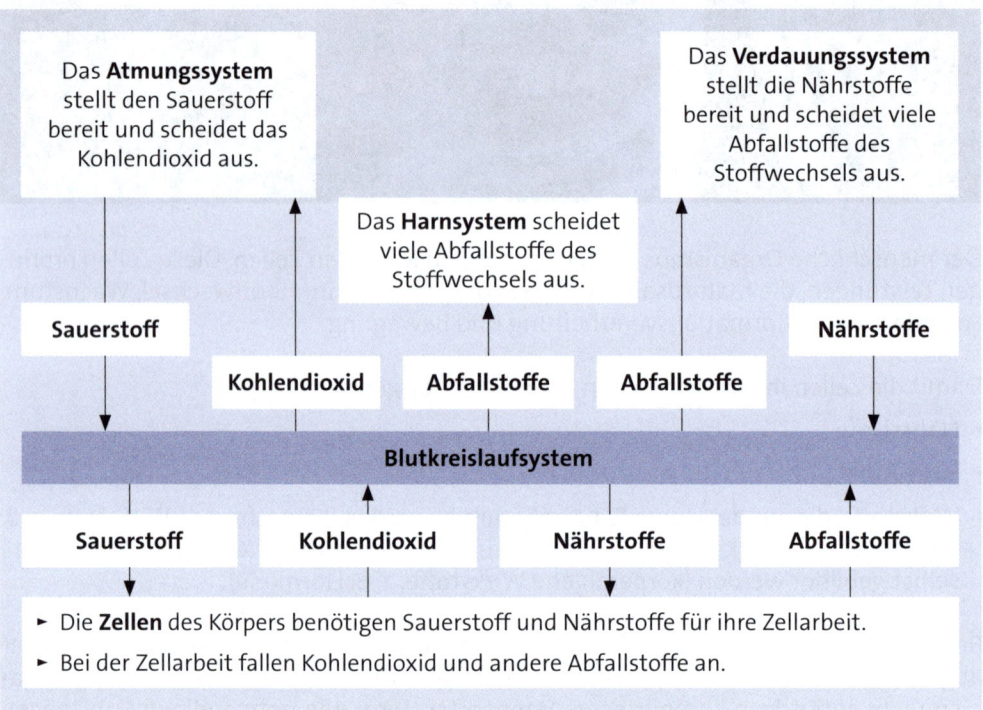

Abb. 13.1: Die Transport- und Verteilungsfunktion des Blutkreislaufsystems

1. Das Blut

Das Blut macht etwa 8 % des Körpergewichts eines normalgewichtigen erwachsenen Menschen aus, d. h. ein Mensch von 75 kg Gewicht besitzt ca. sechs Liter Blut.

1.1 Zusammensetzung des Bluts

Das Blut besteht zu ca. 55 % aus dem flüssigen Blutplasma und zu ca. 45 % aus den Blutzellen (siehe Abb. 13.2).

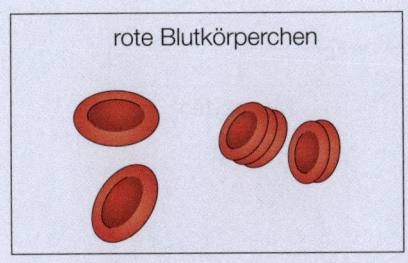

rote Blutkörperchen

In einem Mikroliter Blut sind ca. 5 Millionen rote Blutkörperchen enthalten. Männer haben etwas mehr rote Blutkörperchen als Frauen. Rote Blutkörperchen sind kernlose, verformbare beiderseits eingedellte Scheiben, die durch den in ihnen enthaltenen roten Blutfarbstoff rötlich gefärbt sind. Der rote Blutfarbstoff ist in der Lage, Sauerstoff reversibel zu binden.

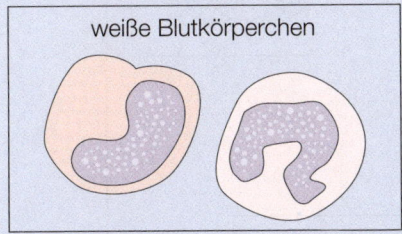

weiße Blutkörperchen

In einem Mikroliter Blut sind ca. 6.000 bis 8.000 weiße Blutkörperchen enthalten. Weiße Blutkörperchen sind kleiner als die roten Blutkörperchen, farblos, unregelmäßig geformt mit sehr unterschiedlichen Kernformen. Weiße Blutkörperchen sind die Immunzellen des Körpers.

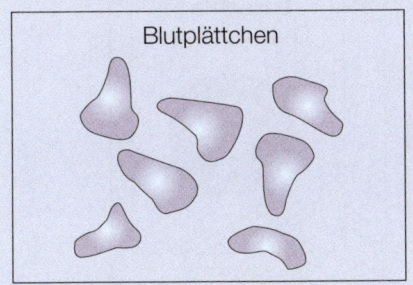

Blutplättchen

In einem Mikroliter Blut sind ca. 300.000 Blutplättchen enthalten. Blutplättchen sind keine Zellen, sondern sehr kleine, unregelmäßig geformte Zellbruchstücke. Blutplättchen sind an der Blutgerinnung beteiligt.

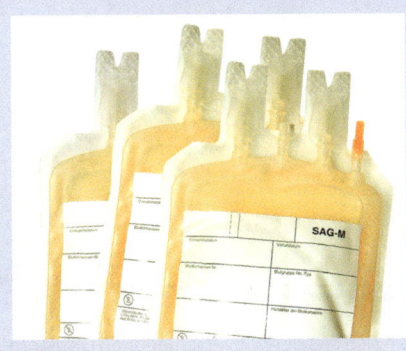

Blutplasma besteht zu 90 % aus Wasser. In diesem Wasser sind alle vom Blut zu transportierenden Stoffe gelöst (mit Ausnahme des Sauerstoffs). Außerdem ist das Blutplasma an der Blutgerinnung beteiligt.

Abb. 13.2: Zusammensetzung des Blutes

Die weißen Blutkörperchen sind in Form und Leistung sehr vielfältig. Man unterteilt drei verschiedene Zellfamilien sowie weitere Untergruppen (siehe Abb. 13.3).

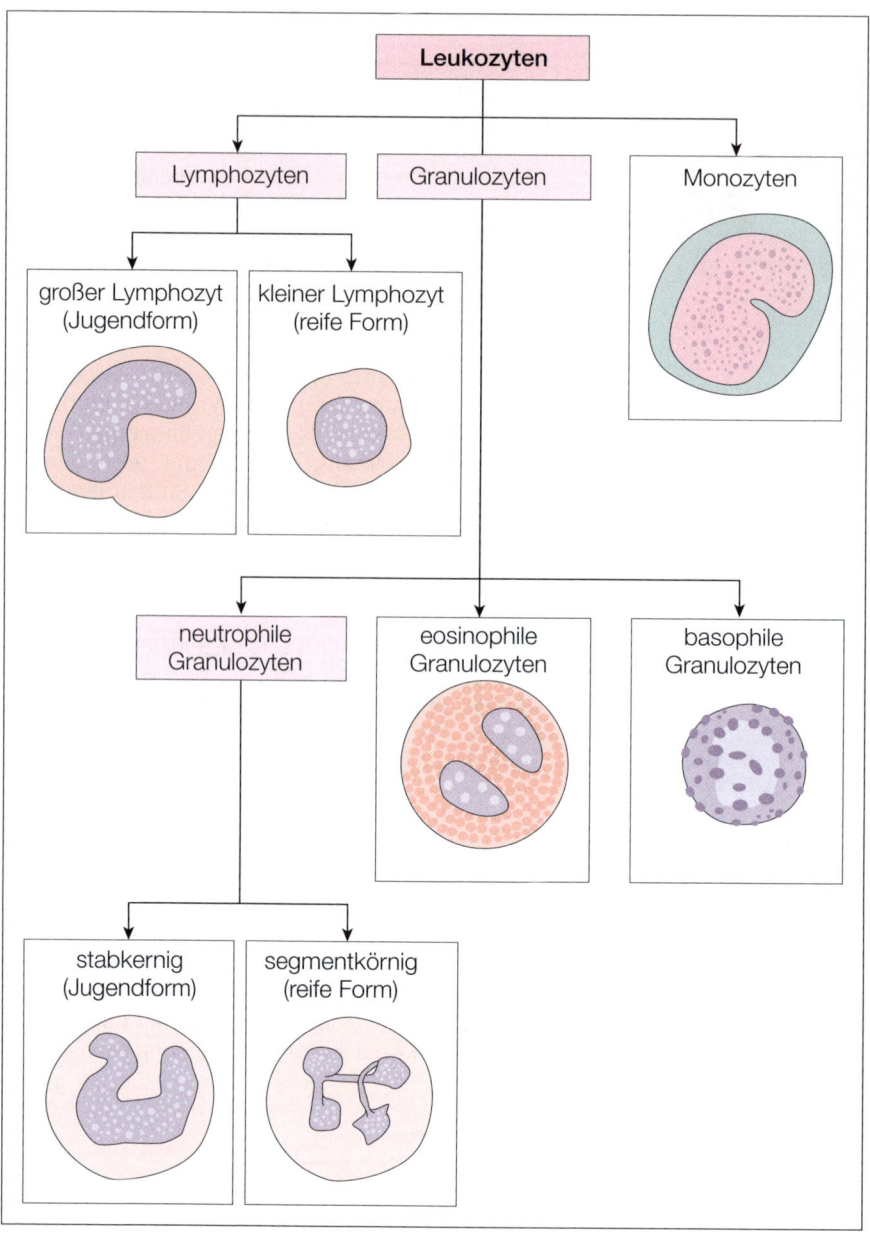

Abb. 13.3: Die weißen Blutkörperchen
(Die Bezeichnungen neutrophil, eosinophil und basophil erklären sich aus der mit verschiedenen Farbstoffen möglichen Anfärbbarkeit der Granulozyten-Untergruppen. Granulozyt von lat. Granulum = Körnchen)

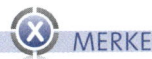 **MERKE**

Termini:

Blut	Häm-
Blutfarbstoff	Hämoglobin
rote Blutkörperchen	Erythrozyten
weiße Blutkörperchen	Leukozyten
Blutplättchen	Thrombozyten
Anteil der Blutkörperchen am Volumen des Bluts	Hämatokrit

1.2 Aufgaben des Bluts

Das Blut erfüllt eine Reihe sehr wichtiger Aufgaben:

Transportaufgaben

▸ Transport von Sauerstoff aus der Lunge zu allen Zellen und Abtransport von Kohlendioxid von allen Zellen in die Lunge

▸ Transport der Nährstoffbausteine aus dem Dünndarm in die Leber und von dort in den gesamten Organismus

▸ Transport von Abfallstoffen aus den Zellen zum Darm und vor allem zu den Nieren

▸ Transport von körpereigenen und körperfremden Wirkstoffen.

Andere Aufgaben

▸ Wärmeverteilung durch eine jeweils den Bedürfnissen angepasste Organdurchblutung, z. B. der Haut

▸ Abwehrfunktion: Weiße Blutkörperchen und bestimmte von ihnen produzierte Abwehrstoffe schützen den Körper vor Fremdsubstanzen, z. B. vor eingedrungenen Mikroorganismen (vgl. Kapitel F)

▸ Wundverschluss durch Blutgerinnung

▸ Mitarbeit bei der Regulation des Wasserhaushalts durch Austauschvorgänge zwischen Blut und anderen Körperflüssigkeiten, z. B. der Lymphflüssigkeit.

1.3 Blutungsstillung

Wird ein Gefäß verletzt, so fließt Blut aus. Diese Blutung ist eine sehr sinnvolle Körperreaktion, da evtl. eingedrungene Schmutzteilchen und Krankheitserreger zu einem großen Teil mit dem Blut aus der Wunde geschwemmt werden. Nach einer Weile aber muss der Blutstrom versiegen, damit der Organismus vor größerem Blutverlust geschützt wird und die Wunde, die ja immer noch eine Eingangspforte für Krankheitserreger darstellt, wieder verschlossen werden kann.

Der Wundverschluss erfolgt durch die Blutungsstillung und das anschließende Einwachsen von Gewebe in die Wundhöhle. Man unterscheidet die vorläufige Blutungsstillung und die endgültige Blutungsstillung (Blutgerinnung, siehe Abb. 13.4).

Vorläufige Blutungsstillung

Wird ein Gefäß verletzt, so zieht es sich kurz nach der Verletzung zusammen. Der Blutfluss wird dadurch verlangsamt, und die Thrombozyten haben Gelegenheit, zu einem Thrombozytenpfropf zu verkleben. Dieser erste Wundverschluss nimmt ca. 2 - 3 Minuten in Anspruch, ist jedoch noch nicht endgültig, da nach etwa 20 Minuten der „Gefäßkrampf" nachlässt und es erneut wieder zu einer Blutung kommen würde.

Endgültige Blutungsstillung (Blutgerinnung)

Eine erneute Blutung wird durch den endgültigen Wundverschluss infolge der Blutgerinnung verhindert. Die Blutgerinnung ist ein sehr komplizierter Vorgang, der über mehrere Schritte abläuft und an dem die Thrombozyten, Eiweiße im Blutplasma sowie zahlreiche weitere Gerinnungsfaktoren wie Calcium und Phospholipide beteiligt sind. Hier wird ein vereinfachtes Schema dargestellt.

► Im ersten Schritt zerfallen die Thrombozyten und setzen den Wirkstoff Thrombokinase frei. Thrombokinase wandelt das im Blutplasma vorhandene Prothrombin in Thrombin um.

► Im zweiten Schritt wandelt das Thrombin das im Blutplasma gelöste Eiweiß Fibrinogen in das unlösliche, fadenförmige Fibrin um.

► Im dritten Schritt ziehen sich die Fibrinfäden zusammen und bilden ein Netz, in dem Blutzellen verkleben: den Gerinnungspfropf (Blutgerinnsel). Die verbleibende Blutflüssigkeit, die kein Fibrinogen mehr enthält, wird abgepresst.

Der Gerinnungspfropf ist ein „Organisator" für die Abheilung der Wunde: In das Gerinnsel wachsen — ausgehend von dem unverletzten Gewebe um die Wunde — neue Zellen ein und verschließen so nach und nach die Wunde.

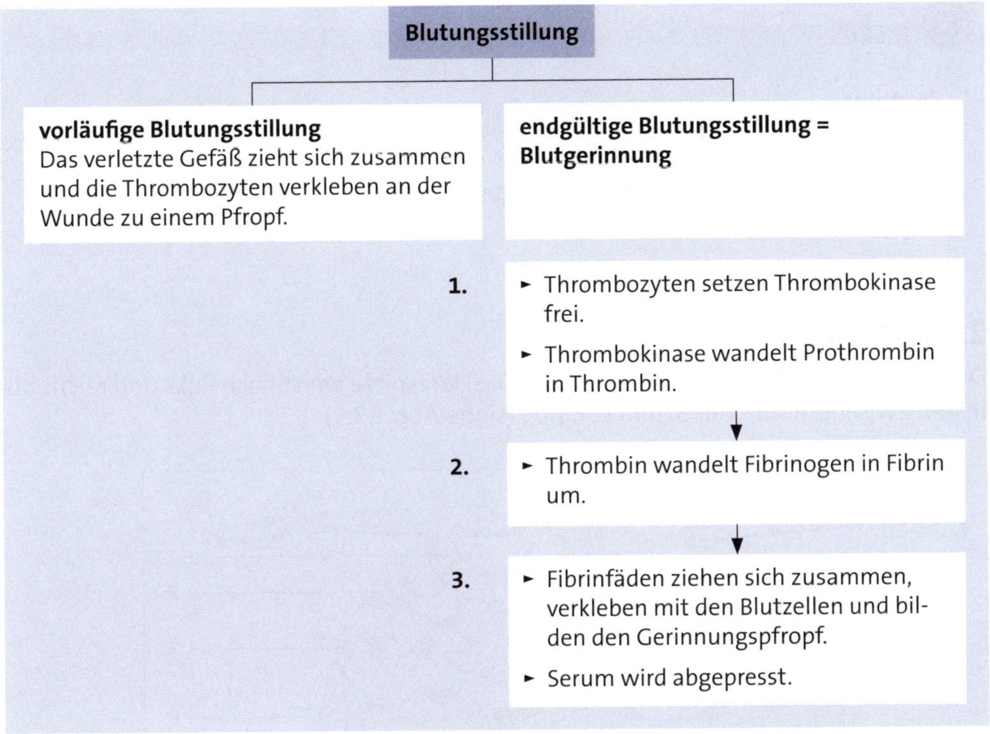

Blutungsstillung

vorläufige Blutungsstillung
Das verletzte Gefäß zieht sich zusammen und die Thrombozyten verkleben an der Wunde zu einem Pfropf.

endgültige Blutungsstillung = Blutgerinnung

1.
- ► Thrombozyten setzen Thrombokinase frei.
- ► Thrombokinase wandelt Prothrombin in Thrombin.

2.
- ► Thrombin wandelt Fibrinogen in Fibrin um.

3.
- ► Fibrinfäden ziehen sich zusammen, verkleben mit den Blutzellen und bilden den Gerinnungspfropf.
- ► Serum wird abgepresst.

Abb. 13.4: Blutungsstillung (stark vereinfachendes Schema)

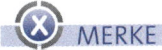 MERKE

Termini:

Blutungsstillung	Hämostase
Blutgerinnung	Koagulation
Blutgerinnsel	Koagulum

1.4 Blutbildung

Alle Blutzellen haben eine beschränkte Lebensdauer und müssen deshalb laufend ersetzt werden.

Die Stammzellen aller Blutzellen liegen im roten Knochenmark. Von hier aus werden laufend Erythrozyten, Thrombozyten, Granulozyten und Monozyten gebildet. Die Stammzellen der Lymphozyten wandern in die lymphatischen Organe, wo sie für die Produktion der Lymphozyten sorgen (vgl. Kapitel F). Rotes Knochenmark und Lymphorgane fasst man zum Blutbildungsapparat zusammen.

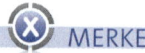

MERKE

Termini:

Blutbildung	Hämopoese
Blutbildungsapparat	hämopoetischer Apparat

2. Das Herz

Das Herz liegt im Brustraum in der Mitte. Die Herzspitze weist nach links und reicht bis in den Zwischenraum der 5. und 6. Rippe (siehe Abb. 13.5).

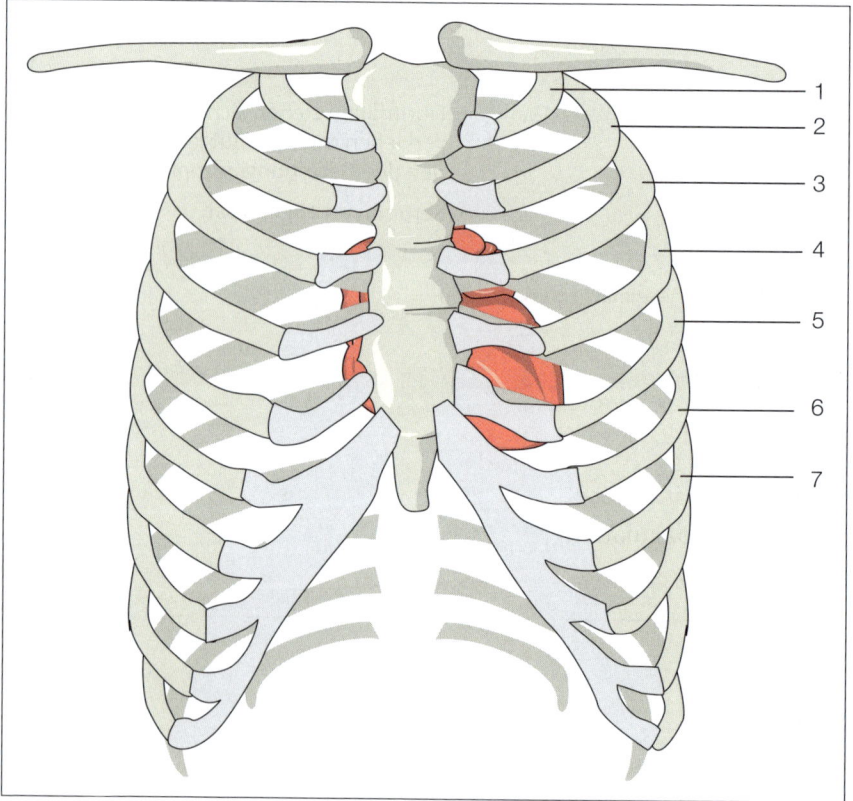

Abb. 13.5: Lage des Herzens

Die Größe eines Herzens entspricht etwa der Größe der geballten Faust des entsprechenden Menschen, ist also abhängig von Alter, Geschlecht, Körperbautypus und Trainingszustand des Körpers. In Durchschnitt wiegt das Herz eines Erwachsenen ca. 300 g; Leistungssportler und Schwerarbeiter haben jedoch ein relativ größeres Herz.

2.1 Herzaufbau

Das Herz ist ein muskulöses Hohlorgan, das als Druck- und Saugpumpe zwei hintereinander geschaltete Kreisläufe betreibt: den kleinen Kreislauf (Lungenkreislauf) und den großen Kreislauf (Körperkreislauf).

Diese beiden Kreisläufe werden jeweils durch eine Herzhälfte angetrieben: Das rechte Herz treibt den Lungenkreislauf an, das linke Herz den Körperkreislauf. Beide Herzhälften sind durch die Herzscheidewand vollständig voneinander getrennt (siehe Abb. 13.6).

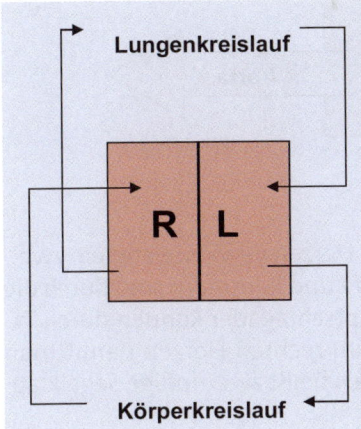

► Die linke Herzhälfte pumpt das sauerstoffreiche Blut, das aus der Lunge kommt, in den Körper.

► Im Körper gibt das Blut den Sauerstoff an alle Zellen ab und nimmt Kohlendioxid auf.

► Das kohlendioxidreiche Blut fließt zurück zur rechten Herzhälfte, die das Blut in die Lunge pumpt.

► In der Lunge gibt das Blut das Kohlendioxid ab und nimmt neuen Sauerstoff auf. Dieses sauerstoffreiche Blut fließt von der Lunge zur linken Herzhälfte.

Abb. 13.6: Das Herz als Motor des Blutkreislaufs (schematisch)

Damit der Strom der beiden „Blutarten" (sauerstoffreich und sauerstoffarm bzw. kohlendioxidreich) stetig und geregelt verläuft, ist jede Herzhälfte in einen Vorhof und eine Kammer gegliedert, d. h. das Herz besitzt insgesamt vier Herzräume. Die Vorhöfe funktionieren als Saugpumpen, die Kammern als Druckpumpen (siehe Abb. 13.7).

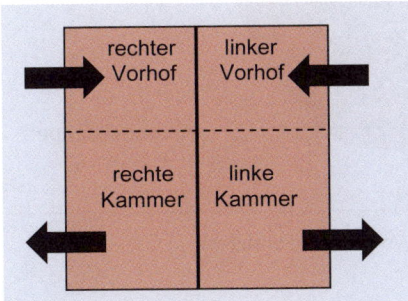

► Der linke Vorhof saugt das sauerstoffreiche Blut aus der Lunge an, der rechte Vorhof saugt gleichzeitig das kohlendioxidreiche Blut aus dem Körper an.

► Die linke Kammer drückt das sauerstoffreiche Blut in den Körperkreislauf, gleichzeitig drückt die rechte Kammer das kohlendioxidreiche Blut in den Lungenkreislauf.

Abb. 13.7: Vorhöfe und Kammern des Herzens als Saug- und Druckpumpen (schematisch)

Die Gefäße, die das sauerstoffreiche Blut von der Lunge in den linken Vorhof leiten, heißen Lungenvenen. Die Gefäße, die das kohlendioxidreiche Blut in den rechten Vorhof leiten, heißen Hohlvenen. Das sauerstoffreiche Blut aus der linken Kammer verlässt das

Herz durch die Hauptschlagader. Das Blutgefäß, welches das kohlendioxidreiche Blut aus der rechten Kammer in die Lunge führt, heißt Lungenarterie (siehe Abb. 13.8)

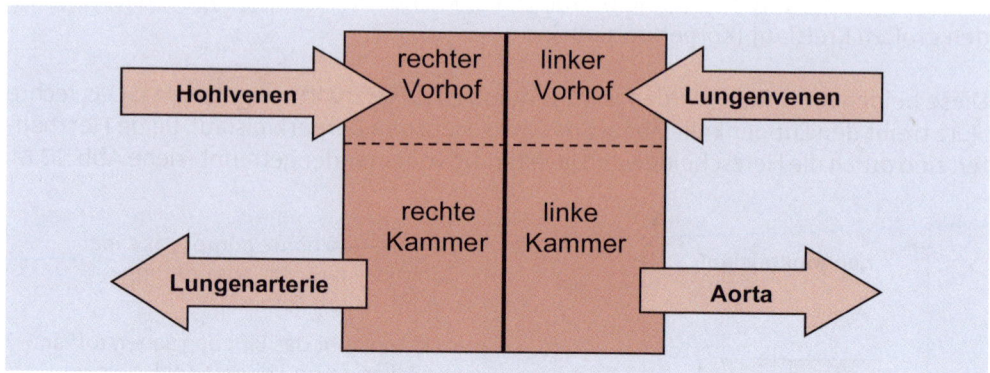

Abb. 13.8: Die großen Gefäße (schematisch)

Die Strömungsrichtung des Bluts im rechten und linken Herzen gewährleistet ein zweifacher Ventilmechanismus, der Klappenapparat. Vorhöfe und Kammern sind durch die Segelklappen getrennt, die Lungenarterie und die Hauptschlagader können durch Taschenklappen verschlossen werden. Die Segelklappe im rechten Herzen nennt man dreizipflige Segelklappe, die Segelklappe im linken Herzen heißt zweizipflige Segelklappe (siehe Abb. 13.9 und 13.10).

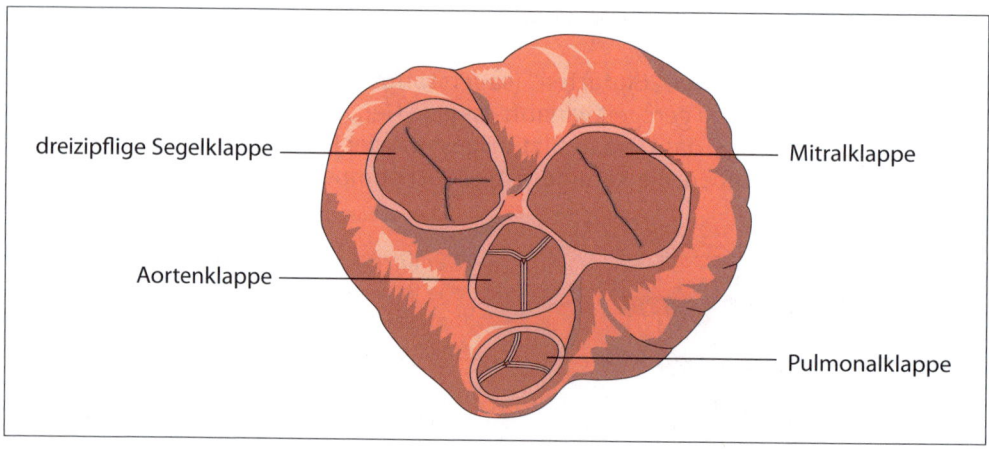

Abb. 13.9: Klappenapparat des Herzens (von oben gesehen; die Vorhöfe sind entfernt)

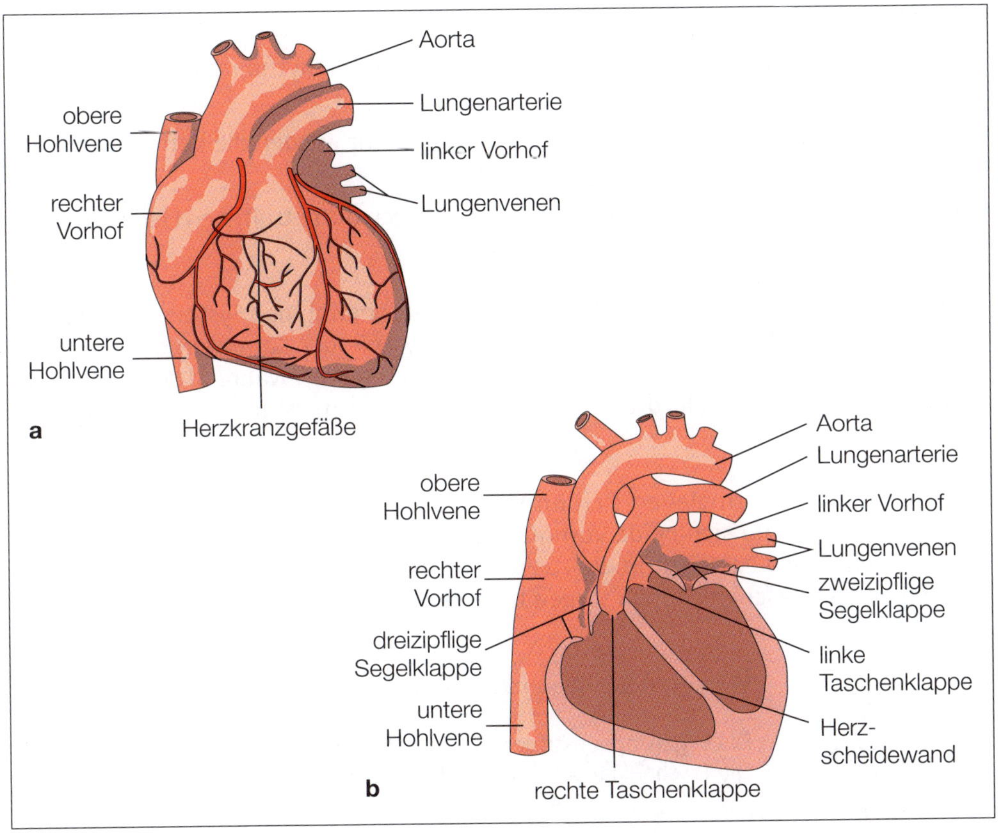

Aorta

Lungenarterie

linker Vorhof

Lungenvenen

obere Hohlvene

rechter Vorhof

untere Hohlvene

a

Herzkranzgefäße

obere Hohlvene

rechter Vorhof

dreizipflige Segelklappe

untere Hohlvene

Aorta
Lungenarterie

linker Vorhof

Lungenvenen

zweizipflige Segelklappe

linke Taschenklappe

Herz-scheidewand

b

rechte Taschenklappe

Abb. 13.10: Das Herz des Menschen (a = von außen, b = schematische Darstellung des Herzinneren)

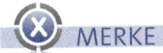

MERKE

Termini:

Herz	lat. Cor, gr. Kardia
Herzscheidewand	Septum
Vorhof	Atrium
Kammer	Ventriculus
Hauptschlagader	Aorta
Lungenarterie	Arteria pulmonalis
Lungenvene	Vena pulmonalis
Hohlvene	Vena cava
zweizipflige Segelklappe	Mitralklappe
dreizipflige Segelklappe	Trikuspidalklappe
Taschenklappe in der Hauptschlagader	Aortenklappe
Taschenklappe in der Lungenarterie	Pulmonalklappe

2.2 Herztätigkeit

Die Herztätigkeit besteht darin, dass sich der Herzmuskel rhythmisch zusammenzieht und wieder erschlafft:

► Während des Zusammenziehens der Herzmuskulatur werden die betroffenen Herzräume verkleinert und Blut wird ausgepresst.

► Während der Herzmuskelerschlaffung erweitern sich die betroffenen Herzräume und füllen sich wieder mit Blut.

Die Phase des Zusammenziehens der Herzmuskulatur nennt man Systole, die Phase der Erschlaffung der Herzmuskulatur Diastole. Die Systole der Kammern erzeugt einen Druck in den Arterien, den man systolischen Blutdruck nennt. Während der Diastole der Herzkammern sinkt der Blutdruck in den Arterien; man misst jetzt den diastolischen Blutdruck.

Vorhöfe und Kammern ziehen sich im Wechsel zusammen bzw. erschlaffen (siehe Abb. 13.11): Während sich beide Vorhöfe zusammenziehen, sind beide Kammern erschlafft. Ziehen sich beide Kammern zusammen, sind die Vorhöfe erschlafft. Die Segelklappen und die Taschenklappen sorgen für einen geregelten Blutfluss.

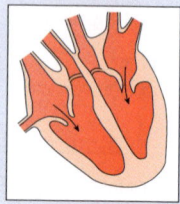

Vorhofsystole – gleichzeitig – **Kammerdiastole**

Die Segelklappen öffnen sich, das Blut strömt in die Kammern.
Die Taschenklappen sind geschlossen.

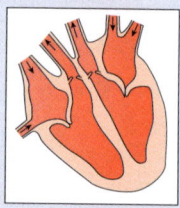

Vorhofdiastole – gleichzeitig – **Kammersystole**

Die Segelklappen sind geschlossen, in die beiden Vorhöfe strömt das Blut aus den beiden Hohlvenen und aus den Lungenvenen.
Die Taschenklappen sind geöffnet.
Das Blut aus den beiden Kammern wird in die Aorta und in die Lungenarterie gepresst.

Abb. 13.11: Rhythmus der Herztätigkeit

Die „Befehle" für die Herztätigkeit entstehen im Herzen selbst (Autorhythmie des Herzens). Im rechten Vorhof liegt die „Befehlszentrale", der sog. Herzschrittmacher (Sinusknoten), der seine Impulse zum Aschoff-Tawara-Knoten leitet, wo die Impulse verstärkt werden. Die Erregung läuft von hier über Leitungsbahnen (His-Bündel, Tawara-Schenkel, Purkinje-Fasern) in den Herzmuskel (siehe Abb. 13.12). Im Zustand der Körperruhe erfolgen ca. 70 Erregungsbildungen pro Minute.

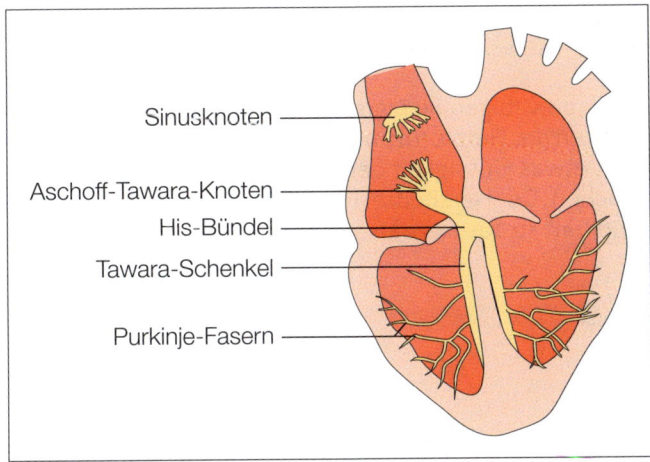

Abb. 13.12: Erregungsbildung und -leitung im Herzen

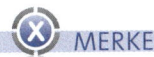 MERKE

Termini:

Phase des Zusammenziehens der Herzmuskulatur	Systole
Phase der Erschlaffung der Herzmuskulatur	Diastole
Fähigkeit des Herzens, Impulse selbst zu bilden	Autorhythmie

2.3 Feinbau der Herzwand

Die Herzwand ist in drei Schichten gegliedert:

► Herzinnenwand

► Herzmuskelwand

► Herzoberfläche.

Das Herz liegt im Herzbeutel.

Das Innere der Herzräume ist mit einer dünnen Bindegewebsschicht – der Herzinnenwand – ausgekleidet, welche die inneren Oberflächen des Herzens glatt überzieht, sodass es für das Blut nirgends eine Strömungsbehinderung oder gar eine Gerinnungsmöglichkeit gibt. Diese Bindegewebsschicht bildet auch die Segel- und die Taschenklappen.

Die Muskelschicht des Herzens besteht aus dem Herzmuskelgewebe. Die Muskelwand der Vorhöfe ist dünn, während die Muskelwand der Kammern erheblich dicker ist, ganz besonders in der linken Kammer, die den Körperkreislauf zu bewältigen hat. Der Herzmuskel wird über Gefäße, die direkt von der Hauptschlagader abgehen, versorgt. Diese Gefäße nennt man Herzkranzgefäße (siehe Abb. 13.10).

Außen ist das Herz von einer bindegewebigen Herzaußenwand bedeckt, in die auch Fett eingelagert ist, um Unebenheiten der Herzform auszugleichen. Das Herz wird umschlossen vom Herzbeutel, der mit etwas Flüssigkeit gefüllt ist, um dem Herzen ungehinderte Bewegungen zu ermöglichen. Der Herzbeutel ist mit dem Zwerchfell und der Brustvorderwand verwachsen und hält so das Herz an seinem Platz fest.

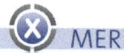 **MERKE**

Termini:

Herzinnenwand	Endokard	**Herzkranzgefäße**	Koronargefäße
Herzmuskelwand	Myokard	**Herzbeutel**	Perikard
Herzaußenwand	Epikard		

3. Die Gefäße

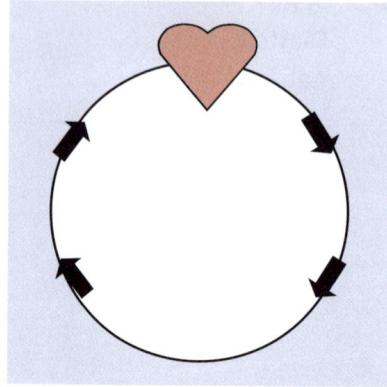

Abb. 13.13

Das Blut fließt beim Menschen in einem vollständigen Röhrensystem, angetrieben durch die Pumparbeit des Herzens. Man nennt das einen geschlossenen Kreislauf.

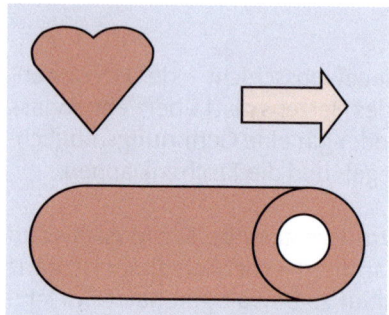

Abb. 13.14

Die Blutgefäße, die vom Herzen wegführen, müssen dem Druck standhalten, der durch das rhythmische Zusammenziehen der Herzmuskulatur erzeugt wird. Diese Gefäße haben deshalb eine sehr kräftige Wand. Man nennt sie Schlagadern (Arterien).

Die Arterien verästeln sich in immer kleinere Arterien und schließlich in die feinen Haargefäße (Kapillaren).

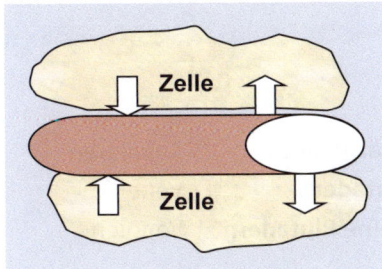

Abb. 13.15

Die Kapillaren besitzen eine ganz dünne Wand, so dünn, dass die vom Blut transportierten Stoffe (z. B. Sauerstoff, Kohlendioxid, Nährstoffe, Abfallstoffe, Wirkstoffe) durch die Kapillarwand in die Zellen bzw. von den Zellen in das Haargefäß wandern können. Die Kapillaren vereinigen sich wieder zu größeren Gefäßen, die das Blut zum Herzen zurückleiten.

Gefäße, die das Blut zum Herzen hinführen, heißen Blutadern (Venen).

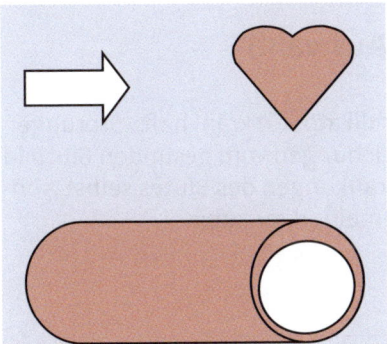

Abb. 13.16

In den Venen herrscht nicht mehr ein so hoher Druck, sie benötigen deshalb auch nur eine dünnere Wand (allerdings nicht so dünn wie in den Kapillaren!). Ihre Wand ist grundsätzlich genauso aufgebaut wie die Arterienwand, aber die Muskelschicht ist viel schwächer ausgeprägt.

Der Blutdruck bzw. die Strömungsgeschwindigkeit in den Venen ist viel geringer als in den Arterien. Damit das Blut auch wirklich zum Herzen zurückfließt und nicht in den Venen „versackt", besitzen die peripheren Venen ringförmige Ventilklappen, die verhindern, dass das Blut wieder zurückfließt (siehe Abb. 13.17). Die herznahen Venen benötigen solche Hilfseinrichtungen nicht: hier reicht die Sogwirkung des Herzens.

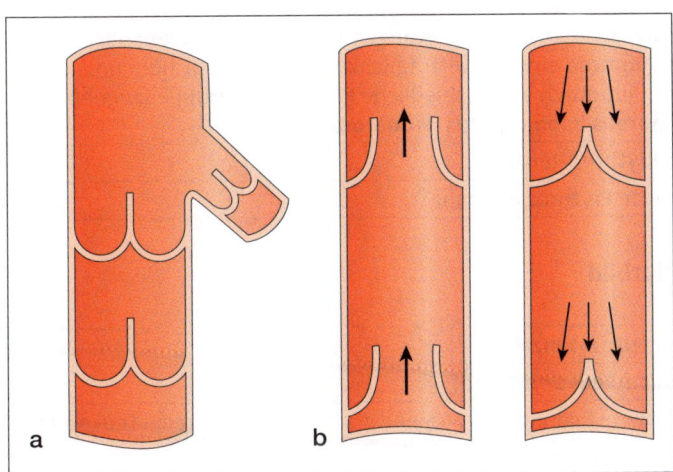

Abb. 13.17: Venenklappen
(a = Lage der Venenklappen in den Venen; b = schematische Darstellung der Arbeit der Venenklappen)

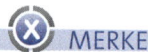 MERKE

Termini:

Schlagadern	Arterien	**Haargefäße**	Kapillaren
Hauptschlagader	Aorta	**Blutadern**	Venen
kleine Schlagadern	Arteriolen	**kleine Blutadern**	Venolen

4. Pathologie des Blutkreislaufsystems (Auswahl)

Veränderungen des Blutbilds

Die Zusammensetzung des Blutes ist ein sehr feiner Indikator für krankhafte Störungen des Gesamtorganismus. Bei den festgestellten Abweichungen vom gesunden Blutbild handelt es sich in der Regel nicht um eigentliche Erkrankungen des Blutes selbst, sondern um Anzeichen für eine zugrunde liegende Allgemeinerkrankung.

Veränderungen im roten Blutbild

Anämie	Eine Senkung des Hämoglobingehaltes unter 130 g/Liter beim Mann und unter 120 g/Liter bei der Frau bezeichnet man als Anämie. Nach der Verursachung dieses Hämoglobinmangels unterscheidet man drei Formenkreise der Anämien: ‣ Störungen der Hämoglobinbildung, z. B. **Eisenmangelanämie** ‣ Störungen der Erythrozytenneubildung, z. B. **perniziöse Anämie** aufgrund eines Mangels an Vitamin B_{12} ‣ Verkürzung der Erythrozytenlebensdauer (**hämolytische Anämien**), z. B. Auflösung der Erythrozyten und Austritt von Blutfarbstoff (**Hämolyse**) durch Gifteinwirkungen (z. B. Blei und Arsen) oder beim Fetus aufgrund einer Unverträglichkeit von mütterlichem und kindlichem Blut durch unterschiedliche Rhesus-Blutgruppenzugehörigkeit (**Morbus haemolyticus neonatorum**)
Erythrozytose	erhöhte Erythrozytenzahl
Erythropenie	verminderte Erythrozytenzahl

Veränderungen im weißen Blutbild

Leukozytose	erhöhte Leukozytenzahl
Leukopenie	verminderte Leukozytenzahl
Leukosen (Leukämien)	unkontrollierte Bildung überwiegend abnormer oder unreifer Leukozyten

Veränderungen des Blutgerinnungssystems

Kaogulopathien	Gerinnungsstörungen, z. B. aufgrund eines Mangels an Vitamin K oder – als erbliche Krankheit – aufgrund eines Mangels an bestimmten Gerinnungsfaktoren (Bluterkrankheit = **Hämophilie**)
Thrombozytose	erhöhte Thrombozytenzahl
Thrombopenie	verminderte Thrombozytenzahl

Veränderungen in der Zusammensetzung des Blutplasmas

Hyperproteinämie	erhöhter Bluteiweißgehalt
Hypoproteinämie	verminderter Bluteiweißgehalt
Hyperglykämie	erhöhter Blutzuckergehalt
Hypoglykämie	verminderter Blutzuckergehalt
Hyperlipämie	erhöhter Blutfettgehalt
Hypercholesterinämie	erhöhter Blutcholesteringehalt

Herzerkrankungen (Kardiopathien)

Herzrhythmusstörungen

Tachykardie	beschleunigte Herztätigkeit
Bradykardie	verlangsamte Herztätigkeit
Arrhythmie	unregelmäßiger Herzschlag (Herzflimmern oder Herzflattern)
Erregungsleitungs-störungen	verzögerte oder teilweise bzw. vollständig blockierte Erregungsleitung im Herzen

Herzfehler (Vitien)

Man unterscheidet angeborene oder – z. B. durch rheumatische Erkrankungen – erworbene Herzfehler.

Stenose	Klappenöffnungsverengung
Insuffizienz	Schlussunfähigkeit der Herzklappen
kombiniertes Vitium	Stenose und Insuffizienz kombiniert an einer Herzklappe
Septumdefekte	Missbildungen der Herzscheidewand

Erkrankungen der Herzkranzgefäße (Koronarerkrankungen)

Koronarsklerose	Verengung und/oder Verschluss der Koronargefäße. Die Koronarsklerose ist meist die Ursache für Angina pectoris und Herzinfarkt
Angina pectoris	anfallsweise auftretende Sauerstoffunterversorgung des Herzmuskels
Herzinfarkt, Myokardinfarkt	durch vollständigen oder nahezu vollständigen Verschluss eines Koronargefäßes wird ein Teil des Herzmuskels nicht mehr mit Sauerstoff versorgt und stirbt ab

Entzündungskrankheiten des Herzens

Perikarditis	Entzündung des Herzbeutels
Epikarditis	Entzündung der Herzaußenwand
Myokarditis	Entzündung des Herzmuskels
Endokarditis	Entzündung der Herzinnenhaut

Erkrankungen des Gefäßsystems

Gefäßveränderungen und Verschlusskrankheiten

Arteriosklerose	Elastizitätsschwund der Arterienwand durch Verdickung und Verhärtung. Der Hohlraum der Arterien wird durch Wandauflagerungen stark verkleinert.
Endangiitis obliterans	Arterielle Verschlusskrankheit der Beine. Der sklerotische Verschluss der Gefäße wird durch starkes Rauchen sehr begünstigt, daher die umgangssprachliche Bezeichnung „Raucherbein".
Thrombose	in den Gefäßen entstehendes Blutgerinnsel (Thrombus), das den Gefäßhohlraum verstopft
Embolie	Verschleppung eines Pfropfes, z. B. eines Thrombus, aber auch eines Fetttröpfchens oder einer Luftblase in lebenswichtige Organe, in denen ein akuter Gefäßverschluss hervorgerufen wird. Der verschleppte Pfropf wird als Embolus bezeichnet.
Varizen, Varikose	„Krampfadern". Erweiterte Venen, deren Klappen sich nicht mehr richtig schließen, und in denen sich deshalb das Blut staut.
Phlebitis	Venenentzündung
Thrombophlebitis	Thrombose der oberflächlichen Venen mit entzündlichen Veränderungen der Venenwand
Phlebothrombose	Thrombose der tiefen Venen. Hohe Emboliegefahr!
Hämorrhoiden	erweiterte Venen im Analbereich
Angiom	gutartige Geschwulst des Gefäßgewebes
Angioblastom	bösartige Geschwulst des Gefäßgewebes
Gefäßaneurysmen	Aussackung von Gefäßen, z. B. Aortenaneurysma
Hämorrhagie	Blutung, vor allem innere Blutung infolge einer Gefäßwandschädigung
Hämatom	Bluterguss

Störungen der Druckverhältnisse

Hypertonie	Bluthochdruck
Hypotonie	niedriger Blutdruck

5. Exkurs: „Schock"

Der menschliche Blutkreislauf wird durch ein kompliziertes Zusammenspiel von Herz und Kreislaufperipherie reguliert. Während das Herz als Motor die Blutströmung in Gang hält, erfolgt die Feineinstellung des Kreislaufs durch die kleineren Gefäße in den verschiedenen Organen. Durch diese Regulationsmechanismen der Kreislaufperipherie kann sich der menschliche Organismus verschiedenen Erfordernissen anpassen. So werden z. B. in arbeitenden Organen die Gefäße erweitert (Vasodilatation), wodurch diese Organe stärker durchblutet werden, während in ruhenden Organen durch Gefäßverengung (Vasokonstriktion) eine gewisse Blutmenge eingespart wird.

Ein so kompliziertes System ist relativ leicht verletzlich; Störungen können aus verschiedenen Gründen auftreten. Eine allgemeine Durchblutungsstörung, die auf den Zusammenbruch der Regulationsmechanismen der Kreislaufperipherie zurückzuführen ist, bezeichnet man als Schock.

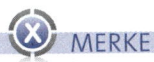 MERKE

Der Schock ist eine akute Kreislaufinsuffizienz, bei der ein Missverhältnis zwischen der kreisenden Blutmenge und dem Fassungsvermögen des Gefäßsystems besteht.

Als Folge dieser Kreislaufinsuffizienz kommt es zur Minderdurchblutung lebenswichtiger Organe, in denen zunehmender Sauerstoffmangel sowie eine Anhäufung von Kohlendioxid zu Funktionsstörungen führen, die schließlich den Tod des Patienten verursachen können.

Ursachen eines Schocks
Unterschiedliche Ursachen können einen Schock, d. h. den „Blutmangel in den Gefäßen", auslösen.

Schockursachen und Folgen		
Bezeichnung	**Ursache**	**Folge**
Volumenmangelschock	► größerer Blutverlust durch offene Verletzungen oder innere Blutungen, z. B. bei Magen- und Darmgeschwüren ► Verlust von Blutflüssigkeit, z. B. bei Gewebsquetschungen oder nässenden Verbrennungswunden ► Flüssigkeitsverlust, z. B durch Erbrechen oder Durchfälle	akute Verringerung der kreisenden Blutmenge, dadurch bedingter verminderter venöser Rückstrom zum rechten Herzen, das sich nicht ausreichend mit Blut füllen kann → vermindertes Herzzeitvolumen

Schockursachen und Folgen		
Bezeichnung	**Ursache**	**Folge**
kardiogener Schock	► Leistungsschwäche des Herzmuskels, z. B. infolge eines Herzinfarkts, Herzmuskelentzündungen oder Herzrhythmusstörungen ► mangelhafte Füllung des linken Herzens, z. B. durch Lungenembolie	→ vermindertes Herzzeitvolumen
septischer oder anaphylaktischer Schock	Bakterielle Giftstoffe oder gefäßaktive Substanzen, die bei einer allergischen Reaktion freigesetzt werden (z. B. Histamin), führen zu einer abnormen Erweiterung der peripheren Blutgefäße und zum Austritt von Blutflüssigkeit aus den Gefäßen in das Gewebe.	Das Blut „versackt" in der Peripherie und fließt nicht zum Herzen zurück. → vermindertes Herzzeitvolumen
neurogener Schock	zentrale Fehlsteuerung des Kreislaufs, z. B. durch außergewöhnlich starke Schmerzen, Hirn- oder Rückenmarksverletzungen; auch durch psychische Faktoren, z. B. extreme Angst	akuter Blutdruckabfall in der Peripherie → vermindertes Herzzeitvolumen

Ablauf eines Schocks

Entscheidendes Ereignis in der Schockentstehung ist die Verminderung des Herzzeitvolumens, das ist die vom Herzen transportierte Blutmenge. Diese Verringerung des Herzzeitvolumens führt zu einem drastischen Blutdruckabfall, dem der Körper mit einer Umverteilung der Blutmenge begegnet: Die zunächst lebenswichtigsten Organe Gehirn, Herz und Lunge werden mit Blut versorgt; Haut, Nieren, Leber, Magen, Darm, Bauchspeicheldrüse und Milz werden weitgehend von der Blutversorgung ausgeschlossen. So werden z. B. die Nieren normalerweise von 20 bis 25 % der Gesamtblutmenge durchströmt, während es im Schockzustand nur noch ca. 2 % sind.

Diese Blutumverteilung bezeichnet man als **Zentralisation des Kreislaufs**, die von der Blutversorgung weitgehend ausgeschlossenen Organe als **Schockorgane** (siehe Abb. 13.18).

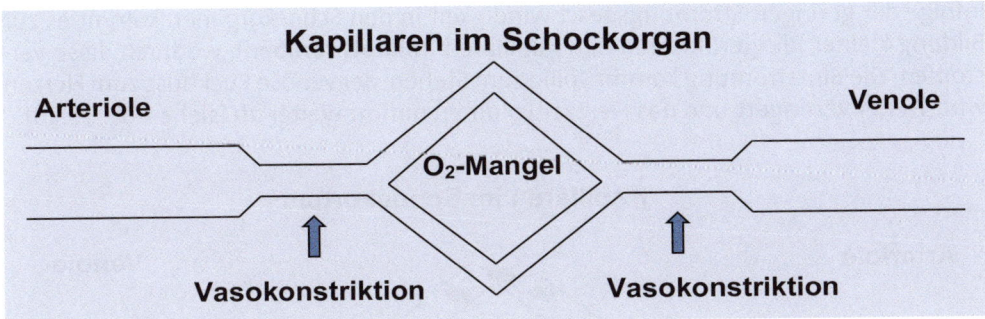

Abb. 13.18: Vasokonstriktion in den Schockorganen (schematisch)

Die Zentralisation ist eine sinnvolle Reaktion zur Aufrechterhaltung der notwendigsten Lebensfunktionen. Diese erste Phase des Schocks ist durch geeignete Therapiemaßnahmen noch rückbildungsfähig. Der Patient zeigt meist eines oder mehrere der folgenden Symptome:

► blasse, kühle Haut, kalter Schweiß, Kältegefühl

► schwacher, schneller Pulsschlag und flache, schnelle Atmung

► Übelkeit, Erbrechen

► leichte Benommenheit, Ohnmacht

► träge, weite Pupillen.

Trotz der Zentralisation des Kreislaufs kommt es nach einiger Zeit zur Unterversorgung des Gehirns mit Sauerstoff und zu einem zunehmenden Sauerstoffmangel in den Schockorganen. Dies ist die zweite, irreversible Schockphase. Der vom Gehirn ausgesandte „Befehl" zur Verengung der Arteriolen erlahmt, und in den Schockorganen kommt es durch den Sauerstoffmangel zur Ausschüttung von Substanzen, die die Kapillaren erweitern (z. B. Histamin). Die Folge ist eine außergewöhnliche Blutüberfüllung der Kapillaren in den Schockorganen (**Hyperämie der Schockorgane**), während die abführenden Venolen weiterhin verengt bleiben. Die Blutströmung verlangsamt sich extrem, aus den überfüllten Kapillaren tritt Flüssigkeit in das Gewebe aus (**Gewebsödem der Schockorgane**), wodurch eine weitere Verminderung der kreisenden Blutmenge verursacht wird (siehe Abb. 13.19).

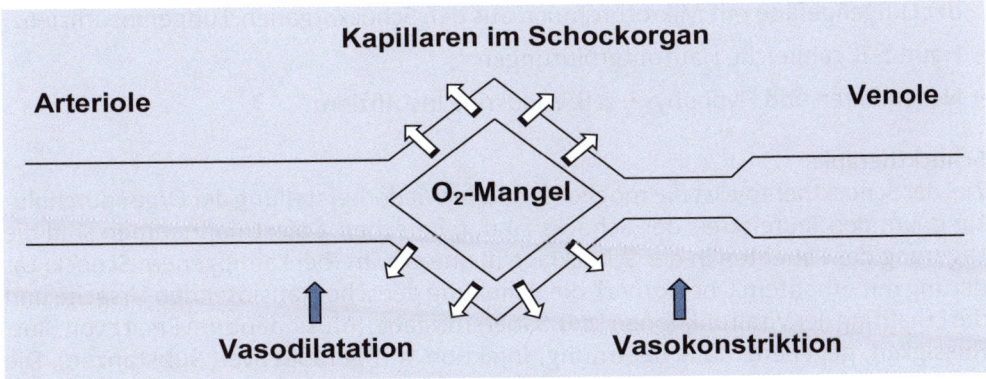

Abb. 13.19: Hyperämie und Gewebsödem in den Schockorganen

Infolge der geringen Strömungsgeschwindigkeit in den Schockorganen kommt es zur Bildung kleiner Blutgerinnsel in den Kapillaren (**Mikrothromben**), wodurch diese verstopfen: Die Blutströmung kommt völlig zum Stehen, der venöse Rückfluss zum Herzen wird weiter verringert und das Herzzeitvolumen nimmt weiter ab (siehe Abb. 13.20).

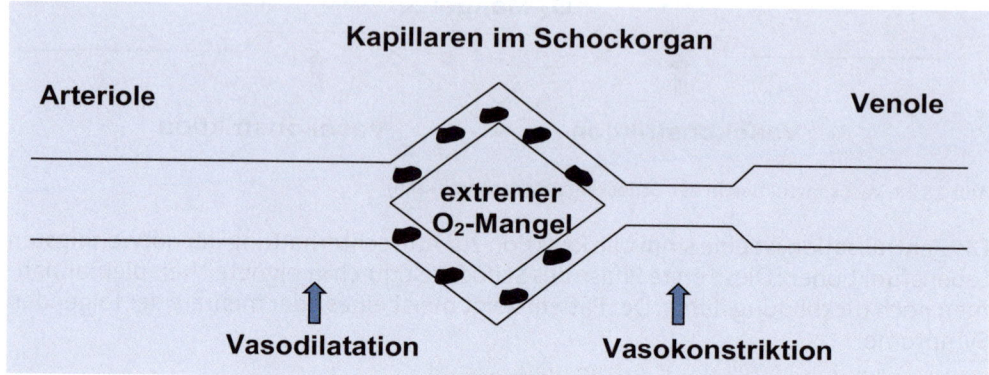

Abb. 13.20: Bildung von Mikrothromben und Gewebsnekrosen in den Schockorganen

Da es durch die Bildung zahlreicher Mikrothromben in kurzer Zeit zu einem starken Verbrauch von Thrombozyten, Fibrinogen und weiteren Gerinnungsfaktoren kommt, tritt eine allgemeine Blutungsneigung auf, die man als **Verbrauchskoagulopathie** bezeichnet.

Schockfolgen
Die Gewebeschädigungen infolge eines Schocks zeigen sich vor allem an den Schockorganen, in dramatischer Weise jedoch auch an der Lunge.

- Schocknieren: z. B. hochgradige oder vollständige Beeinträchtigung der Nierenfunktion
- Schockleber: z. B. ausgedehnte Leberzellnekrosen
- Schockmagen: z. B. Schädigungen der Magenschleimhaut, Geschwürbildung
- Schockdarm: z. B. Schleimhautnekrosen
- Schocklunge: z. B. Lungenblutungen, Mikroembolien als Folge der Überschwemmung der Lungengefäße mit Mikrothromben aus den Schockorganen, Lungeninsuffizienz
- Haut: z. B. zahlreiche Hautunterblutungen
- Nebennieren und Hypophyse: z. B. endokrine Insuffizienz.

Schocktherapie
Ziel der Schocktherapie ist die möglichst rasche Wiederherstellung der Organdurchblutung, um den Teufelskreis des Schocks zu durchbrechen. Sofortmaßnahmen sind die Lagerung des Patienten in der Schocklage (Beine erhöht; bei kardiogenem Schock: Lagerung mit erhöhtem Oberkörper), die Behebung der schockauslösenden Ursache und die Erhaltung der Vitalfunktionen (z. B. Sauerstoffgabe, Infusionen zum Ersatz von Blutflüssigkeit, gegebenenfalls Beatmung, Injektion von gefäßaktiven Substanzen). Die weitere Behandlung ist nur in einer Klinik möglich!

N. Fortpflanzung

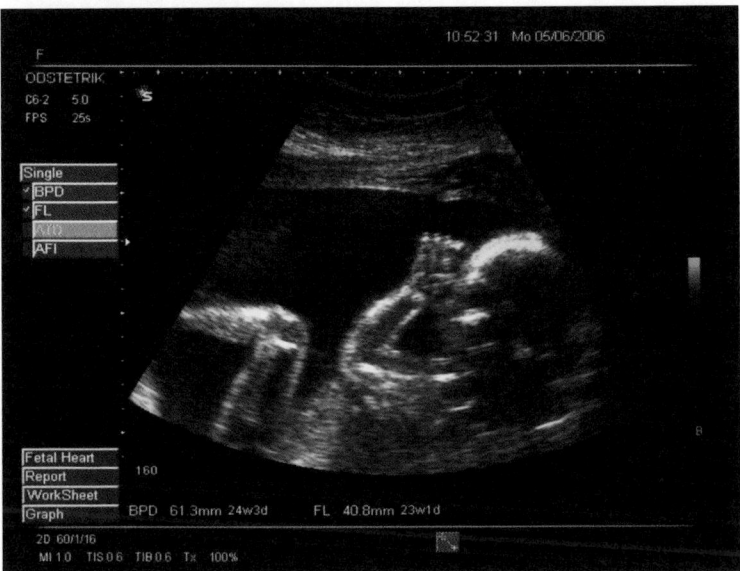

Das Harnsystem und das Fortpflanzungssystem fasst man zum Urogenitalsystem zusammen, da beide Organsysteme in der Embryonalentwicklung aus einer Anlage hervorgehen. Hieraus ergeben sich – insbesondere beim Mann – enge Lagebeziehungen der beiden Organsysteme.

1. Fortpflanzung als Kennzeichen des Lebens

Fortpflanzung bedeutet, dass – ausgehend von einem vorhandenen, älteren Organismus – ein neuer, jüngerer Organismus der gleichen Art abgespalten wird. Dieser neue, jüngere Organismus erreicht dann seinerseits durch Wachstum die Entwicklungsstufe, von der aus er sich selber fortpflanzen kann.

1.1 Fortpflanzungsarten

Grundsätzlich kann man zwei Arten der Fortpflanzung unterscheiden:

► ungeschlechtliche Fortpflanzung durch einfache Zellteilung

► geschlechtliche Fortpflanzung durch Reifeteilung und Verschmelzung zweier Zellen.

1.1.1 Ungeschlechtliche Fortpflanzung

Der einfachste Weg zur Fortpflanzung ist die **Zellteilung**. Eine vorhandene Zelle teilt sich, die beiden entstehenden Tochterzellen trennen sich voneinander, teilen sich wieder usw. (siehe Abb. 14.1). Diese Art der Fortpflanzung wird von allen einzelligen Lebewesen praktiziert.

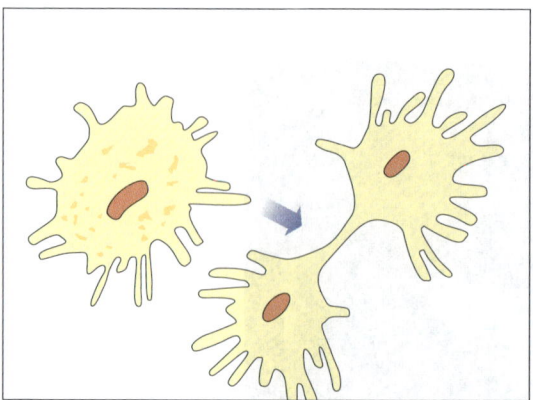

Abb. 14.1: Ungeschlechtliche Fortpflanzung durch einfache
Zellteilung bei einem einzelligen Lebewesen (hier: Amöbe)

Voraussetzung für diese Art der Fortpflanzung ist, dass sich das Erbmaterial der Mutter-zelle, das in einem Code alle Anweisungen für Aufbau und Funktion dieser Zelle enthält,

▶ verdoppelt und

▶ anschließend gleichmäßig auf die beiden neuen Zellen, die Tochterzellen, verteilt wird (vgl. Kapitel C).

Bei der ungeschlechtlichen Fortpflanzung sind Mutter- und Tochterorganismen genau gleich (sofern keine zufällige Veränderung des Erbmaterials, eine Mutation, stattfindet).

1.1.2 Geschlechtliche Fortpflanzung

Von geschlechtlicher oder sexueller Fortpflanzung spricht man, wenn sich das Erbma-terial zweier Individuen vermischt und ein neuer Organismus entsteht, der die Erbin-formationen zweier Elternorganismen enthält. Durch die Vermischung der Erbanlagen zweier Individuen kommt eine neue Kombination von Eigenschaften und Fähigkeiten zustande – die Kinder sind nicht identisch mit ihren Eltern. Eine der Voraussetzungen für diese Art der Fortpflanzung ist, dass das Erbmaterial der miteinander verschmel-zenden Zellen vorher um 50 % reduziert wird.

Die Zellen, die bei der sexuellen Fortpflanzung miteinander verschmelzen, nennt man **Keimzellen**, den Vorgang der Keimzellbildung **Reifeteilung**. Die Aufgabe der Reifeteilung ist die Halbierung des Erbmaterials. Der Mensch besitzt in seinen Zellen 46 DNA-Fäden. Während der Reifeteilung werden Keimzellen gebildet, die nur 23 DNA-Fäden besitzen.

Der Mensch ist ein **diploides** Lebewesen, d. h. er besitzt für jede erblich festgelegte Ei-genschaft und Fähigkeit zwei Erbinformationen. Eine dieser Informationen hat er von seinem Vater, eine von seiner Mutter erhalten. Er hat also jeweils 50 % seiner Erbanla-gen vom Vater bzw. von seiner Mutter, also 23 DNA-Fäden vom Vater und 23 DNA-Fäden von der Mutter. Selbst kann jeder Mensch an sein Kind auch nur 50 % seiner Erbanlagen (das sind 23 DNA-Fäden) weitergeben, da seine Keimzellen **haploid** sind, d. h. für jede erblich festgelegte Eigenschaft oder Fähigkeit also nur eine Erbinformation enthalten.

Der Ablauf einer Reifeteilung ist kompliziert und wird in Abb. 14.2 stark vereinfacht dargestellt. Am Ende der Reifeteilung sind aus einer diploiden Ur-Keimzelle vier haploide Keimzellen mit jeweils 23 DNA-Fäden entstanden.

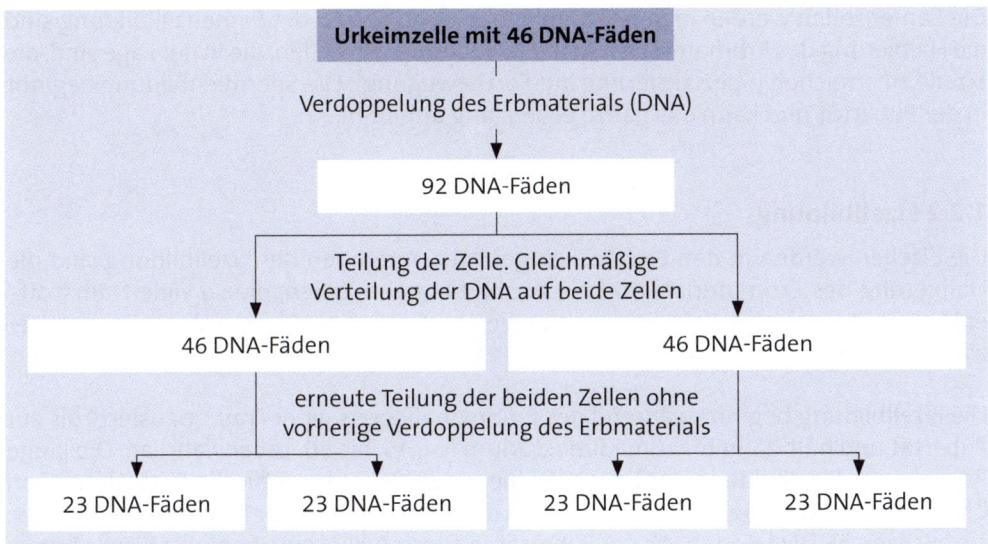

Abb. 14.2: Reifeteilung (stark vereinfacht)

Durch die Verschmelzung von zwei Keimzellen während der **Befruchtung** entsteht wieder eine diploide Zelle, der Ausgangspunkt für die Entwicklung eines neuen Organismus.

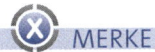 MERKE

Termini:

ungeschlechtliche Fortpflanzung	asexuelle Fortpflanzung
Zellteilung	Mitose
geschlechtliche Fortpflanzung	sexuelle Fortpflanzung
Reifungsteilung	Meiose
doppelerbig (für jede erblich festgelegte Eigenschaft und Fähigkeit liegen zwei Erbinformationen vor)	diploid
einfacherbig (für jede erblich festgelegte Eigenschaft und Fähigkeit liegt nur eine Erbinformation vor)	haploid

1.2 Keimzellbildung beim Menschen

Die Keimzellbildung erfolgt beim Menschen natürlich nach den Gesetzen der Meiose, aber sie verläuft im männlichen und weiblichen Geschlecht etwas unterschiedlich.

1.2.1 Samenzellbildung

Die Samenzellen werden in den Hoden gebildet. Aufgaben der Samenzellbildung sind die Halbierung des Erbmaterials und die Ausbildung von Zellen, die in der Lage sind, die Eizelle zu erreichen (Spezialisierung auf Fortbewegung). Die Spermienbildung beginnt in der Pubertät und kann das ganze Leben lang anhalten.

1.2.2 Eizellbildung

Die Eizellen werden in den Eierstöcken gebildet. Aufgaben der Eizellbildung sind die Halbierung des Erbmaterials und die Ausbildung von Zellen, die so viele Nährstoffe enthalten, dass sie den Keimling in seinen ersten Lebenstagen ernähren können (Spezialisierung auf Ernährung).

Die Eizellbildung beginnt während des Embryonallebens einer Frau, „pausiert" bis zur Pubertät und hält dann bis zum Klimakterium (ca. 45. bis 50. Lebensjahr) an. Die lange Pause in der Eizellbildung der Frau hat eine große Bedeutung für die Entstehung von Chromosomenstörungen. Die Ureizellen in den Eierstöcken einer Frau sind diploid, d. h. sie besitzen 46 DNA-Fäden. Ab der Pubertät reift pro Zyklus eine haploide Eizelle heran. Je älter eine Frau ist, desto länger „warten" ihre diploiden Ureizellen. Reift jetzt eine solche „alte" Ureizelle zur Eizelle, kann es passieren, dass die Halbierung des Erbmaterials nicht korrekt abläuft, und es können Eizellen entstehen, die nicht 23, sondern mehr oder weniger DNA-Fäden besitzen. Wird eine solche Eizelle befruchtet, entsteht eine Zygote mit 47 oder 45 DNA-Fäden. Das sind sehr schwere Erbstörungen!

Die bekannteste und häufigste Störung dieser Art ist das **Down-Syndrom**. Diese Krankheit heißt auch Trisomie 21. Die DNA-Fäden (man kann auch sagen, die Chromosomen) eines Menschen werden mit Zahlen bezeichnet. Trisomie 21 bedeutet, dass der DNA-Faden 21 in jeder Körperzelle dreimal (statt zweimal) vorhanden ist.

Selbstverständlich kann es auch bei der Samenzellbildung zu Fehlverteilungen der DNA-Fäden kommen, aber das ist wegen des anderen Ablaufs der Keimzellbildung beim Mann viel seltener.

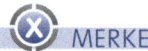 MERKE

Termini:

Samenzellbildung	Spermatogenese	**Eizellbildung**	Oogenese
Samenzelle	Spermium	**Eizelle**	Ovum

1.3 Geschlechtsbestimmung

Bei den Menschen wird das Geschlecht durch Gene, die auf den Geschlechtschromosomen liegen, bestimmt.

Menschliche Körperzellen enthalten 46 DNA-Fäden bzw. 46 Chromosomen. Auf zwei dieser Chromosomen liegen die Gene, die das Geschlecht bestimmen. Diese Chromosomen nennt man deshalb **Geschlechtschromosomen** (obwohl auf ihnen auch genetische Anweisungen für andere Eigenschaften und Fähigkeiten liegen). Die übrigen Chromosomen nennt man **Autosomen**.

Man unterscheidet bei den Geschlechtschromosomen X- und Y-Chromosomen.

 MERKE

▶ Frauen besitzen in ihren Körperzellen zwei X-Chromosomen (neben den 44 anderen Chromosomen).

▶ Männer besitzen in ihren Körperzellen ein X- und ein Y-Chromosom (neben den 44 anderen Chromosomen).

Ein neuer Mensch entsteht durch die Verschmelzung einer Eizelle und einer Samenzelle. Damit das neue Lebewesen nicht die doppelte Menge an Erbmaterial bekommt, wird das Erbmaterial bei der Bildung der Ei- bzw. Samenzellen halbiert. Ei- und Samenzellen enthalten also nur 23 Chromosomen und damit auch nur jeweils ein Geschlechtschromosom.

Die Eizellen können von den Geschlechtschromosomen nur X-Chromosomen enthalten. Bei den Samenzellen gibt es zwei „Sorten": solche mit einem X-Chromosom und solche mit einem Y-Chromosom.

Im Augenblick der Befruchtung, wenn das Erbmaterial aus Eizelle und Samenzelle zusammen kommt, wird auch das Geschlecht des entstehenden Kindes bestimmt, und zwar immer nur durch die Keimzelle des Mannes (siehe Abb. 14.3).

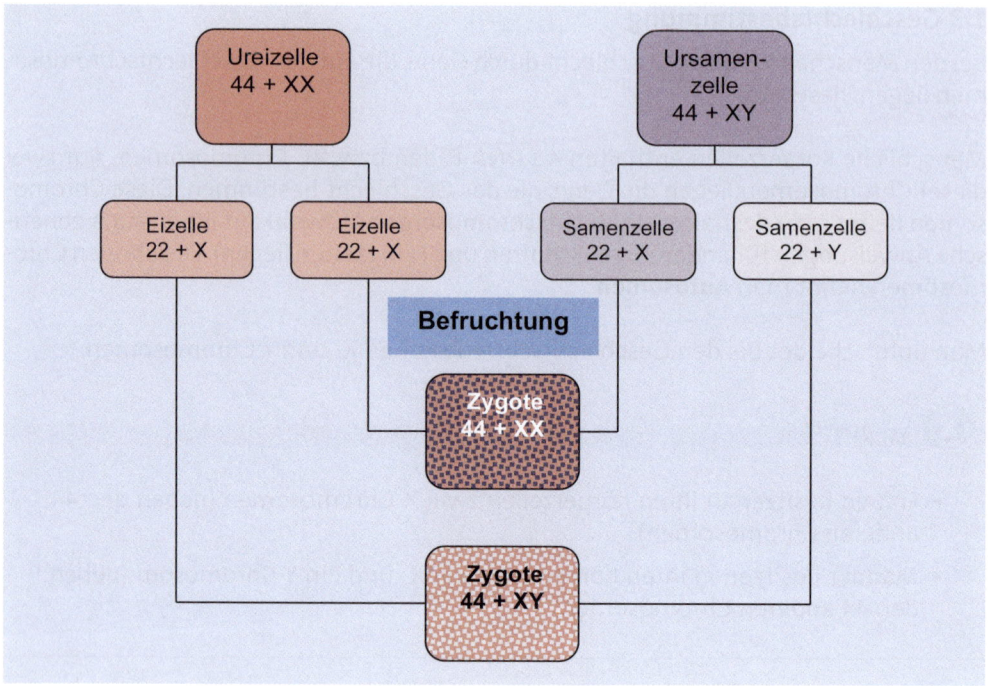

Abb. 14.3: Geschlechtsbestimmung (schematisch)

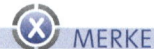 MERKE

Termini:

Geschlechtschromosomen	Gonosomen
übrige Chromosomen	Autosomen

1.4 Geschlechtsdifferenzierung

In dem Augenblick der Befruchtung steht zwar fest, in welche Richtung – männlich oder weiblich – sich der Keimling entwickeln soll, die eigentliche Differenzierung des wachsenden Organismus in ein männliches oder ein weibliches Individuum ist aber komplizierter.

Der ursprüngliche Bauplan aller Säugetiere, also auch des Menschen, ist weiblich. So haben z. B. alle Männer als „Nachbleibsel" dieses weiblichen Bauplans Brustwarzen, die in ihrem Geschlecht völlig sinnlos sind, und aus einem Keimling entwickelt sich auch dann eine Frau, wenn durch einen Fehler in der Reifeteilung nur ein X-Chromosom vorhanden ist. Diese Störung nennt man **Turner-Syndrom**.

In der Bauchhöhle jedes Embryos werden Ur-Eierstöcke und Ur-Eileiter mit einer Ur-Gebärmutter angelegt. Um diesen weiblichen Bauplan in die Richtung eines männlichen Organismus „umzupolen", sind das Y-Chromosom und zwei Hormone notwendig (siehe Abb. 14.4):

► Das **Y-Chromosom** sorgt für die Produktion einer Substanz, welche die Ur-Eierstöcke in Hoden „umpolt".

► Die **embryonalen Hoden** produzieren zwei Substanzen:

- den **Oviduktrepressor**, der die Ausformung von Eileitern und Gebärmutter aus den jeweiligen vorhandenen Ur-Anlagen verhindert

- das männliche Geschlechtshormon **Testosteron**, das dafür sorgt, dass sich Samenleiter bilden, und dafür, dass in den Zellkernen aller Körperzellen die Erbinformationen aktiviert werden, die für die Ausprägung der sekundären Geschlechtsmerkmale eines Mannes verantwortlich sind (stärkere Muskelentwicklung, kräftiger Knochenbau, tiefere Stimme, Bartwuchs, männliche Körperbehaarung).

Diese Erbinformationen sind auch in den Zellkernen einer Frau vorhanden, bleiben aber normalerweise „stumm", es sei denn, dem weiblichen Organismus werden männliche Geschlechtshormone zugeführt oder aufgrund einer Störung des Organismus der Frau selbst in größeren Mengen gebildet.

Das Testosteron kann allerdings nur dann in die Körperzellen bzw. deren Kerne eindringen und seine Wirkung ausüben, wenn der **Testosteron-Rezeptor**, für dessen Produktion das X-Chromosom sorgt, das Testosteron in die Körperzellen einschleust.

Es ist also das weibliche X-Chromosom notwendig, damit sich die Wirkung des männlichen Y-Chromosoms richtig entfalten kann.

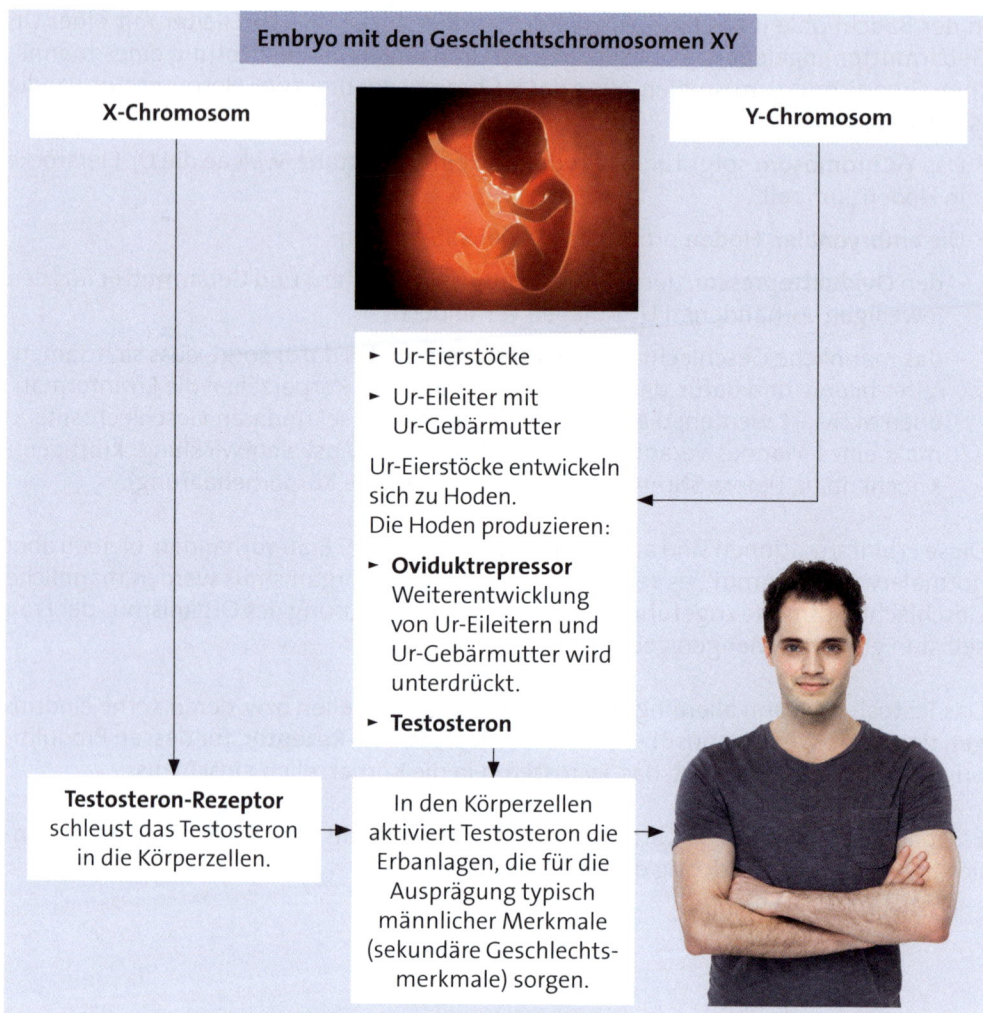

Abb. 14.4: Differenzierung eines Keimlings in männliche Richtung

Die Geschlechtsdifferenzierung hat eine große praktische Bedeutung für bestimmte Störungen im männlichen Geschlecht.

Beispiele

▶ Da die Hoden in einer frühen Lebensphase Ur-Eierstöcke sind und sich weit oben in der Bauchhöhle bilden, müssen sie im Verlauf des vorgeburtlichen Lebens in den Hodensack „herabsteigen". Dieser Abstieg kann gestört sein (vgl. Erkrankungen der Geschlechtsorgane).

▶ Auch Männer können – allerdings selten – an einem Mammakarzinom erkranken.

▸ Ist der Testosteron-Rezeptor aufgrund einer genetischen Störung nicht wirksam, kann das Testosteron nicht in die Zellen geschleust werden. Solche Patienten besitzen zwar die Geschlechtschromosomen XY und produzieren normale Mengen an Testosteron, zeigen aber einen mehr oder weniger deutlich weiblichen Körperbau (besitzen allerdings keine Eierstöcke, Eileiter und Gebärmutter) und empfinden sich auch als weiblich.

2. Geschlechtsorgane des Menschen

2.1 Äußere und innere Geschlechtsorgane

Bei beiden Geschlechtern unterscheidet man äußere und innere Geschlechtsorgane.

▸ Die **äußeren Geschlechtsorgane** dienen der geschlechtlichen Vereinigung von Mann und Frau. Zudem produzieren bei der Frau die Brustdrüsen Milch für den Säugling.

▸ In den **inneren Geschlechtsorganen** entstehen Keimzellen und Geschlechtshormone sowie Sekrete, die die Vereinigung der männlichen und weiblichen Keimzellen ermöglichen. Bei der Frau sind die inneren Geschlechtsorgane außerdem für die Versorgung des Keimlings während der Schwangerschaft und die Ausstoßung des reifen Kindes am Ende der Schwangerschaft zuständig.

Die inneren Geschlechtsorgane liegen bei der Frau in der Bauchhöhle, beim Mann zum größten Teil außerhalb der Bauchhöhle im Hodensack.

2.2 Geschlechtsorgane des Mannes

Zu den inneren Geschlechtsorganen des Mannes gehören:

▸ Hoden

▸ Nebenhoden

▸ Samenleiter

▸ Vorsteherdrüse

▸ Bläschendrüse (Samenblase)

▸ Cowper-Drüsen.

Zu den äußeren Geschlechtsorganen des Mannes zählen:

▸ das männliche Glied

▸ der Hodensack (siehe Abb. 14.5).

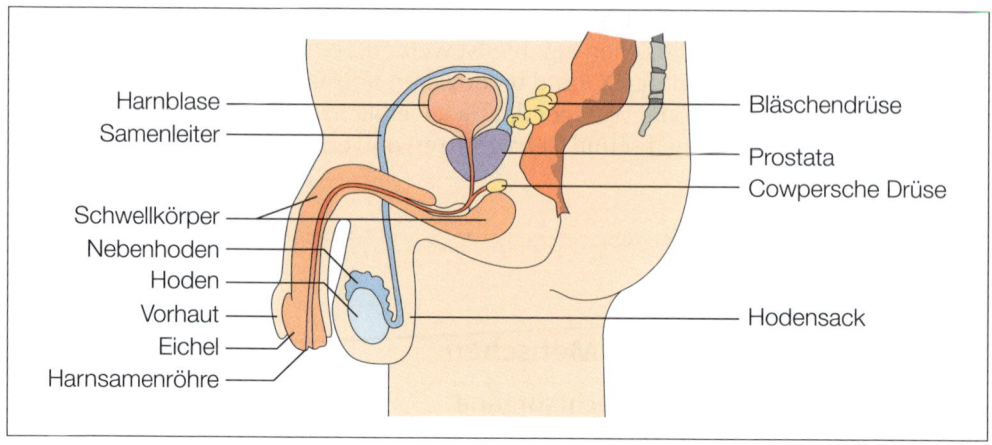

Abb. 14.5: Männliche Geschlechtsorgane

Die paarigen **Hoden** liegen im **Hodensack**. Jeder Hoden enthält zahlreiche, vielfach gewundene Hodenkanälchen (siehe Abb. 14.6), in denen die Samenzellen gebildet werden. Die zwischen den Hodenkanälchen liegenden Zellen bilden das männliche Geschlechtshormon. Die Samenzellen werden in den **Nebenhoden**, die den Hoden aufsitzen, bis zum Samenerguss gespeichert. Die Nebenhoden sondern Reifungsstoffe ab, die für die endgültige Ausreifung der Samenzellen sorgen. An ihrem unteren Ende gehen die Nebenhoden in die Samenleiter über.

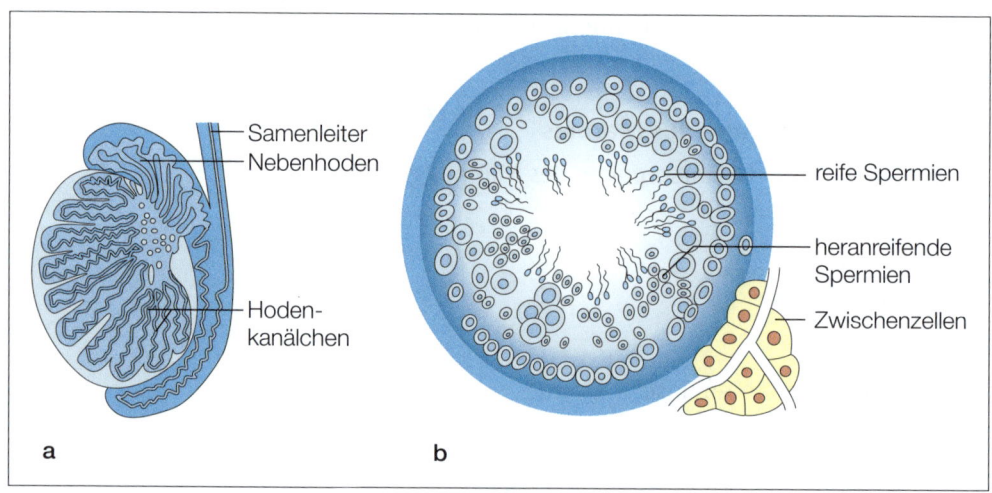

Abb. 14.6: Die männlichen Keimdrüsen (a = Hoden und Nebenhoden, b = Schnitt durch ein Hodenkanälchen)

Die **Samenleiter** sind ca. 50 cm lange Schläuche. Sie vereinigen sich im Bereich der Vorsteherdrüse mit der Harnröhre zur **Harnsamenröhre**.

Die **Vorsteherdrüse** und die **Bläschendrüse** sondern ein Sekret ab, das man Samenflüssigkeit nennt. Beide Sekrete fördern außerdem die Beweglichkeit der Samenzellen. Die

Cowper-Drüsen produzieren ein Sekret, das bereits vor dem Samenerguss Harnreste in der Harnsamenröhre neutralisiert.

Der **Penis** ist das männliche Begattungsorgan. Er ist von einer dehnbaren Haut, der **Vorhaut**, überzogen, die den unteren Teil des Penis, die **Eichel**, wie eine Tasche umhüllt und zurückgeschoben werden kann. Der größte Teil des Penis besteht aus **Schwellkörpern**, die bei sexueller Erregung prall mit Blut gefüllt werden und den Penis aufrichten und versteifen. Im Innern des Penis verläuft die Harnsamenröhre.

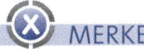 MERKE

Termini:

Hoden	Testis
Nebenhoden	Epididymis
Samenleiter	Ductus deferens
Vorsteherdrüse	Prostata
Bläschendrüse	Vesicula seminalis
Glied	Penis
Hodensack	Skrotum
Vorhaut	Präputium
Eichel	Glans penis

2.3 Geschlechtsorgane der Frau

Zu den inneren Geschlechtsorganen der Frau zählen:

▶ die Eierstöcke

▶ die Eileiter

▶ die Gebärmutter.

Zu den äußeren Geschlechtsorganen der Frau zählen:

▶ die Scheide

▶ große und kleine Schamlippen

▶ Kitzler

▶ Scheidenvorhof mit Vorhofdrüsen (siehe Abb. 14.7).

Schamlippen, Kitzler, Scheidenvorhof mit Vorhofdrüsen fasst man zur Scham zusammen.

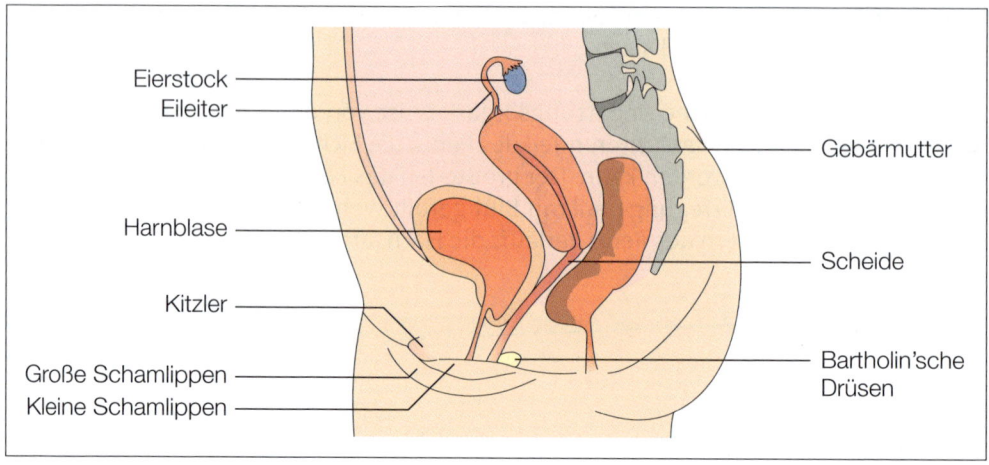

Abb. 14.7: Weibliche Geschlechtsorgane

Die paarigen **Eierstöcke** sind etwa pflaumengroße Organe, in denen die Eizellen und die weiblichen Geschlechtshormone produziert werden. Wie Trichter liegen ihnen die paarigen **Eileiter** an. Die Eileiter sind dünne Muskelschläuche, die mit einem Flimmerepithel ausgekleidet sind. Durch Muskelbewegungen und den Flimmerstrom befördern die Eileiter die Eizellen in die Gebärmutter.

Die **Gebärmutter** ist ein birnenförmiges, muskulöses Hohlorgan, das dem Schutz und der Ernährung des Keimlings dient (siehe Abb. 14.8). Am Ende der Schwangerschaft sorgen Muskelkontraktionen der Gebärmutter für die Austreibung des Kindes.

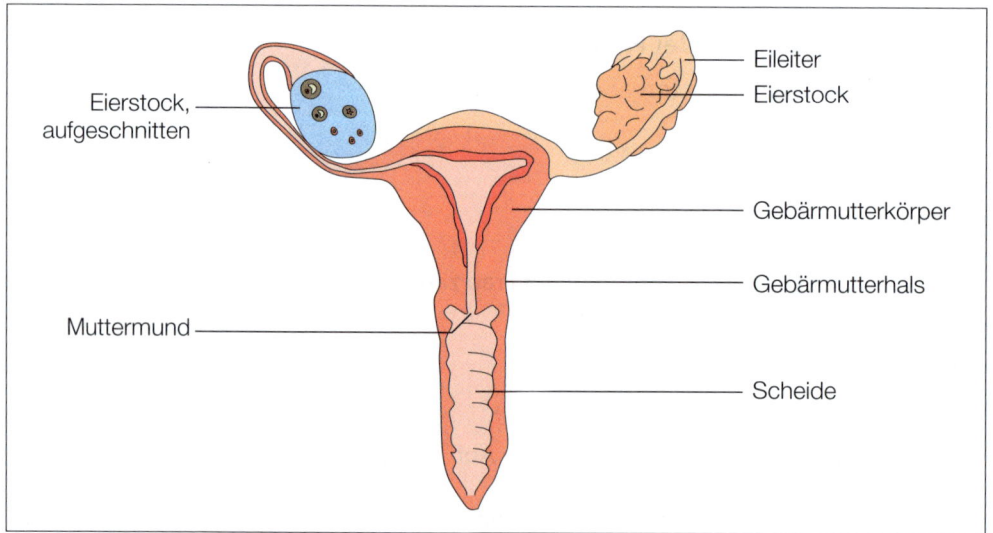

Abb. 14.8: Innere Geschlechtsorgane der Frau (die Scheide zählt zu den äußeren Geschlechtsorganen)

An der Gebärmutter unterscheidet man

- Gebärmutterkörper
- Gebärmutterhals
- Muttermund (der Eingang zum Gebärmutterhals).

Die Gebärmutterwand besteht aus drei Schichten:

- Außen ist sie vom Bauchfell überzogen.
- Es folgt glatte Muskulatur.
- Innen ist sie von Schleimhaut ausgekleidet.

Die **Scheide** ist ein etwa zehn Zentimeter langer, mit Schleimhaut ausgekleideter Muskelschlauch. Sie wird im unteren Abschnitt teilweise durch eine ringförmige Hautfalte, das Jungfernhäutchen, verschlossen. Spätestens beim ersten Geschlechtsverkehr, oft aber auch schon vorher, reißt dieses Häutchen.

Die Scheide ist das Begattungsorgan der Frau. In der Scheide lebende Bakterien (die Scheidenflora) sind an der Bildung eines sauren Sekrets beteiligt, das die inneren Geschlechtsorgane der Frau vor aufsteigenden Krankheitserregern schützt.

Die **großen Schamlippen** entsprechen dem Hodensack des Mannes und schützen den Scheidenvorhof. Der **Kitzler**, dem die Eichel des Mannes entspricht, ist wie diese ein sexuelles Reizorgan. Empfindlich für Reize sind auch die kleinen **Schamlippen**. Die **Vorhofdrüsen** halten den Scheidenvorhof feucht.

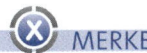 **MERKE**

Termini:

Eierstock	Ovar	**Gebärmutterkörper**	Corpus uteri
Eileiter	Tuba uterina		
Gebärmutter	Uterus	**Gebärmutterhals**	Cervix uteri
Scheide	Vagina		
große Schamlippe	Labium majus	**Muttermund**	Portio uteri oder Portio vaginalis
kleine Schamlippe	Labium minus		
Kitzler	Clitoris/Klitoris	**Bauchfellüberzug der Gebärmutter**	Perimetrium
Scheidenvorhof	Vestibulum vaginae	**Muskelschicht der Gebärmutter**	Myometrium
Vorhofdrüsen	Bartholin-Drüsen	**Schleimhautauskleidung der Gebärmutter**	Endometrium
Scham	Vulva		

3. Die Keimzellen

Die weiblichen und männlichen Geschlechtszellen sind in hohem Maße auf ihre jeweilige Aufgabe spezialisiert; entsprechend unterscheiden sie sich in ihrem Aussehen: Während die Eizelle die größte menschliche Zelle ist, sind die Samenzellen die kleinsten Zellen des menschlichen Organismus.

Die **Eizelle** (siehe Abb. 14.9):

- Die Eizelle ist unbeweglich. Sie wird wird durch die Muskelkontraktionen der Eileiter und die Flimmerbewegungen der feinen Haare im Eileiter zur Gebärmutter transportiert.

- Außen ist die Eizelle von einer Schicht Hüllzellen umgeben.

- Die Eizelle besitzt einen großen Nährstoffvorrat. Dieser Nährstoffvorrat dient der Ernährung des Keimlings in den ersten ca. sechs Tagen seines Lebens.

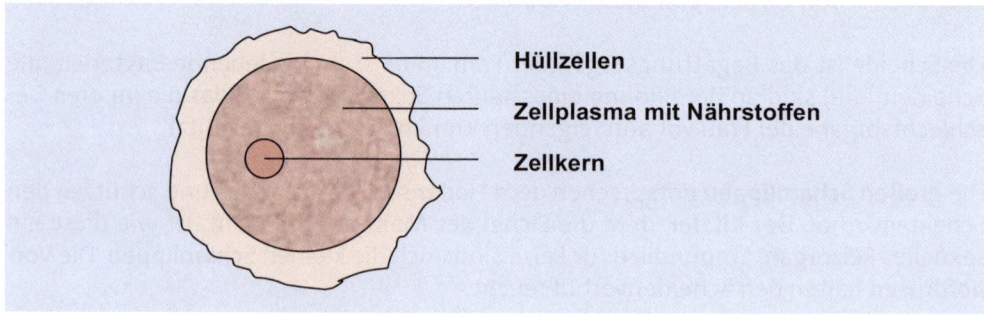

Abb. 14.9: Die menschliche Eizelle (Modell)

Die **Samenzellen** (siehe Abb. 14.10):

- Die Samenzellen haben etwa das Aussehen einer Stecknadel und sind ca. 0,06 mm lang.

- Sie bestehen aus Kopf, Hals, Mittelstück und Schwanz.

- Samenzellen können sich aktiv bewegen, die Fortbewegung erfolgt durch Schlängelbewegungen des Schwanzes (Geißelbewegung); Samenzellen legen ca. 18 cm pro Stunde zurück – eine auf ihre Größe bezogen beträchtliche Schwimmleistung.

- Die Energie für diese Arbeit gewinnen sie aus dem Energiespeicher (Zucker), der sich im Mittelstück befindet.

- Der Kopf der Samenzelle ist mit einer Kappe aus Enzymen überzogen. Diese Enzyme ermöglichen der Samenzelle das Eindringen in die Eizelle, indem sie an der Eintrittsstelle die Zellmembran der Eizelle auflösen. Der Kopf der Samenzelle enthält das Erbmaterial. Nur er dringt in die Eizelle ein.

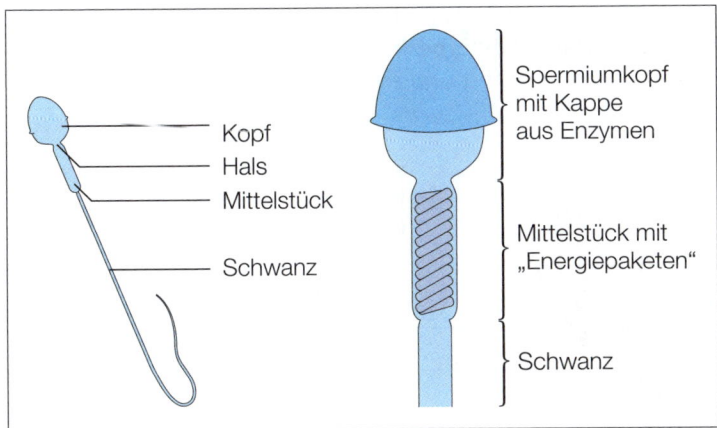

Abb. 14.10: Die menschliche Samenzelle

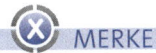 MERKE

Termini:

Eizelle	Ovum
Samenzelle	Spermium

4. Menstruation und Eireifung

Am Eierstock unterscheidet man Rinde und Mark. In der Rinde befinden sich die Eianlagen. Zusammen enthalten beide Eierstöcke bei der Geburt eines Mädchens etwa 400.000 bis 500.000 Eianlagen, die bis zur Pubertät ruhen.

Mit der Pubertät beginnen dann die ersten Eianlagen zu Eizellen heranzureifen. Dieser Prozess steht – wie die gesamte sexuelle Entwicklung des Menschen – unter der Kontrolle von Hormonen. Diese Hormone sorgen dafür, dass etwa alle vier Wochen eine Eizelle die volle Reife erlangt. In den Jahren der Geschlechtsreife reifen so ungefähr 400 bis 500 Eianlagen vollständig aus; der Rest der Eianlagen geht zugrunde.

Jede Eizelle liegt in einem **Eibläschen**. Während des Reifungsprozesses gelangen die Eibläschen mit den Eizellen an die Oberfläche des Eierstocks und vergrößern sich, sodass sich die Oberfläche des Eierstocks an dieser Stelle vorwölbt (siehe Abb. 14.11). Etwa alle vier Wochen platzt ein Eibläschen und schwemmt die Eizelle heraus. Das nennt man den **Eisprung**.

Die Eizelle wird vom Eileiter aufgenommen, während das geplatzte Eibläschen sich in den **Gelbkörper** umwandelt. Eibläschen und Gelbkörper produzieren die **Geschlechtshormone** der Frau: die Eibläschenhormone und das Gelbkörperhormon. Durch die

Eibläschenhormone kommt es zum Wachstum und zur Verdickung der Gebärmutter-schleimhaut (Wachstumsphase), das **Gelbkörperhormon** sorgt dafür, dass sich die verdickte Gebärmutterschleimhaut auflockert und erhalten bleibt (Auflockerungspha-se).

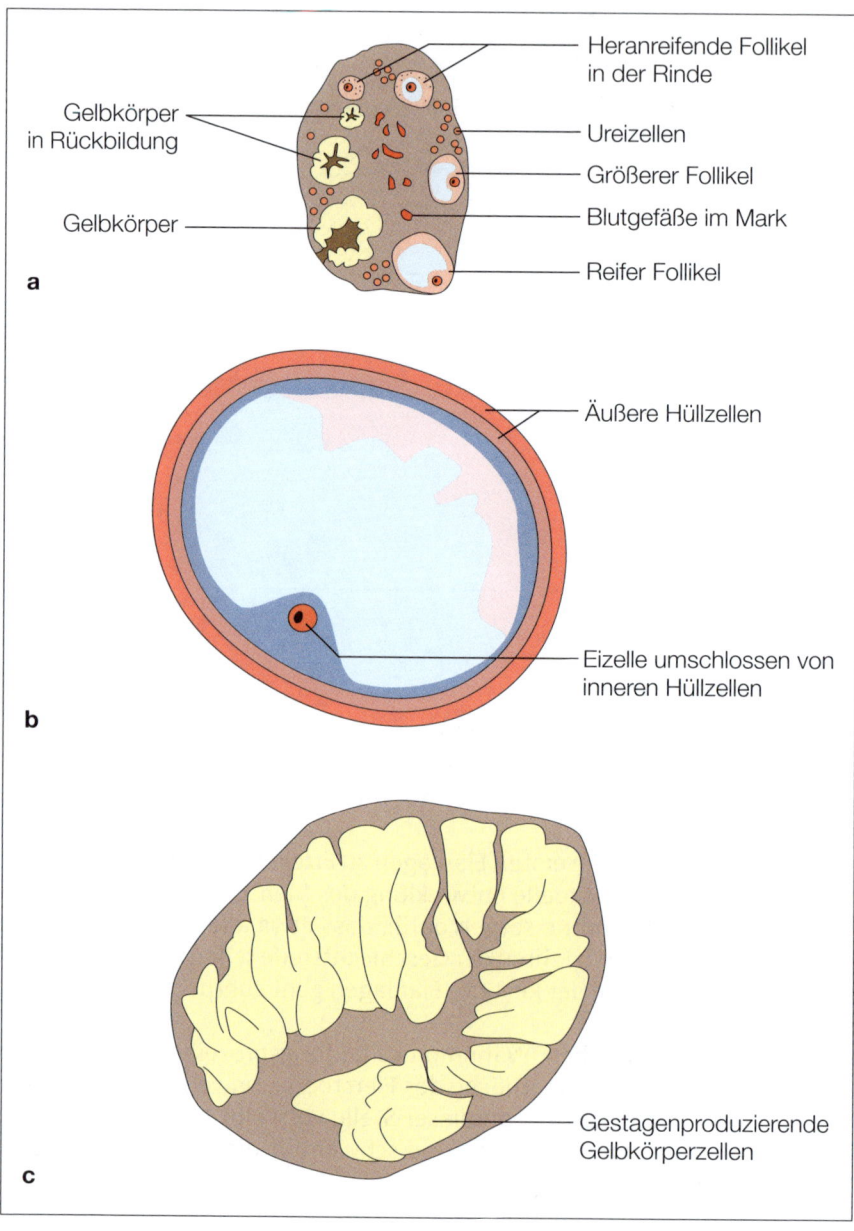

Abb. 14.11: Eierstock
(a = Querschnitt durch den Eierstock, b = Querschnitt durch ein reifes Eibläschen,
c = Querschnitt durch einen Gelbkörper)

Den Zeitraum vom ersten Tag der Monatsblutung bis einschließlich zum letzten Tag vor der nächsten Monatsblutung bezeichnet man als **Zyklus** (siehe Abb. 14.12). Er läuft bei der Frau unter sich regelmäßig wiederholenden körperlichen Veränderungen ab:

► Während im Eierstock eine neue Eizelle heranreift, beginnt sich die Gebärmutterschleimhaut unter dem Einfluss der Eibläschenhormone zu verdicken.

► Vierzehn Tage vor Eintritt der Monatsblutung erfolgt normalerweise der Eisprung. Zum Zeitpunkt des Eisprungs ist die Gebärmutterschleimhaut stark verdickt und gut durchblutet.

► Das geplatzte Eibläschen wandelt sich in den Gelbkörper um. Unter dem Einfluss des Gelbkörperhormons lockert sich die Gebärmutterschleimhaut jetzt auf, sodass ein Keimling in sie eindringen kann und eine Einnistung möglich wird.

► Wurde die Eizelle nicht befruchtet, bildet sich der Gelbkörper zurück, die Hormonproduktion des Gelbkörpers erlischt und die Gebärmutterschleimhaut löst sich ab. Dabei werden auch Blutgefäße zerrissen. Blut und Schleimhaut werden aus dem Körper ausgestoßen.

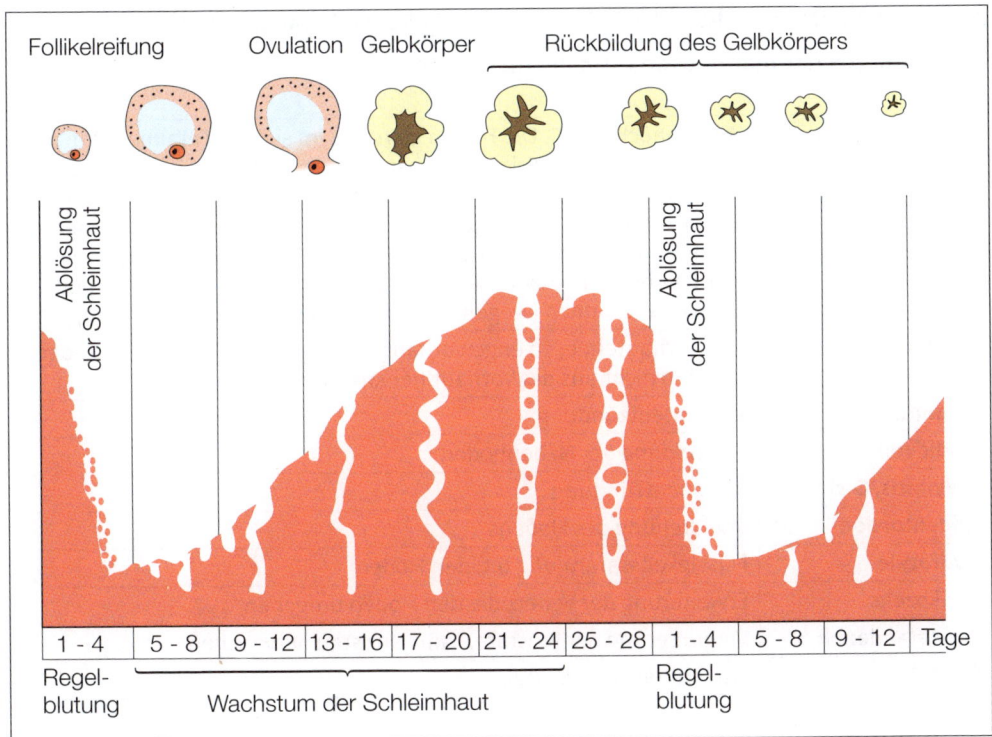

Abb. 14.12: Zyklus ohne Befruchtung

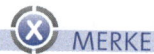 MERKE

Termini:

Eibläschen	(Graaf-)Follikel
Eisprung	Ovulation
Follikelhormone	Östrogene
Gelbkörperhormon	Progesteron
Aufbauphase der Gebärmutterschleimhaut	Proliferationsphase
Auflockerungsphase der Gebärmutterschleimhaut	Sekretionsphase
Monatsblutung	Menstruation, Menses
Einnistung	Nidation

5. Erkrankungen des Fortpflanzungssystems (Auswahl)

Erkrankungen der männlichen Geschlechtsorgane

Kryptorchismus	„Hodenhochstand". Die Hoden wandern im siebten Fetalmonat in den Hodensack. Meist ist dieser Vorgang bei der Geburt abgeschlossen, er kann sich aber auch noch in die ersten Lebensjahre erstrecken. Wenn das Absteigen der Hoden jedoch ausbleibt, muss der Hodenabstieg durch Hormongaben oder operativ herbeigeführt werden, da in einem „hochstehenden" Hoden keine befruchtungsfähigen Spermien gebildet werden können (wegen zu hoher Temperatur im Bauchraum).
Phimose	sog. Vorhautenge; zu enge Vorhautöffnung, sodass die Eichel bei der Erektion nicht aus der Vorhaut hervortreten kann
Balanitis	Vorhautentzündung
Epididymitis	Entzündung der Nebenhoden
Didymitis, Orchitis	Hodenentzündung
Hodentorsion	Stieldrehung des Hodens
Hydrozele	Flüssigkeitssammlung um den Hoden
Varikozele	Erweiterung der Venen, die den Hoden umgeben
Prostataadenom	Vergrößerung der Prostata, kann Urinstau hervorrufen
Prostatitis	Entzündung der Prostata

Erkrankungen der weiblichen Geschlechtsorgane

Vulvitis	Entzündung der äußeren Geschlechtsorgane
Vaginitis, Kolpitis	Entzündung der Scheide
Vulvovaginitis	Entzündung der äußeren Geschlechtsorgane und der Scheide
Zystozele	Vorfall der Harnblase gegen die Scheide
Rektozele	Vorfall des Enddarmes gegen die Scheide
Descensus uteri	Gebärmuttersenkung
Prolaps uteri	Gebärmuttervorfall in die Scheide
Zervixpolyp	gutartige Geschwulst des Gebärmutterhalses
Endometritis	Entzündung der Gebärmutterschleimhaut
Endometriose	Verschleppungen und Verwachsungen der Gebärmutterschleimhaut mit der Gebärmuttermuskulatur oder mit den Eileitern
Gebärmuttermyome	gutartige Geschwülste der Gebärmuttermuskulatur
Oophoritis	Eierstockentzündung
Salpingitis	Eileiterentzündung
Adnexitis	Entzündung von Eileitern und Eierstöcken
Dysmenorrhö	schmerzhafte Regelblutung
Amenorrhö	Ausbleiben der Regelblutung
Mastopathie	Sammelbegriff für krankhafte Veränderungen der weiblichen Brust
Mastitis	Brustdrüsenentzündung
Mammakarzinom	bösartige Geschwulst der Brustdrüse

5.1 Exkurs: „Zervixkarzinom"

In kaum einem medizinischen Bereich konnten durch die Einführung von routinemäßig durchgeführten Früherkennungsuntersuchungen solche unmittelbaren Erfolge erzielt werden, wie bei der Therapie des Gebärmutterhalskrebses, denn im frühen Erkrankungsstadien ist diese Krebsform zu nahezu 100 % heilbar.

Jetzt gibt es noch bessere Nachrichten: Es gibt seit einiger Zeit eine aktive Immunisierung gegen die verursachenden Papilloma-Viren.

Krankheitsbild
Die Gewebe der Gebärmutter können verschiedene Tumorarten ausbilden: z. B. gutartige Tumore der Gebärmuttermuskulatur (Myome), bösartige Tumore der Gebärmuttermuskulatur (Sarkome) und die von der Schleimhaut ausgehenden Karzinome im Gebärmutterkörper und Gebärmutterhals. Hier werden nur die Tumore, welche in der Schleimhaut des Gebärmutterhalses entstehen, betrachtet.

Gebärmutterhalskrebs ist eine sehr häufige Krebserkrankung: Pro Jahr werden weltweit etwa 500.000 neue Fälle diagnostiziert. Aber während bis zur Einführung der Früherkennungsuntersuchungen der Gebärmutterhalskrebs zu den häufigsten Todesursachen bei Frauen zählte, ist heute die Sterblichkeit an dieser Erkrankung bei uns stark zurückgegangen.

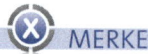 **MERKE**

In Ländern mit mangelhafter medizinischer Versorgung ist Gebärmutterhalskrebs immer noch ein sehr häufiger „Killer". Die WHO gibt an, dass weltweit jährlich bei etwa 500.000 Frauen Gebärmutterhalskrebs diagnostiziert wird; 250.000 dieser Frauen sterben daran.

Gebärmutterhalskrebs ist ein Plattenepithelkarzinom. Unter einem Plattenepithel versteht man ein Gewebe, das aus flachen Zellen besteht, die eng aneinander liegen und entweder

► einschichtig (z. B. im Bauchfell) oder

► in mehreren Lagen übereinander (mehrschichtig, z. B. in der äußeren Haut, in der Schleimhaut der Mundhöhle, der Scheide und der Auskleidung des Gebärmutterhalses) äußere und innere Oberflächen bedecken.

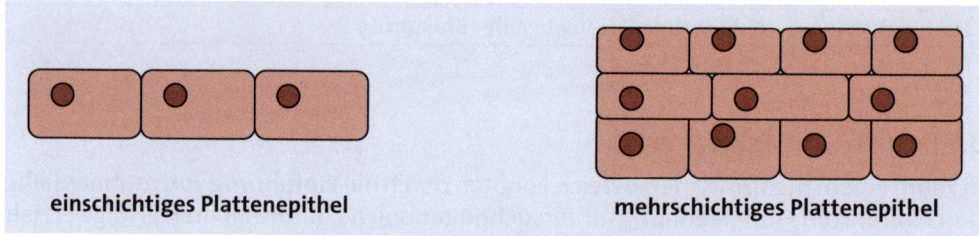

einschichtiges Plattenepithel   **mehrschichtiges Plattenepithel**

Abb. 14.13: Plattenepithelien (schematisch)

Aufgrund unterschiedlicher Schädigungen (s. u.) beginnen die Epithelzellen, sich unkontrolliert zu teilen. Bei diesen Teilungen verlieren sie ihr „typisches" Aussehen, sie sind „entdifferenziert". Oft ist die Teilungsaktivität so groß, dass das entstehende Tumorgewebe nicht mehr durch Blutgefäße versorgt werden kann (die Blutgefäße kommen mit dem Wachstum nicht mit). Die nur noch mangelhaft oder gar nicht mehr mit Sauerstoff und Nährstoffen versorgten Tumorzellen sterben ab: es entsteht ein Geschwür.

Plattenepithelkarzinome geben relativ früh einzelne Tumorzellen ab, die dann in anderen, vor allem den nahe gelegenen Geweben und Organen, Tochtergeschwülste (Metastasen) auslösen können.

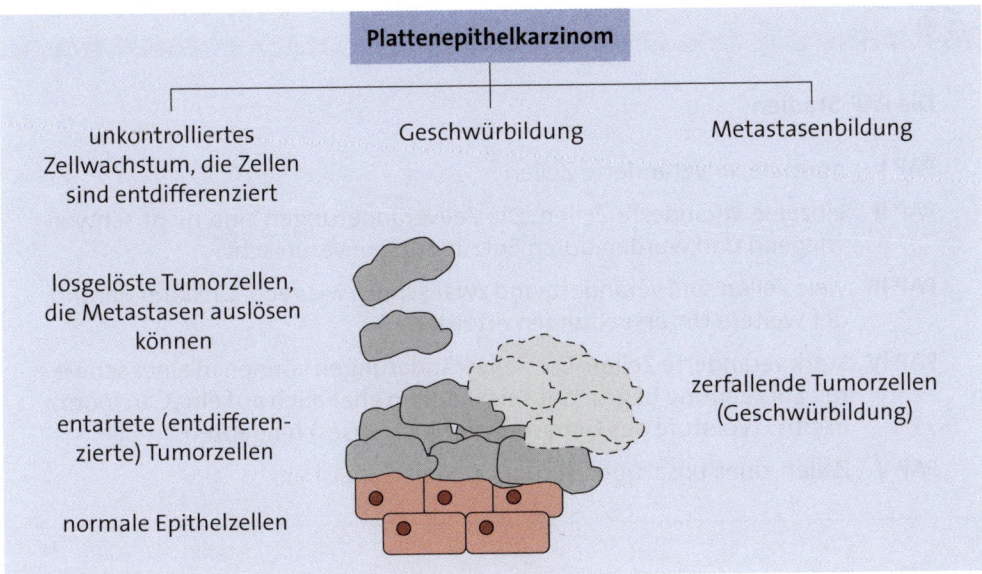

Abb. 14.14: Kennzeichen des Plattenepithelkarzinoms (schematisch)

Gebärmutterhalskrebs bereitet in der Regel im Frühstadium keinerlei Beschwerden, welche die Frau bemerken könnte. Treten gelblicher bis bräunlicher Scheidenausfluss, bedeutende Zwischenblutungen und Blutungen nach dem Geschlechtsverkehr auf, sollte die Frau umgehend einen Arzt aufsuchen, denn diese Symptome können Hinweise auf ein bereits fortgeschrittenes Krankheitsstadium sein. Das gilt selbstverständlich auch für alle ungewöhnlichen Unterleibsschmerzen.

Diagnose
Was kann bei der Früherkennungsuntersuchung festgestellt werden?

Entdifferenzierte Zellen kann man relativ leicht erkennen: Sie sehen nicht mehr so aus wie die normalen Schleimhautzellen. Die Zellen am Muttermund sind für eine Untersuchung leicht zugänglich.

Bei der jährlichen routinemäßigen Untersuchung wird ein Abstrich vom Muttermund genommen. Diese Untersuchung ist nicht schmerzhaft und dauert kaum eine Minute. Die auf diese Weise gewonnenen Zellen werden gefärbt und untersucht. Die Methode zur Beurteilung der Schleimhautzellen des Muttermundes wurde von dem griechischen Arzt George Nicolas Papanicolaou entwickelt und wird deshalb kurz PAP-Test genannt. Die Stadien der Zellveränderungen werden in einer Skala von PAP I bis PAP V klassifiziert.

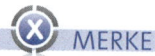 MERKE

Die PAP-Stadien

PAP I   normale, unveränderte Zellen

PAP II   einzelne veränderte Zellen. Die Zellveränderungen sind nicht schwerwiegend und wurden durch Entzündungen verursacht.

PAP III   viele Zellen sind verändert, und zwar schwerwiegend. Unklarer Befund, der weitere Untersuchungen erfordert.

PAP IV   stark veränderte Zellen. Die Zellveränderungen können in einer schweren Entzündung begründet sein, können aber auch auf ein „Carcinoma in situ" (Vorstufe des Gebärmutterhalskrebses) hindeuten.

PAP V   Zellen eines bösartigen Tumors sind nachweisbar.

Nach einer PAP I- und II-Diagnose sind keine weiteren Maßnahmen erforderlich. Die Patientin wird lediglich daran erinnert, in einem Jahr wieder zur Routinekontrolle zu erscheinen.

Bei einer PAP III-Diagnose muss kurzfristig – in der Regel im Abstand von drei Monaten – ein weiterer Abstrich sowie eine Lupenuntersuchung (Kolposkopie) des Muttermundes vorgenommen werden, um die Zellveränderungen zu beobachten und etwaige Verschlimmerungen rechtzeitig zu entdecken.

Nach einer PAP IV-Diagnose wird ein kleiner Gewebskegel aus dem Muttermund geschnitten (Konisation), die Zellen des Gewebskegels werden im Labor untersucht, um festzustellen, ob ein Carcinoma in situ (Tumorzellen sind noch nicht in tiefere Schichten vorgedrungen) oder ein mikroinvasives Karzinom (Tumorzellen sind bereits in tiefere Schichten vorgedrungen) vorliegt. Bei unklaren Befunden können die Konisation wie auch die Abstrichnahme wiederholt werden. Die Konisation ist ein kleiner Eingriff, der ambulant durchgeführt wird und die Frau in der Regel körperlich nicht stark belastet.

Liegt bei einem PAP IV-Stadium bereits invasives Krebswachstum vor oder wurde eine PAP V-Diagnose gestellt, sind umfangreichere Diagnoseverfahren sowie die sofort einzuleitende Krebstherapie angezeigt.

Therapie und Prognose

Liegt ein Gebärmutterhalskrebs vor, muss festgestellt werden, wie tief das Karzinom bereits in das Gewebe vorgedrungen ist. Außerdem ist es möglich, dass Krebszellen in die Scheidenwand, in die nahe gelegenen Lymphknoten, in die Blase und in den Darm gestreut haben. Je nach Ergebnis der Untersuchungen (Ultraschall, Computertomografie, Kernspintomografie, Röntgenuntersuchungen, Spiegelungen von Darm und Blase sowie Probenentnahme und Untersuchung auf den Grad der Bösartigkeit) kommen verschiedene Therapiemaßnahmen infrage.

Grundsätzlich unterscheidet man

- Operation
- Strahlentherapie
- Chemotherapie.

Auch Kombinationen dieser Therapieformen sind möglich.

Die Prognose richtet sich danach, wie weit die Tumorerkrankung bereits fortgeschritten ist und schwankt zwischen den Extremen „sehr gut" und „sehr schlecht": Im Frühstadium des Gebärmutterhalskrebses ist in fast 100 % der Fälle eine Heilung möglich. Haben sich bereits Metastasen in den Nachbarorganen gebildet, ist die Aussicht auf eine Heilung sehr gering. Außerdem hängt die Prognose vom Alter der Patientin ab; Patientinnen, die jünger als 35 Jahre alt sind, haben in der Regel schlechtere Aussichten auf Heilung als ältere Patientinnen.

Ursachen des Gebärmutterhalskrebses

Verursacher des Gebärmutterhalskrebses sind Viren, die sog. Humanen Papilloma-Viren (HPV), von denen es mehr als 80 verschiedene Typen gibt. Bei 95 bis 99 % aller Frauen mit Gebärmutterhalskrebs werden diese Viren gefunden.

 MERKE

- Papilloma-Viren nennt man auch Tumorviren: Sie können gutartige (Warzen) und bösartige Wucherungen verursachen.
- Papilloma-Viren befallen nur Epithelgewebe.
- Die verschiedenen Typen der HPV sind verantwortlich für Warzen der Haut (z. B. Stachelwarzen, Pinselwarzen, Jugendwarzen) und der Schleimhäute (z. B. Mundschleimhautwarzen, Genitalwarzen) sowie für bösartige Tumore des weiblichen Genitalbereichs, sehr selten auch des Penis und des Analbereichs des Mannes.

Papilloma-Viren gehören zu den häufigsten beim Geschlechtsverkehr übertragenen Krankheitserregern. Man schätzt, dass etwa 80 % aller Frauen in ihrem Leben in Kontakt mit HPV kommen. In der Regel bemerkt die Frau keinerlei Symptome, ihr Immunsystem bekämpft die Viren und die Infektion wird beseitigt. In einigen Fällen entwickeln sich Genitalwarzen.

 MERKE

- Genitalwarzen, auch Feigwarzen oder Kondylome genannt, sind knötchenförmige bis blumenkohlartige (Condylomata acuminata) oder flache (Condylomata plana) gutartige Tumore, die fast ausschließlich im anogenitalen Bereich auftreten und meistens durch die Papilloma-Viren HPV 6 und HPV 11, selten auch durch die Typen HPV 16 und HPV 18 verursacht werden.
- Genitalwarzen können maligne (bösartig) entarten.

Die verschiedenen Papilloma-Typen unterscheiden sich in ihrer Bösartigkeit. Insbesondere die Typen 16 und 18, die bei 70 % der Fälle von Gebärmutterhalskrebs gefunden werden, sind sehr aggressiv.

Papilloma-Viren können ihre gefährliche Wirkung nur entfalten, wenn das Immunsystem der Frau nicht mit ihnen fertig wird. Jede Schwächung des Immunsystems, beispielsweise durch zusätzliche Infektionen mit anderen Erregern, aber auch ungesunde Lebensführung, erhöht deshalb die Gefahr, dass es zu einer dauerhaften Infektion mit HPV und zu einer Veränderung der Schleimhautzellen kommt. Frauen, die die Anti-Baby-Pille nehmen, haben ein erhöhtes Risiko, an einer anhaltenden HPV-Infektion zu erkranken.

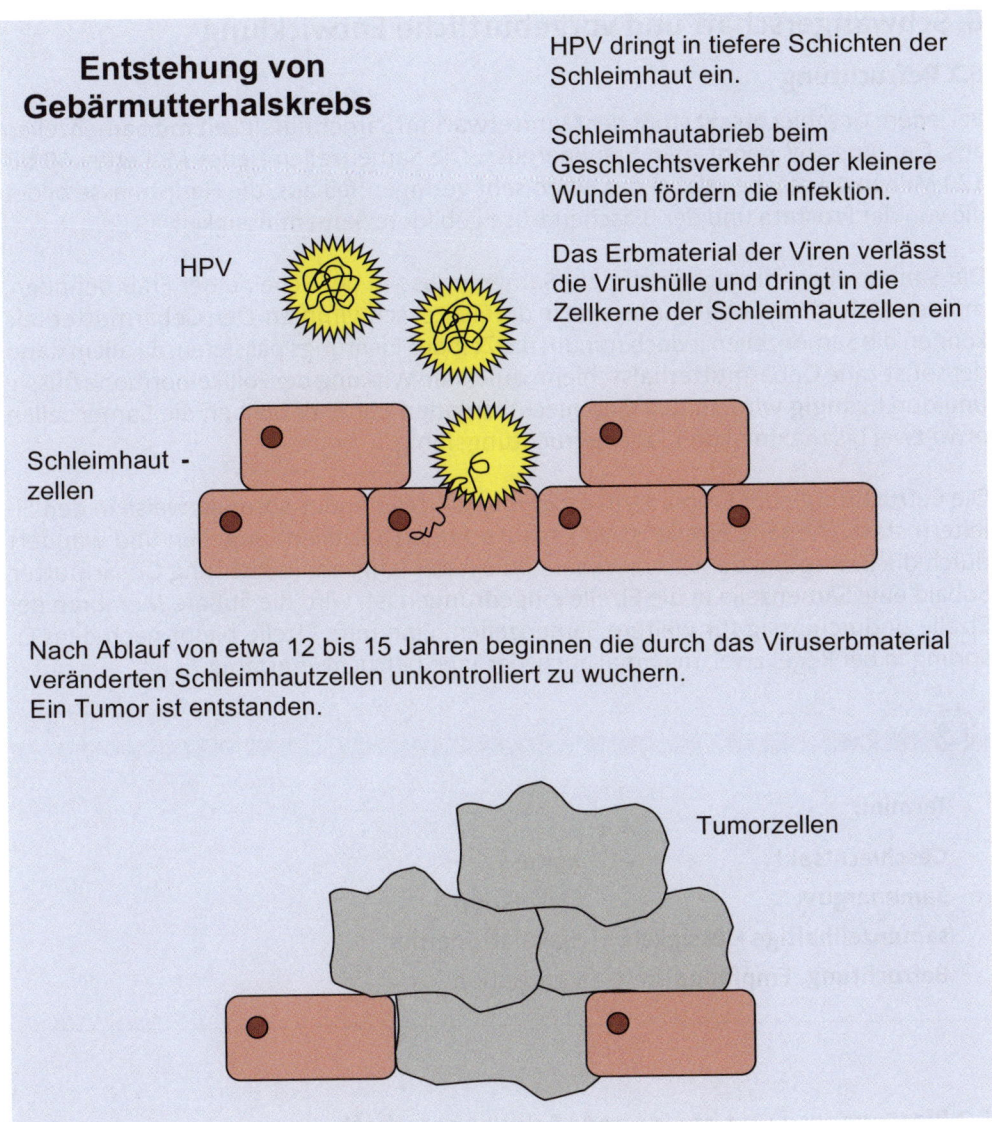

Entstehung von Gebärmutterhalskrebs

HPV dringt in tiefere Schichten der Schleimhaut ein.

Schleimhautabrieb beim Geschlechtsverkehr oder kleinere Wunden fördern die Infektion.

Das Erbmaterial der Viren verlässt die Virushülle und dringt in die Zellkerne der Schleimhautzellen ein

HPV

Schleimhaut-zellen

Nach Ablauf von etwa 12 bis 15 Jahren beginnen die durch das Viruserbmaterial veränderten Schleimhautzellen unkontrolliert zu wuchern.
Ein Tumor ist entstanden.

Tumorzellen

Abb. 14.15: Entstehung eines Tumors unter der Wirkung von HPV (schematisch)

Prophylaxe

Gegen die vier wichtigsten und häufigsten HPV-Typen (HPV 16, 18, 6 und 11) wurde ein **Impfstoff** entwickelt, der sich in klinischen Tests als erfolgreich erwiesen hat. Es ist die erste Impfung gegen die Ursache einer Tumorform. Die Ständige Impfkommission (STI-KO) am Robert-Koch-Institut empfiehlt die HPV-Impfung zurzeit für Mädchen zwischen 9 und 14 Jahren.

6. Schwangerschaft und vorgeburtliche Entwicklung

6.1 Befruchtung

Bei jedem Geschlechtsakt stößt der Mann etwa 5 ml Samenflüssigkeit mit Samenzellen aus. Den Ausstoß nennt man Samenerguss. Die Samenzellen (jedes Mal etwa 60 bis 120 Millionen) machen dabei nur einen sehr geringen Teil aus; die Hauptmasse bildet die von der Prostata und der Bläschendrüse gebildete Samenflüssigkeit.

Die Samenzellen, die sich nach dem Samenerguss in der Scheide der Frau befinden, müssen aktiv in die Gebärmutter und in die Eileiter schwimmen. Den Gebärmutterhals können die Samenzellen jedoch nur um die Zeit des Eisprungs passieren, da allein dann der sonst zähe Gebärmutterhalsschleim durch die Wirkung der Follikelhormone flüssig und durchgängig wird. In den Geschlechtsorganen der Frau bleiben die Samenzellen etwa zwei bis maximal drei Tage befruchtungsfähig.

Die Befruchtung oder Empfängnis einer reifen Eizelle findet normalerweise in den Eileitern statt. Die reife Eizelle ist von schützenden Hüllzellen umgeben und wandert durch die Bewegung der Flimmerhaare im Eileiter langsam in Richtung Gebärmutter. Sobald eine Samenzelle in die Eizelle eingedrungen ist, wird die äußere Membran der Eizelle undurchlässig für weitere Samenzellen. Eine reife Eizelle bleibt nach dem Eisprung in der Regel zwei, maximal auch vier Tage befruchtungsfähig.

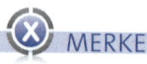 MERKE

Termini:

Geschlechtsakt	Koitus
Samenerguss	Ejakulation
samenzellhaltige Flüssigkeit	Ejakulat, Sperma
Befruchtung, Empfängnis	Konzeption

6.2 Blastogenese und beginnende Schwangerschaft

Die vorgeburtliche Entwicklung des Menschen wird in Phasen eingeteilt:

► Blastogenese (1. - 2. Entwicklungswoche)

► Embryogenese (3. - 8. Entwicklungswoche)

► Fetogenese (9. - 38. Entwicklungswoche).

In diesem Zeitraum wächst die allererste Zelle des neuen Menschen, die einen Durchmesser von knapp 0,1 mm und ein Gewicht von etwa 0,000001 g hat, zu einem Kind von ca. 50 cm Körperlänge und einem Gewicht von 3 bis 3,5 kg heran, d. h. in der vorgeburtlichen Lebensphase nimmt die Größe des Kindes um das Fünftausendfache, sein Gewicht um mehr als das Dreimilliardenfache zu.

Da man den exakten Zeitpunkt der Befruchtung in der Regel nicht kennt, berechnet man in der Praxis die Schwangerschaftsdauer meistens ab dem ersten Tag der letzten Menstruation. Somit wird das jeweilige Schwangerschaftsalter eines ungeborenen Kindes mit ca. zwei Wochen höher als das tatsächliche Entwicklungsalter angegeben.

Das Leben eines neuen menschlichen Individuums beginnt im Augenblick der Befruchtung. Die Befruchtung findet im Eileiter statt, wo die Samenzelle (genauer: nur der Kopf der Samenzelle) mit der Eizelle verschmilzt. Das Ergebnis dieser Verschmelzung nennt man **Zygote**, das allererste Stadium eines neuen Lebewesens, das jeweils 50 % seiner Erbinformationen vom Vater und von der Mutter besitzt.

Die Zygote wandert durch den Eileiter. Etwa 30 Stunden nach der Befruchtung hat sich das Erbmaterial der Zygote verdoppelt und die Zygote hat sich in zwei Tochterzellen geteilt. 40 bis 60 Stunden nach der Befruchtung existieren vier Zellen, und drei Tage nach der Befruchtung besteht das neue Lebewesen aus einer kompakten Kugel von 8 bis 16 Zellen, die Maulbeere (Morula) genannt wird (siehe Abb. 14.16).

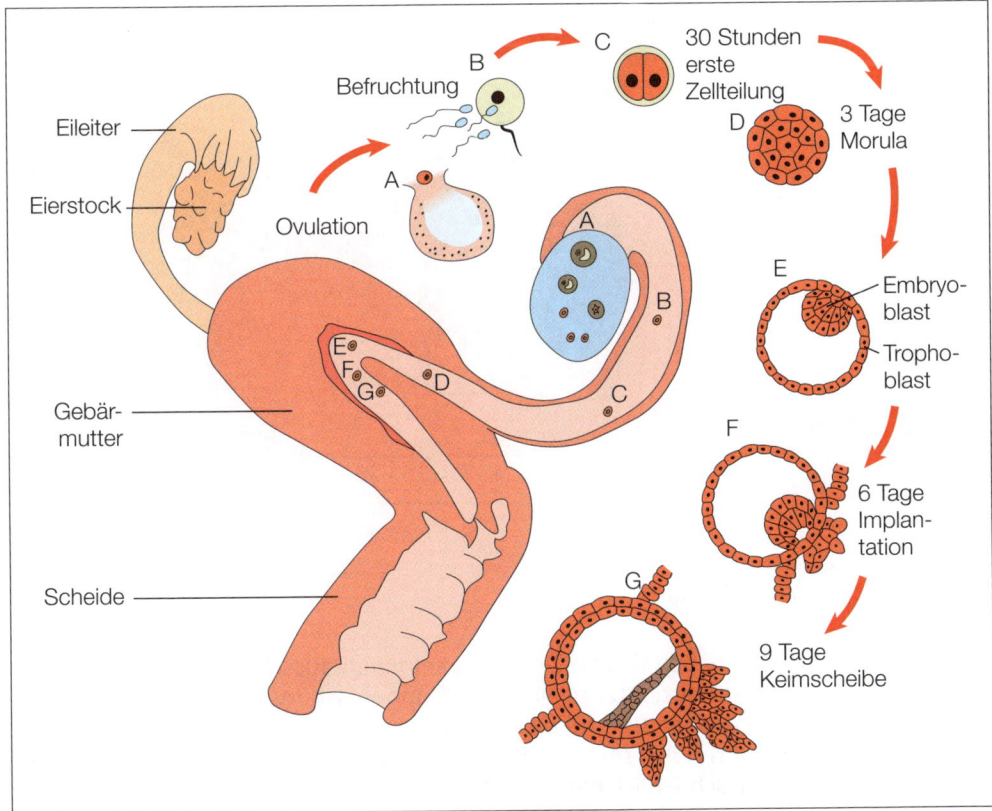

Abb. 14.16: Erste Zellteilungen und Keimblattbildung

Etwa am vierten Tag erreicht der Keimling die Gebärmutter. Die Keimlingszellen beginnen jetzt eine Hohlkugel zu bilden, die Blastozyste. Die Blastozystenzellen sind differenziert: Die äußeren Zellen der Blastozyste nennt man Ernährungszellen (Trophoblast); aus ihnen bildet sich später der kindliche Anteil des Mutterkuchens. Die inneren Blastozystenzellen sind die Embryobildungszellen (Embryoblast), sie stellen den „Grundstock" für das Kind dar.

In der Gebärmutter findet der Keim eine – unter der Wirkung des Gelbkörperhormons – stark aufgelockerte Gebärmutterschleimhaut vor (siehe Abb. 14.17). Etwa am sechsten Tag nach der Befruchtung dringt die Blastozyste mit den Trophoblastenzellen in die Gebärmutterschleimhaut ein (Einnistung), die Schwangerschaft beginnt.

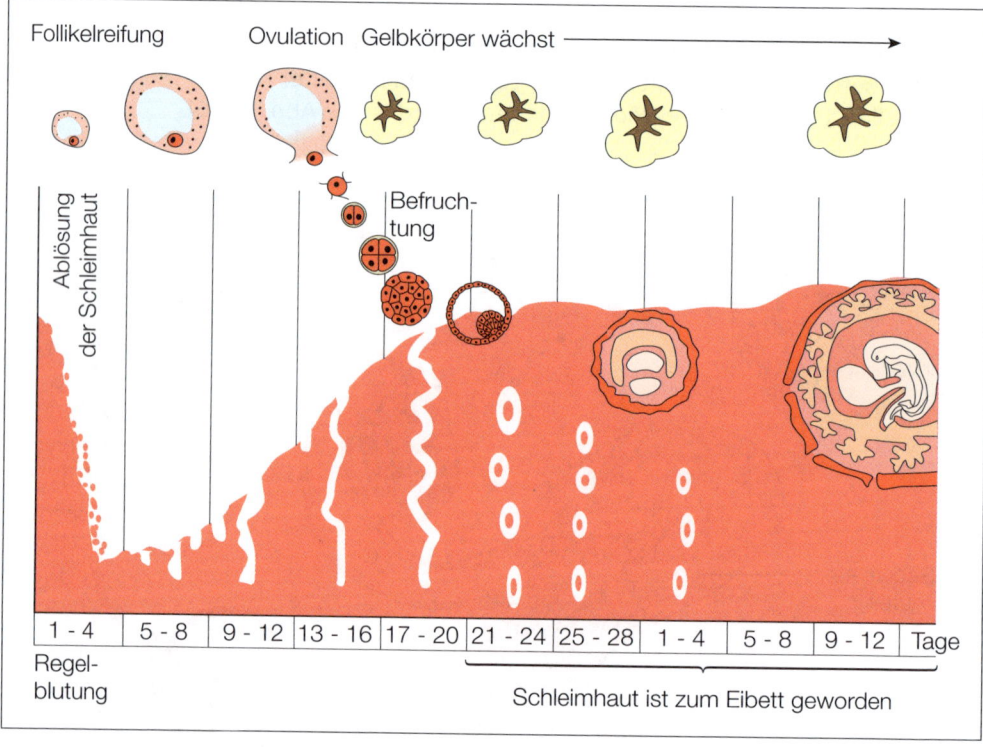

Abb. 14.17: Zyklus mit Befruchtung

Bis zu diesem Zeitpunkt haben sich die Zellen des Keimlings ausschließlich von dem Nährstoffvorrat der Eizelle ernährt. Jetzt beginnt der Trophoblast, mütterliche Gebärmutterschleimhautzellen aufzulösen und für die Ernährung des Keimlings zu nutzen (d. h. der Keimling ernährt sich von Zellen seiner Mutter). Um nicht vom mütterlichen Organismus abgestoßen zu werden (schließlich hat er nur 50 % gleiches Erbmaterial, ist also „fremd"), bilden die Trophoblastenzellen ein Hormon (HCG), das die Abstoßung verhindert.

Nach der Einnistung differenzieren sich die Zellen des Embryoblasten und bilden erst zwei, dann drei Urgewebe, die Keimblätter. Diese Urgewebe sind die Vorstufen der späteren Gewebe.

Keimblätter	Gewebe bzw. Organe, die aus ihnen entstehen (stark vereinfacht)
äußeres Keimblatt (**Ektoderm**)	Haut, Schleimhaut, Nervengewebe, Sinnesorgane
mittleres Keimblatt (**Mesoderm**)	Knochen, Knorpel, Bindegewebe, Muskeln, Blut- und Lymphgewebe, Nieren, Keimdrüsen u. a.
inneres Keimblatt (**Entoderm**)	Magen-Darm-Kanal, Luftröhre, Lungen, Schilddrüse, Leber, Bauchspeicheldrüse u. a.

Die Keimblätter liegen flach übereinander und bilden die Keimscheibe. Am Ende der zweiten Entwicklungswoche ist die Keimblattbildung abgeschlossen, die Keimscheibe ist ca. 1,5 mm im Durchmesser groß (siehe Abb. 14.18).

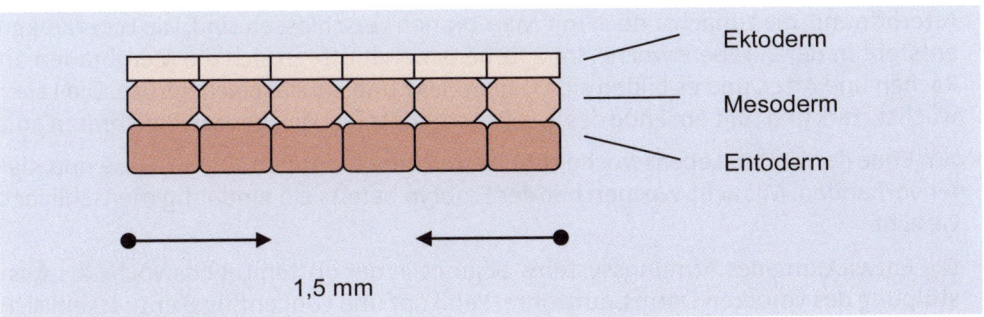

Abb. 14.18: Keimscheibe (schematisch)

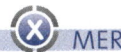 MERKE

Termini:

befruchtete Eizelle	Zygote
Maulbeerstadium	Morula
Hohlkugelstadium	Blastozyste
Ernährungszellen	Trophoblast
„Grundstock" für das Kind	Embryoblast
Einnistung	Nidation, Implantation
Schwangerschaft	Gravidität
Hormon des Trophoblasten	HCG

6.3 Embryogenese

Sobald sich die drei Keimblätter gebildet haben, beginnt die Entwicklung der Organe. Die zunächst runde Keimscheibe nimmt zunehmend eine ovale Form an und krümmt sich im vorderen und hinteren Bereich nach innen. Die Organentwicklung läuft nach einem bei allen Menschen genetisch festgelegten Plan in einer bestimmten Reihenfolge ab. Dabei gilt als „Faustregel", dass sich die wichtigsten, unentbehrlichsten Organsysteme bzw. Organteile zuerst bilden, die relativ „unwichtigeren" Einzelheiten später ausdifferenziert werden. Einige Beispiele:

► Die Entwicklung des Zentralnervensystems beginnt schon in der dritten Lebenswoche. Gegen Ende des 2. Monats haben sich Gehirn und Rückenmark ausgebildet, der Kopf des Embryos macht die Hälfte seiner Körperlänge aus, wobei der Gesichtsschädel gegenüber dem Hirnschädel winzig ist.

► Die Entwicklung des Herzens beginnt ebenfalls in der dritten Lebenswoche. Am Ende des ersten Lebensmonats besteht das Herz des Kindes bereits aus zwei Kammern und zwei Vorhöfen und treibt das Blut durch die Embryonalgefäße.

► Der Darm hat am Ende des 1. Lebensmonats eine vordere Rachen- und eine hintere Afteröffnung, die zunächst noch mit Membranen verschlossen sind. Die Leberanlage entsteht in der 3. Lebenswoche. Im 2. Lebensmonat öffnen sich die Membranen an Rachen und After, und es bilden sich Gallenblase und Bauchspeicheldrüse. Die Leber wächst stark und füllt am Ende des 3. Lebensmonats fast den ganzen Bauchraum aus.

► Am Ende der vierten Lebenswoche sind die Anlagen für Augen, Ohren, Nase und Kiefer vorhanden. Mit acht Wochen hat der Embryo bereits ein eindeutig menschliches Gesicht.

► Die Entwicklung des Atmungssystems beginnt in der dritten Lebenswoche als Ausstülpung des vorderen Darms. Luftröhre, Kehlkopf und Lungenflügel entwickeln sich im 2. Lebensmonat (die Lungenbläschen beginnen sich allerdings erst Ende des 6./ Anfang des 7. Lebensmonats zu entwickeln).

Mit dem Ende der 8. Entwicklungswoche endet die Embryonalzeit, wenn alle Organe angelegt sind und mit ihrer Tätigkeit begonnen haben. Das Kind kann saugen, schlucken, sich bewegen, es sieht menschlich aus und zeigt bereits verschiedene Gesichtsausdrücke, die sein Befinden andeuten (siehe Abb. 14.19).

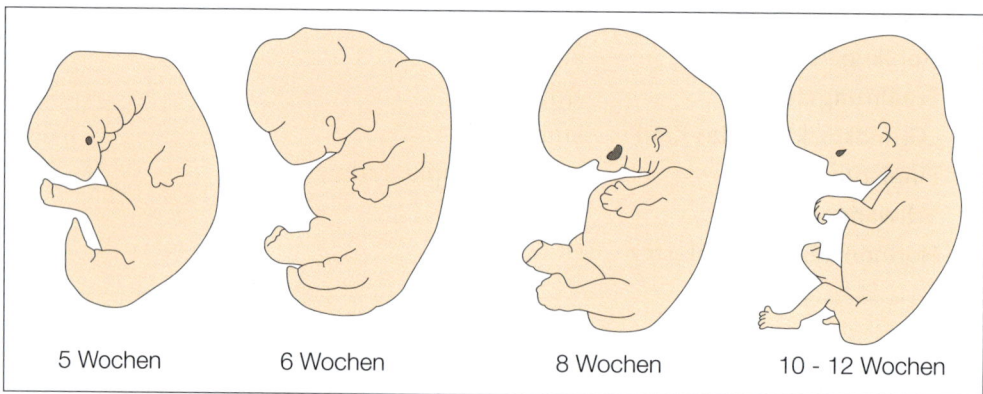

| 5 Wochen | 6 Wochen | 8 Wochen | 10 - 12 Wochen |

Abb. 14.19: Entwicklung der embryonalen Körperform

6.4 Versorgung des Kindes durch den Mutterkuchen

Der Mutterkuchen wird teilweise vom Trophoblasten und teilweise von der Gebärmutterschleimhaut gebildet; man unterscheidet also einen kindlichen und einen mütterlichen Anteil: Der Mutterkuchen ist das einzige Organ, das von zwei Individuen gemeinsam gebildet wird (siehe Abb. 14.20). Gegen Ende des dritten Lebensmonats des Kindes ist der Mutterkuchen fertig ausgebildet. Aufgabe des Mutterkuchens ist die Versorgung des Kindes mit Sauerstoff und Nährstoffen sowie der Abtransport von Kohlendioxid und anderen Stoffwechselabfällen.

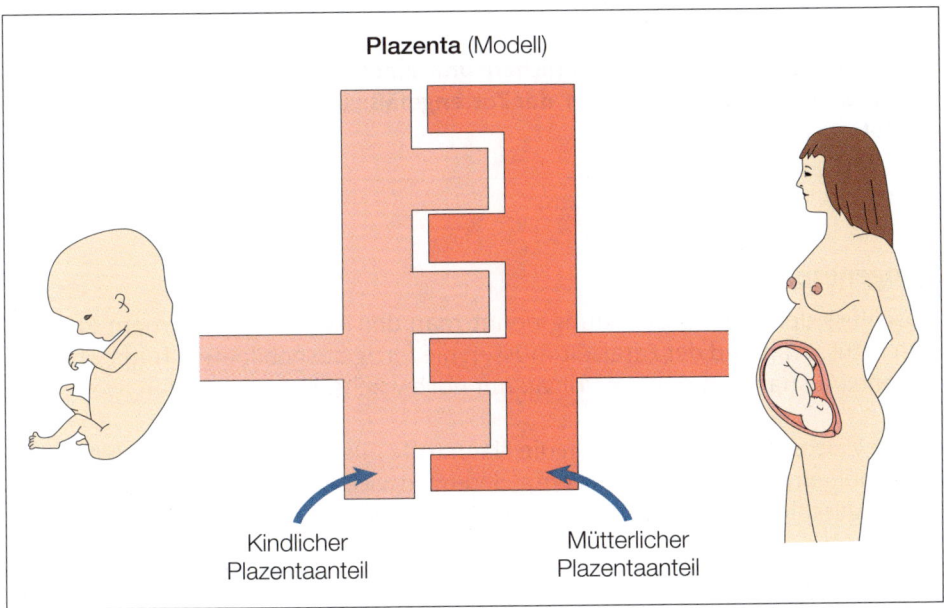

Abb. 14.20: Verbindung des Kindes mit der Mutter durch die Plazenta (schematisch)

Der reife Mutterkuchen ist scheibenförmig, hat einen Durchmesser von etwa 20 cm, eine Dicke von 2 bis 3 cm und wiegt etwa 500 g. Die Struktur ist schwammartig. Der Mutterkuchen produziert Hormone, die eine Erhaltung der Schwangerschaft bewirken.

Mütterliches und kindliches Blut „mischen" sich im Mutterkuchen niemals: Das mütterliche Blut strömt in Hohlräume des Mutterkuchens, das kindliche Blut fließt in den Gefäßen von Zotten, die in die Hohlräume des Mutterkuchens ragen. Sauerstoff, Nährstoffe, Kohlendioxid und Abfallstoffe müssen daher immer durch die Wände der Zottengefäße und die Wand der Zotten wandern. Diese Grenze zwischen mütterlichem und kindlichem Blut nennt man **Plazentaschranke**. Sie verhindert in der Regel, dass Schadstoffe, vor allem aber Zellen des mütterlichen Immunsystems und Antikörper in das Kind eindringen und es vernichten. Leider ist die Plazentaschranke keine hundertprozentig sichere „Grenze". Viele Medikamente, Giftstoffe (z. B. Alkohol), Viren und einige andere pathogene Mikroorganismen sowie manche Antikörper (z. B. gegen das Rhesusmerkmal), die sich im Blut der Mutter befinden, können die Plazentaschranke überwinden und in das Kind eindringen. Der Keimling ist in der Gebärmutter von zwei

Häuten umgeben, der inneren und der äußeren Eihaut. Die innere Eihaut sondert eine Flüssigkeit ab, das Fruchtwasser. Die Eihäute bilden die Fruchtblase.

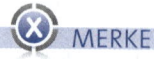 MERKE

Termini:

Mutterkuchen	Plazenta
äußere Eihaut (kindliches Gewebe)	Chorion
innere Eihaut (kindliches Gewebe)	Amnion
Membrangrenze zwischen mütterlichem und kindlichem Blut (bestehend aus den Wänden der Zottengefäße und der Zottenwand)	Plazentaschranke

6.5 Fetogenese

Mit Abschluss der Organentwicklung nennt man den Keimling nicht mehr Embryo, sondern Fetus. Während der Fetalzeit müssen die fertig ausgebildeten, funktionierenden Organe (Ausnahmen s. u.) im Prinzip nur noch wachsen und ausreifen.

Für diesen Wachstumsprozess liefern die Nährstoffe aus dem Organismus der Mutter die notwendigen Bausteine. Die Plazenta, deren Entwicklung ebenfalls mit der Embryonalzeit abgeschlossen ist, ist das Organ der Versorgung.

durchschnittliches Alter des Fetus	durchschnittliche Körperlänge des Fetus (Scheitel - Ferse)	durchschnittliches Körpergewicht
8 Wochen	9 cm	10 bis 45 g
14 Wochen	16 cm	60 bis 200 g
18 Wochen	25 cm	250 bis 450 g
22 Wochen	30 cm	500 bis 820 g
26 Wochen	35 cm	900 bis 1.300 g
30 Wochen	40 cm	1.400 bis 2.100 g
34 Wochen	45 cm	2.200 bis 2.900 g
38 Wochen	50 cm	3.000 bis 3.500 g

- Das ungeborene Kind bewegt sich jetzt zunehmend heftiger (die Mutter spürt diese Bewegungen zum ersten Mal zwischen dem vierten und fünften Schwangerschaftsmonat).

- Die Bauchhöhle des Fetus beginnt sich zu vergrößern, und die Organe, z. B. Magen, Leber, Darm, die weiter oben im Körper angelegt worden waren, wandern langsam tiefer.

- Die Nervenbahnen, welche diese Organe mit dem Rückenmark verbinden, müssen mitwachsen. Noch beim Erwachsenen ist dieser Wanderungsweg der Organe daran zu erkennen, dass z. B. die Nerven, die Herz und Zwerchfell versorgen, das Rückenmark in der Nackengegend verlassen, und die Nerven für die unten im Becken liegenden Organe vom Rückenmark etwas unterhalb der Taille abgehen.

- Die Augenlider des Fetus, die gegen Ende des dritten Monats gebildet wurden, verkleben miteinander und lassen sich erst ab Ende des sechsten Monats wieder öffnen.

- Kopf, Rücken und Schultern des Fetus sind mit einem feinen Haarkleid, den Lanugohaaren bedeckt. Sie gehen erst kurz vor der Geburt verloren.

- Die fetale Haut wird durch eine Fettschicht, die sog. Frucht- oder Käseschmiere, vor den Einwirkungen des Fruchtwassers geschützt.

Gegen Ende des sechsten/Anfang des siebten Schwangerschaftsmonats hat der Fetus auch außerhalb der Gebärmutter eine (kleine) Überlebenschance, jedoch nur, wenn vor allem Atmungs- und Kreislauffunktion durch klinische Maßnahmen auf einer Neugeborenenintensivstation unterstützt werden. Die Lungen sind zu diesem Zeitpunkt noch nicht ausgereift, und das Zentralnervensystem kann die Atmung noch nicht allein regulieren. Auch die Fähigkeit zum Schlucken ist noch nicht voll entwickelt, zudem kann der Fetus seine Körpertemperatur nicht selbstständig regulieren.

Da der Fetus über die Plazenta Sauerstoff vom mütterlichen Organismus erhält, umgeht das kindliche Blut die Lungen und fließt durch ein Loch in der Vorhofherzscheidewand (Foramen ovale) direkt vom rechten in das linke Herz. Außerdem existiert eine Verbindung zwischen Lungenarterie und Aorta (Ductus Botalli). Sobald das Baby geboren ist und zum ersten Mal atmet, schließt eine Klappe das Foramen ovale und auch der Ductus Botalli verkümmert in der Folgezeit, sodass das Blut gezwungen wird, durch die Lungen zu fließen.

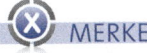 MERKE

Termini:

Keimling im Alter von 3 bis 8 Wochen	Embryo
Keimling im Alter von 9 bis 38 Wochen	Fetus
fetales Loch in der Vorhofherzscheidewand	Foramen ovale
fetale Verbindung zwischen Lungenarterie und Aorta	Ductus botalli

7. Geburt

Nach etwa 266 Tagen vorgeburtlicher Entwicklung (bzw. nach 280 Tagen Schwanger-schaft) wird das Kind geboren. Die normale Lage des Kindes kurz vor der Geburt ist die Schädellage (siehe Abb. 14.21). Andere Kindslagen erschweren die Geburt – hierbei ist oft besondere Hilfe durch die Hebamme und die Ärztin/den Arzt notwendig. Manchmal muss auch eine Schnittentbindung (Kaiserschnitt) durchgeführt werden.

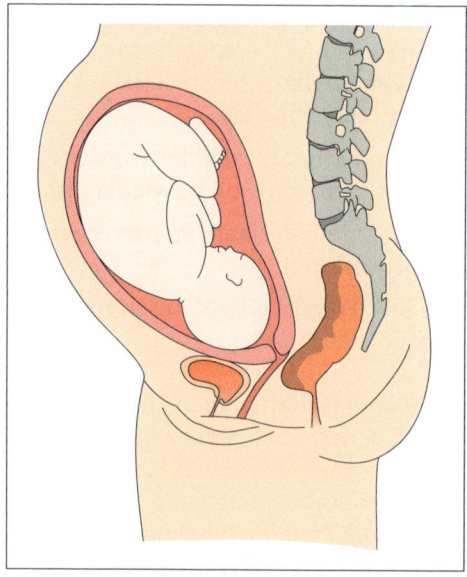

Abb. 14.21: Lage des Kindes in der Gebärmutter kurz vor der Geburt

► Die Geburt beginnt mit dem Einsetzen der Wehen. Wehen sind Kontraktionen der Gebärmuttermuskulatur, die durch Hormone ausgelöst werden. Die Wehen sollen den Gebärmuttermund für die Geburt erweitern und öffnen. Deshalb heißt dieser Abschnitt der Geburt **Eröffnungsphase**.

► Ist der Gebärmuttermund weit genug geöffnet, wölbt sich die Fruchtblase vor, platzt und das Fruchtwasser fließt ab. Damit beginnt die **Austreibungsphase**. Das Kind wird durch die Wehen immer tiefer in das Becken gedrückt. Die Wehen lösen jetzt einen starken Drang zum Mitpressen aus (Presswehen).

► Etwa 20 bis 30 Minuten nach der Geburt löst sich in Nachwehen die Plazenta von der Gebärmutterwand und wird als sog. **Nachgeburt** ausgestoßen.

Bei einer normalen Geburt wird zunächst mit mehreren Wehen der Kopf des Kindes geboren, dann die Schultern und der restliche Körper. Die Dauer der Geburt ist sehr unterschiedlich. Beim ersten Kind beträgt sie durchschnittlich zwischen 8 und 14 Stun-den. Davon entfällt auf die Austreibungsphase lediglich etwa eine Stunde.

Als **Reifezeichen** des Neugeborenen gelten:

- eine Körperlänge von mindestens 50 cm
- ein Gewicht von mindestens 3 kg
- rosige Hautfarbe
- gut entwickeltes Fettpolster unter der Haut
- gut entwickelter Nasen- und Ohrenknorpel
- harte Finger- und Fußnägel, die Fingernägel sollen die Fingerkuppen überragen
- Es sollen nur einzelne Lanugohaare vorhanden sein (nur noch an Schultern, Rücken und Oberarm).
- Bei Jungen sollen die Hoden im Hodensack zu fühlen sein.
- Bei Mädchen sollen die großen Schamlippen die kleinen Schamlippen und die Klitoris völlig bedecken.
- Ein reifes Kind ist in der Lage, selbstständig zu atmen und – mit gewissem Wärmeschutz – seine Körpertemperatur selbst zu regulieren.

8. Störungen der Schwangerschaft und der vorgeburtlichen Entwicklung (Auswahl)

Störungen der Schwangerschaft

Abort	Fehlgeburt
Gestosen	Sammelbegriff für Krankheiten, die durch die Schwangerschaft bedingt sind. Man unterscheidet Frühgestosen (z. B. übermäßiges Schwangerschaftserbrechen) und Spätgestosen (z. B. Bluthochdruck und Ödembildung)
Hyperemesis gravidarum	übermäßiges Schwangerschaftserbrechen
Präeklampsie	Bluthochdruck, Ödembildung und Ausscheidung von Eiweiß mit dem Urin nach der 20. Schwangerschaftswoche
Eklampsie	Krampfanfälle, evtl. mit Bewusstlosigkeit im Verlauf einer Präeklampsie

Vorgeburtliche Entwicklungsstörungen

Fehlbildungen des ungeborenen Kindes können durch Erbfaktoren und Umwelteinflüsse ausgelöst werden. Die Entstehung von Fehlbildungen aufgrund von Umweltfaktoren hängt von dem Zeitpunkt der Einwirkung der schädigenden Einflüsse ab. Nach ihrer Entstehungszeit unterscheidet man Blastopathien, Embryopathien und Fetopathien.

Blastopathien werden durch Schädigungen des Keimes in der Zeitspanne der Blastogenese ausgelöst. Die meisten Schädigungen in dieser Zeit führen zum Keimtod. Ferner liegt in dieser Zeit die empfindliche Phase für die Entstehung der sog. Doppelbildung, z. B. Verdopplung von Körperteilen oder die Entstehung siamesischer Zwillinge.

In der Zeit der Embryonalphase laufen intensive Differenzierungsvorgänge, insbesondere die Bildung der Organanlagen, ab. **Embryopathien** sind Fehlbildungen, die in dieser Zeit entstehen, dazu gehören beispielsweise die Gesichtsspalten. In der Embryonalphase ist der Keimling besonders anfällig für zahlreiche Schädigungsfaktoren, z. B. Rötelninfektion, Alkohol oder Medikamente.

In der Fetalperiode nimmt die Empfindlichkeit wieder ab. Gefährdet sind in dieser Zeit vor allem solche Organe, deren Ausbildung noch anhält, z. B. das Gehirn. Außerdem ist der Fetus in dieser Zeit starken Wachstums außerordentlich empfindlich gegen Ernährungsmangel. Schädigungen, die in der Fetalperiode verursacht werden, bezeichnet man als **Fetopathien**. Viele Fetopathien werden auch durch Infektionen des Fetus z. B. mit Toxoplasmose- oder Syphiliserregern verursacht.

9. Exkurs: „Frühgeburten"

Eine normale Schwangerschaft beim Menschen dauert 40 Wochen (bzw. 280 Tage, gerechnet ab der letzten Menstruation). Die Zeitspanne ist biologisch vorgegeben: In dieser Zeit entwickelt das Kind in der Gebärmutter seine Gewebe und Organe (Embryogenese), die dann ausreifen und wachsen müssen (Fetogenese).

In Deutschland kommt etwa jedes siebte bis zehnte Kind zu früh auf die Welt. Aber „zu früh" ist ein dehnbarer Begriff. Man unterteilt deshalb in:

► Frühgeburten vor der vollendeten 28. Schwangerschaftswoche

► Frühgeburten nach der 28., jedoch vor der 37. Schwangerschaftswoche.

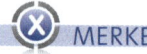 MERKE

Fehlgeburten
werden auch Aborte genannt. Der geborene Fetus ist außerhalb der Gebärmutter nicht lebensfähig. Man unterscheidet:

► **Frühaborte** in den ersten 12 Schwangerschaftswochen und

► **Spätaborte** nach der 12. Schwangerschaftswoche.

Eine Fehlgeburt kann absichtlich erfolgen („Abtreibung") oder unwillentlich („Spontanabort").

Die Ursachen der meisten Spontanaborte sind schwere Schädigungen des ungeborenen Kindes (z. B. erhebliche Veränderungen der Erbinformation, Infektionen) und Erkrankungen oder besondere Belastungen der Mutter.

Eine andere Einteilung konzentriert sich auf das Geburtsgewicht der Kinder:

▸ extrem kleine Frühgeborene (**E**xtremely **L**ow **B**irth **W**eight = **ELBW**) mit einem Geburtsgewicht von unter 1.000 Gramm

▸ sehr kleine Frühgeborene (**V**ery **L**ow **B**irth **W**eight = **VLBW**) mit einem Geburtsgewicht von unter 1.500 Gramm.

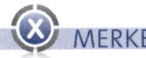 MERKE

Das Geburtsgewicht
ist nicht nur einfach eine Angabe, wie schwer ein neugeborenes Kind ist, sondern es zeigt u. a. an:

▸ wie gut die Versorgung des Kindes in der Gebärmutter war

▸ wie gut das Kind die Versorgung durch die Plazenta ausnutzen konnte

▸ wie weit sich das Kind in der Gebärmutter entwickeln konnte.

Das durchschnittliche Geburtsgewicht von Neugeborenen (Einlingsschwangerschaften) nach einer normal langen Schwangerschaft beträgt in Deutschland etwa 3.400 Gramm. Neugeborene, die deutlich unter oder über diesem Wert liegen, gelten als Risikokinder.

Deutlich untergewichtige Neugeborene müssen nicht unbedingt zu früh geboren worden sein; sie können auch bei normaler Schwangerschaftsdauer unterdurchschnittlich klein und untergewichtig sein, z. B. weil sie unter einer Unterversorgung durch die Plazenta gelitten haben (small for gestational age babies = SGA-Babys).

Das entgegengesetzte Extrem sind stark übergewichtige Neugeborene (large for gestational age babies = LGA-Babys). Die Ursache ist hier häufig ein nicht optimal eingestellter Diabetes mellitus bei der Mutter.

Warum kommen Kinder zu früh auf die Welt?
Die Ursachen für eine Frühgeburt können bei der Mutter oder dem Kind liegen.

Ursachen bei der Mutter z. B.:

▸ Krankheitserreger, die über die Scheide in die Gebärmutter aufsteigen (Urogenitalinfektionen)

▸ Plazentainsuffizienz (u. a. infolge einer nicht optimal eingestellten Zuckerkrankheit, starken Rauchens vor und während der Schwangerschaft, einer Gestose ...)

▸ unbehandelte Parodontitis (Entzündung des Zahnhalteapparats)

▸ psychosoziale Ursachen wie chronische physische und/oder psychische Überbelastung.

Ursachen bei dem Kind:

- ► schwerwiegende Fehler im Erbgut
- ► schwerwiegende Fehlbildungen (endogen oder exogen verursacht)
- ► Unverträglichkeit im Rhesusblutgruppensystem zwischen Mutter und Kind
- ► Mehrlingsschwangerschaft.

Der behandelnde Frauenarzt wird nach einer Frühgeburt bzw. einem Spontanabort alle Untersuchungen durchführen bzw. anordnen, um den Grund für das unglückliche Ende einer Schwangerschaft zu ergründen oder zumindest einzugrenzen. Leider kann man in vielen Fällen keine Ursache für die Auslösung einer Frühgeburt finden.

Mit welchen Schwierigkeiten hat ein zu früh geborenes Baby eventuell zu kämpfen?
Die Überlebenswahrscheinlichkeit eines zu früh geborenen Kindes hängt von seinem Alter und von seinem Gewicht ab.

Obwohl es immer wieder sensationelle Meldungen von lebend geborenen „Frühchen" gibt, die in der 22. Schwangerschaftswoche mit Gewichten zwischen 270 und 490 Gramm zur Welt kamen, muss festgestellt werden, dass Kinder, die vor der vollendeten 24. Schwangerschaftswoche und mit einem Geburtsgewicht von unter 500 Gramm keine wirkliche Überlebenschance haben. Auch wenn sie dank der Erfahrung der behandelnden Ärzte und der modernen medizinischen Technologie überleben, ist mit schwersten körperlichen und geistigen Schäden des Kindes zu rechnen. Mit zunehmendem Reifegrad steigt die Chance des Frühgeborenen, zu überleben. Die häufigsten Gesundheitsprobleme sind:

Mangelhafte Lungenreife
Lungenreife bedeutet, dass über die Wand der Lungenbläschen der Austausch der Atemgase Sauerstoff und Kohlendioxid mit dem Blut erfolgen kann. Ist dieser Austausch gestört, droht das Kind zu ersticken: Atemnotsyndrom des Neugeborenen (ANS). Die Reifung der Lunge bis zur vollen Funktionsfähigkeit ist ein von Hormonen gesteuerter Prozess, der sich über die Schwangerschaftswochen bis zur Geburt erstreckt. Je früher ein Kind geboren wird, desto unreifer sind seine Lungen. Die Lungenfunktionsstörung ANS ist bei Frühgeburten die häufigste Todesursache. Etwa 60 % der Frühgeborenen vor der 30. Schwangerschaftswoche entwickeln ein Atemnotsyndrom.

Hirnblutungen
Hirnblutungen infolge des Zerreißens von Blutgefäßen im Gehirn treten umso häufiger auf, je unreifer das Kind auf die Welt kommt: Bei Kindern, die vor der 32. Schwangerschaftswoche geboren werden, liegt das Risiko einer Hirnblutung in Abhängigkeit vom Reifealter zwischen 6 und 25 %.

Die Hirngefäße eines nicht reifen Kindes sind sehr dünn und extrem empfindlich gegenüber einem Blutdruckanstieg. Er kann z. B. begünstigt werden durch Sauerstoffmangel und Anstieg des Kohlendioxidgehalts des Bluts (siehe Atemnotsyndrom) oder durch Unterkühlung. Je schwerer die Blutung ist, desto erheblicher sind die unmittelbaren Funktionsstörungen des kindlichen Organismus und desto höher ist die Wahrscheinlichkeit, dass bleibende physische und psychische Schäden des Kindes auftreten.

Bestehender Ductus arteriosus

Der Ductus arteriosus (auch: Ductus Botalli) ist eine Gefäßverbindung zwischen Aorta (Aortenbogen) und Lungenarterie (Truncus pulmonalis; genauer: der Gefäßstamm, der aus der rechten Herzkammer austritt und sich in die zwei Lungenarterien verzweigt; siehe Abb. 14.22). Dank dieser Gefäßverbindung fließt beim ungeborenen Kind das aus der rechten Herzhälfte kommende Blut unmittelbar in die Hauptschlagader und nicht in die – noch nicht funktionsfähige und auch nicht benötigte – Lunge. Diese Gefäßverbindung verschließt sich normalerweise wenige Stunden nach der Geburt mit der einsetzenden Atmung des Neugeborenen.

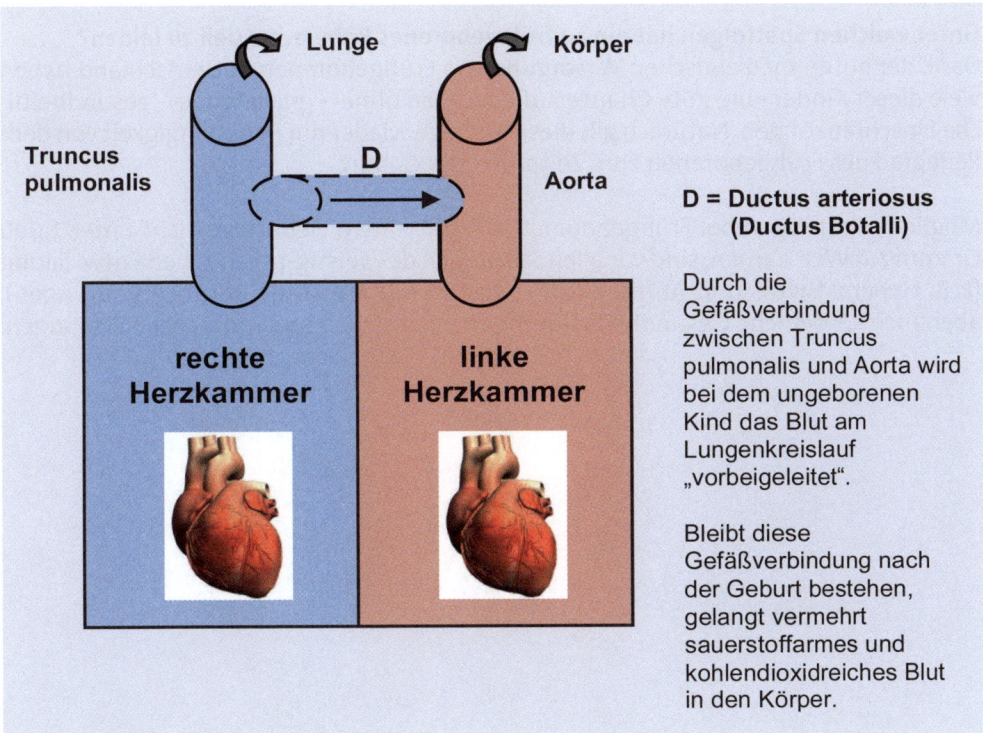

Abb. 14.22: Der fetale Blutkreislauf (Modell)

Bleibt der Ductus arteriosus offen, kommt es zu Störungen des Blutkreislaufs (das aus den Herzkammern ausgestoßene Blut nimmt sozusagen „den falschen Weg"). Als Folge kommt es zu einer Sauerstoffunterversorgung sowie zu einer Anreicherung mit Kohlendioxid in den Körpergeweben.

Weitere mögliche Schäden an den unreifen Organen von Frühgeborenen

► Die Aufgabe der Nieren ist die Ausscheidung von „Abfällen" des Stoffwechsels mit dem Urin. Zu diesen „Abfällen" gehören vor allem Harnstoff und Harnsäure (Abfallprodukte des Eiweißstoffwechsels und der Zellkerne) sowie u. a. überschüssige Mineralstoffe (z. B. Kalium, Natrium). Für das ungeborene Kind werden alle diese „Abfälle" über das Blut der Mutter „entsorgt". Unreife Nieren bilden noch keinen Urin in ausreichender Menge. Darum sammeln sich im Organismus von zu früh geborenen Kindern diese Abfallstoffe im Blut an.

► Bei Frühgeborenen funktionieren oft die Darmbewegungen (die Peristaltik) noch nicht ausreichend. Dadurch kann es zu Stauungen des Darminhalts kommen. In den gestauten Kotmengen wachsen Darmbakterien sehr gut und können Entzündungen des Darms, welche die Darmwände zerstören, verursachen.

► Bei sehr kleinen Frühgeborenen, die wegen der mangelhaften Lungenreifung beatmet werden müssen, kann es zu Schädigungen der Netzhautgefäße der Augen kommen.

Unter welchen Spätfolgen hat ein zu früh geborenes Baby eventuell zu leiden?
Dank der guten medizinischen Versorgung von Frühgeborenen in Deutschland haben viele dieser Kinder eine gute Chance auf ein Leben ohne – gravierende – gesundheitliche Einschränkungen. Natürlich gilt diese Aussage wieder nur in Abhängigkeit von dem Reifegrad des Frühgeborenen zum Zeitpunkt der Geburt.

Mögliche Spätfolgen bei Frühgeborenen, die mit einem Geburtsgewicht unter 1.000 Gramm zur Welt kamen, sind vor allen Störungen der geistig-psychischen Entwicklung (z. B. Hyperaktivität und Aufmerksamkeitsstörung, Autismus, Lernbehinderungen), aber auch körperliche Gesundheitsstörungen wie Asthma und motorische Störungen.

O. Haut und Schleimhäute

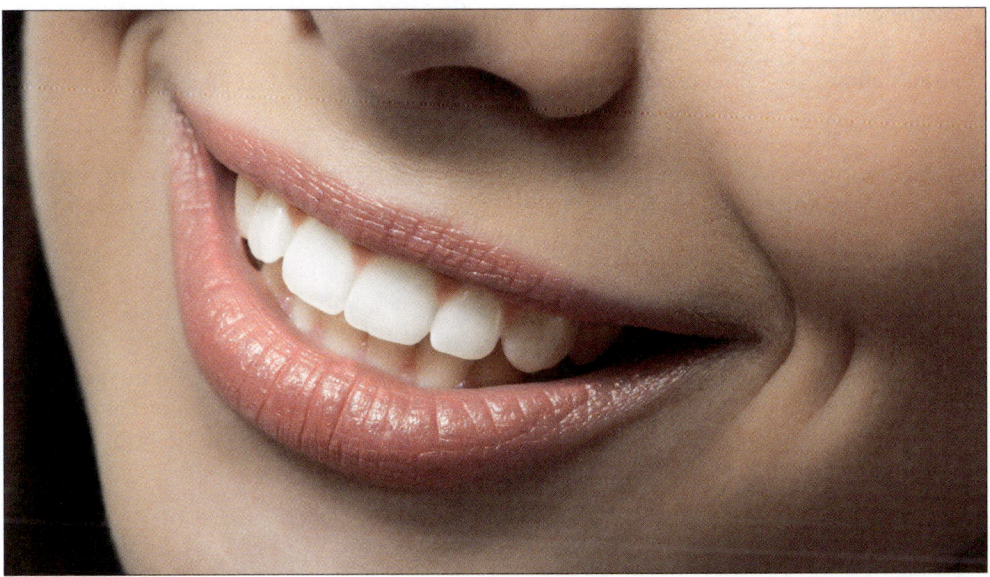

1. Aufgaben der Haut

Menschen tragen Kleidung, um sich gegen Einflüsse der Umwelt wie Kälte und Nässe zu schützen – und um sich darzustellen! Die Haut könnte man mit der Kleidung vergleichen: Diese äußere Hülle schützt und schmückt, wenn sie gesund ist. Aber die Haut und die Schleimhäute haben noch viele andere Aufgaben zu erfüllen.

Aufgabe	Bestandteile der Haut, mit verschiedenen Aufgaben
Schutz des Organismus	► Das **Unterhautfettgewebe** liegt als Polster über empfindlichen Organen. ► **Melanozyten** und **verhornte Zellen** schützen in gewissem Maß vor ultravioletter Strahlung. ► Das von den **Talgdrüsen** abgesonderte Fett schützt vor eindringendem Wasser und vor Austrocknung. ► Der aus **Talg** und **Schweiß** gebildete Schutzfilm und die **Immunzellen** schützen in gewissem Maß vor eindringenden Krankheitserregern.
Temperatur-regulation	► Das **Unterhautfettgewebe** isoliert gegen Kälte. ► Stärkere oder schwächere **Hautdurchblutung** reguliert die Wärmeabstrahlung. ► **Schweißabsonderung** sorgt für Abkühlung des Organismus.
Energiespeicherung	Im **Unterhautfettgewebe** werden Reserven für „Notzeiten" gelagert.

Aufgabe	Bestandteile der Haut, mit verschiedenen Aufgaben
Ausscheidung	Mit dem **Schweiß** werden in geringem Maß für den Körper schädliche Stoffe ausgeschieden.
Reizaufnahme	Mit den **Sinnesempfängern** nimmt die Haut Tast-, Temperatur- und Schmerzreize auf.

In ganz geringem Maß kann die Haut auch Stoffe aufnehmen. Die Stoffaufnahme ist vor allem eine Aufgabe der Schleimhäute, insbesondere im Dünndarm (Nährstoffe) und in der Lunge (Sauerstoff).

2. Aufbau der Haut

Die Haut ist das größte Organ eines Lebewesens. Beim Menschen ist sie ausgebreitet ungefähr 1,5 bis 2 m² groß und macht etwa 15 % des Körpergewichts aus. Die Haut ist in drei Schichten gegliedert: Oberhaut, Lederhaut und Unterhaut (siehe Abb. 15.1).

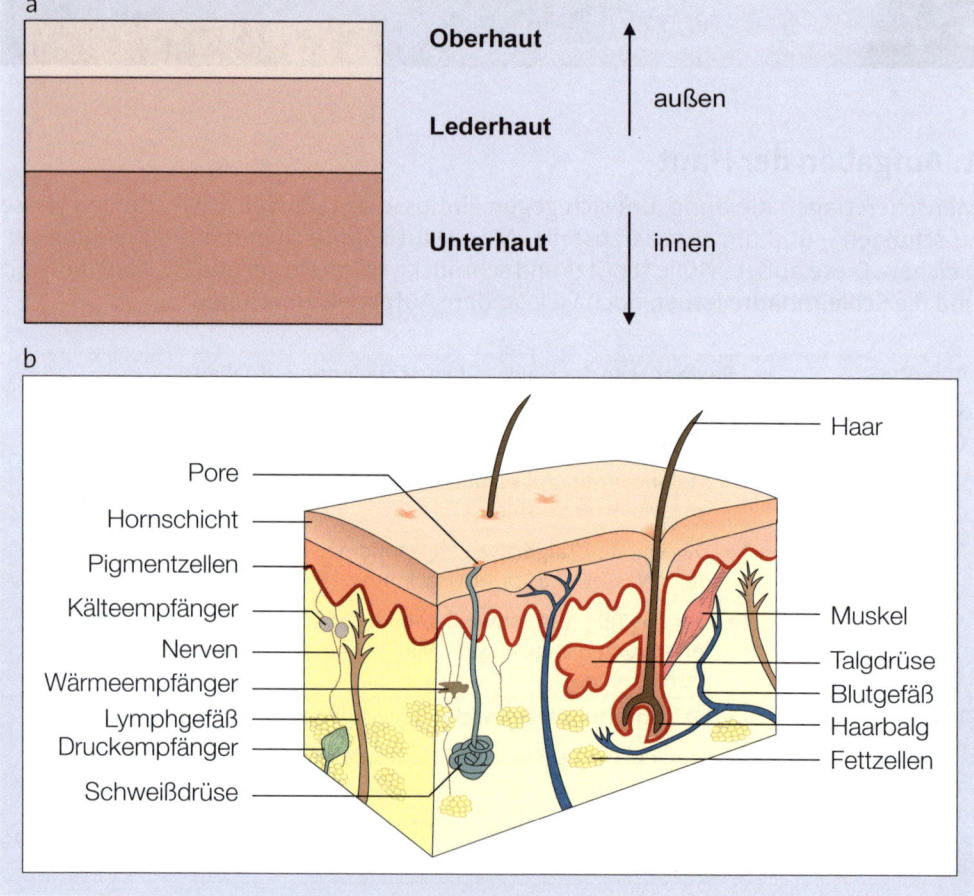

Abb. 15.1: Aufbau der Haut (a = schematisch, b = Übersicht)

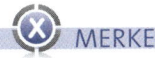 MERKE

Termini:

Haut	lat. Integumentum, gr. Derma
Oberhaut	Epidermis
Lederhaut	Corium
Oberhaut und Lederhaut	Kutis
Unterhaut	Subkutis

Oberhaut

Die Oberhau (siehe Abb. 15.2) besteht aus mehrschichtigem Epithelgewebe und ist mit der Lederhaut zapfenförmig verzahnt. Sie enthält keine Blutgefäße und muss deshalb von der Lederhaut ernährt werden.

Die unterste Schicht der Oberhaut bildet die Keimschicht. Hier erfolgt durch dauernde Zellteilungen die Erneuerung der Oberhaut. Die entstehenden Zellen wandern langsam nach außen. Dabei wird ihre Ernährung immer mehr erschwert, sodass sie schließlich absterben (verhornen). Als kleine Schuppen werden sie zum Schluss abgestoßen. Innerhalb der Keimschicht befinden sich farbstoffbildende Zellen, die einen braunschwarzen Farbstoff bilden. Dieser Farbstoff dient dem Schutz vor ultravioletter Strahlung.

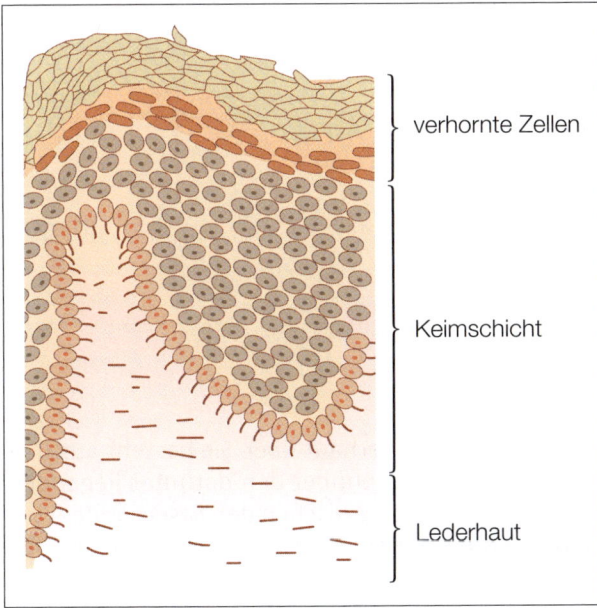

Abb. 15.2: Schichten der Oberhaut

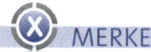

MERKE

Termini:

farbstoffbildende Zellen	Melanozyten
braunschwarzer Farbstoff	Melanin

Lederhaut

Die Lederhaut (siehe Abb. 15.3) besteht aus Bindegewebe, in dem Blut- und Lymphgefäße sowie Nervenfasern verlaufen. Die obere Schicht der Lederhaut, die Zapfenschicht, besteht aus lockerem Bindegewebe, in das elastische Fasern (Kollagen) eingelagert sind. In dieser Gewebeschicht befinden sich auch viele Immunzellen. Die untere Schicht der Lederhaut heißt Netzschicht. Sie besteht aus straffem Bindegewebe mit vielen zu Bündeln zusammengefassten Fasern, die netzartig miteinander verknüpft sind.

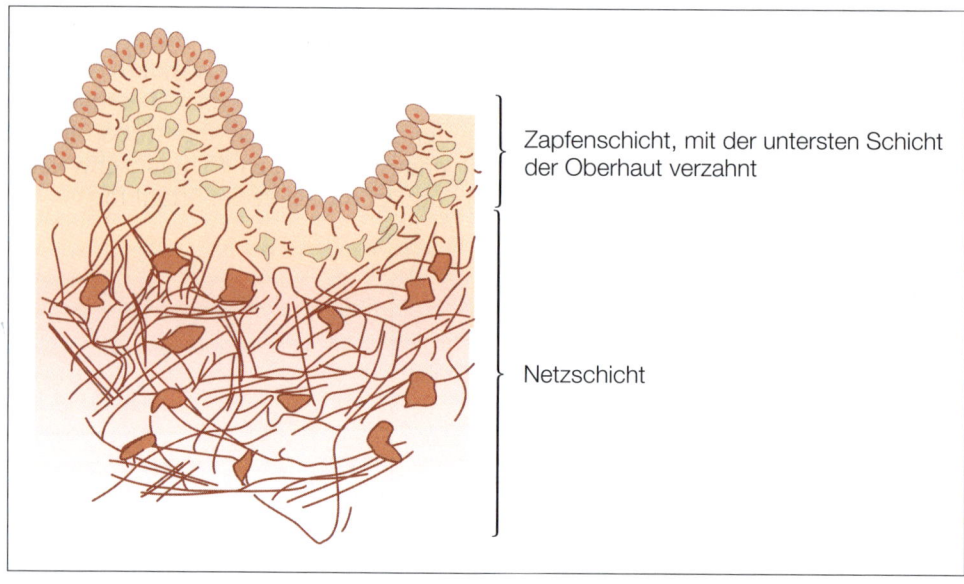

Zapfenschicht, mit der untersten Schicht der Oberhaut verzahnt

Netzschicht

Abb. 15.3: Schichten der Lederhaut

Unterhaut

Die Lederhaut geht ohne deutliche Grenze in die Unterhaut über. Sie besteht aus Bindegewebe, das lockere Faserbündel enthält und gegenüber den darunter liegenden Muskeln oder den Knochen elastisch verschiebbar ist. Zwischen den Faserbündeln befinden sich die Fettläppchen oder -träubchen, die aus einer Ansammlung von Fettzellen bestehen (siehe Abb. 15.4).

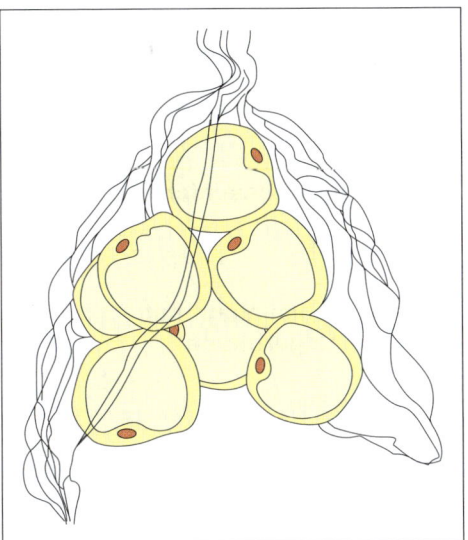

Abb. 15.4: Fettzellen der Unterhaut (zwischen Bindegewebsfasern zu einer Traube zusammengefasst)

Die Gewebe der Haut bilden zahlreiche Organe, die man als Hautanhangsorgane bezeichnet:

► Haare

► Nägel

► Drüsen (Talg-, Milch- und Schweißdrüsen).

Haare und Nägel bestehen aus Horn. Die **Drüsen** bestehen aus Epithelzellen (Drüsenepithel), welche Sekrete (Fett bzw. Schweiß, Milch, Duftstoffe) bilden.

3. Aufbau der Schleimhäute

Die inneren Oberflächen des Körpers, d. h. die Oberflächen der Hohlorgane (z. B. Mundhöhle, Rachen, Speiseröhre, Magen, Luftröhre, Bronchien, Harnblase, Scheide) werden von **Schleimhäuten** ausgekleidet.

Die Schleimhaut wird durch Sekrete der Schleimdrüsen feucht gehalten und verhornt – im Gegensatz zu der Haut – normalerweise nicht. Je nachdem, welches Organ sie auskleiden bzw. welche Aufgaben sie erfüllen, haben Schleimhäute gewisse Unterschiede im Aufbau.

Wie die Haut, ist auch die Schleimhaut in drei Schichten gegliedert: Mehrschichtiges, nicht verhornendes Epithel, Bindegewebsschicht, Unterschleimhaut (siehe Abb. 15.5).

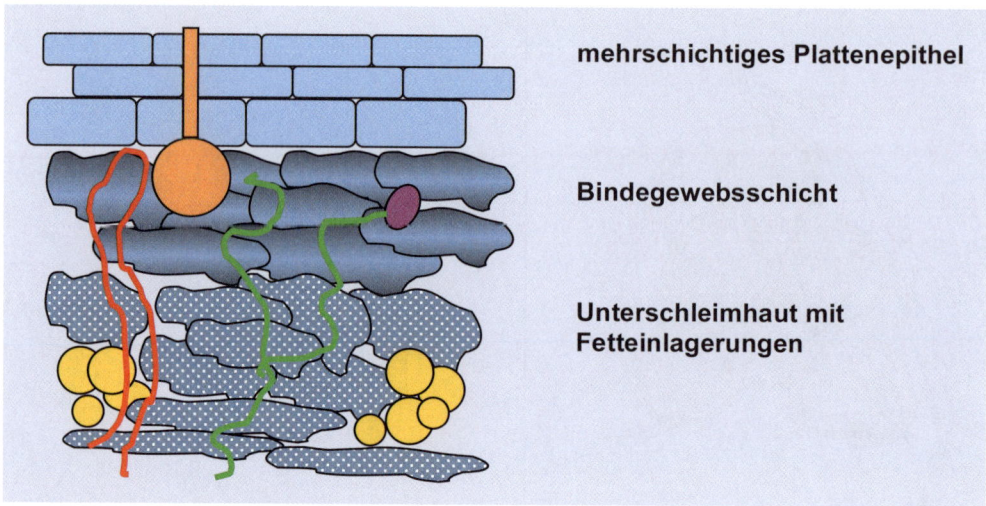

Abb. 15.5: Aufbau der Schleimhaut
(Modelldarstellung; rot = Blutgefäß, grün = Nervenfaser, lila = Sinnesempfänger, gelb = Fett, orange = Schleimdrüse)

► Die **Epithelschicht** der Schleimhaut besteht – wie die Epidermis – aus übereinander gestapelten Zellen, die in der Keimschicht durch Zellteilungen entstehen, nach außen wandern und schließlich abgeschuppt werden. Die Epithelschicht enthält keine Gefäße.

► Unterhalb der Epithelschicht liegt eine **Bindegewebsschicht**, die mit dem Epithel zapfenförmig verzahnt ist. Diese Schicht besteht aus lockerem Bindegewebe, in das Fasern eingelagert sind und Blutgefäße, Nervenfasern und Sinnesempfänger enthält. Die Bindegewebsschicht ernährt die Epithelschicht.

► Ohne sichtbare Grenze geht die Bindegewebsschicht in die tiefer gelegene, ebenfalls bindegewebige **Unterschleimhaut** über. Diese enthält – wie das Unterhautfettgewebe – u. a. Fetteinlagerungen.

 MERKE

Termini:

Schleimhaut	Tunica mucosa oder Mukosa
Bindegewebsschicht	Lamina propria
Unterschleimhaut	Submukosa

4. Sinnesorgane von Haut und Schleimhäuten – Der Gefühlssinn

Die Haut und Schleimhäute sind die größten Sinnesorgane des Menschen. Sie enthalten sehr viele Sinnesempfänger des sog. Gefühlssinns.

Unter dem „Gefühlssinn" kann man eine Reihe von Sinnesempfängern zusammenfassen, die

- ▶ mechanische Reize,
- ▶ Temperaturreize und
- ▶ Schmerzreize

aufnehmen. Die Sinnesempfänger für diese Reize liegen über den ganzen Körper verteilt, besonders reichlich aber in der Haut und in den Schleimhäuten.

Mechanorezeptoren
Schwache mechanische Reize lösen Berührungsempfindungen, sie werden auch Tastempfindungen genannt, aus. Stärkere mechanische Reize empfindet man als Druck. In der behaarten Haut werden Berührungsreize vor allem durch Nervengeflechte, die die Haarwurzeln umgeben, aufgenommen.

Temperaturrezeptoren
Temperaturreize werden von freien Nervenendigungen aufgenommen, die zu kleinen Sinneskörperchen zusammentreten. Die Temperaturrezeptoren nehmen keine absoluten Temperaturwerte auf, sondern relativ ungenau Wärme- und Kältestufen. Für plötzliche Temperaturveränderungen sind sie allerdings sehr empfindlich.

Schmerzrezeptoren
Schmerzempfindungen werden durch Gewebeschädigungen verursacht. Durch die Gewebeschädigung werden sog. Schmerzstoffe freigesetzt, die freie Nervenenden reizen. Diese Reizung ruft eine Erregung hervor, die von den Nervenbahnen an das Gehirn geleitet werden.

Freie Nervenenden zur Aufnahme von Schmerzreizen besitzen die Menschen vor allem in der Haut, in den Schleimhäuten und im Bindegewebe. Es gibt jedoch auch schmerzunempfindliche Gewebe bzw. Organe, z. B. das Gehirn selbst.

5. Erkrankungen und Verletzungen der Haut

5.1 Hauterkrankungen (Auswahl)

Dermatitis	allgemeiner Ausdruck für Hautentzündungen
Ekzem	juckende, nässende Hautentzündung
Exanthem	Hautausschlag (Quaddeln, Blasen, Pusteln)

Akne	vermehrte Talgproduktion und Verhornung; Verstopfung der Ausführgänge der Talgdrüsen (Mitesser); die Talgansammlungen bieten vielen Bakterien einen günstigen Nährboden, wodurch sich die Mitesser infizieren (Pusteln)
Impetigo contagiosa	sog. „Blasengrind"; durch Eitererreger verursachte Infektionskrankheit der Haut
Erythem	Hautrötung
Pruritus	Juckreiz
Psoriasis	sog. „Schuppenflechte"; Verhornungsstörung der Haut
Vitiligo	fleckförmiger Pigmentverlust der Haut („Weißfleckenkrankheit")
Verrucae	Warzen; Virusinfektion
Lipome	gutartige Geschwülste des Fettgewebes
Atherome	sog. „Grützbeutel"; mit Talg gefüllte Hohlräume oder Säckchen
Melanome	bösartige, braun-schwarz gefärbte Geschwülste der Haut
Nävus	Muttermal; Fehlbildung der Haut
Alopezie	Haarausfall
Seborrhö	vermehrte Talgproduktion der mit Haaren bedeckten Kopfhaut

6. Exkurs: „Wunden"

Ursachen

Die Zerstörung des anatomischen und physiologischen Zusammenhangs von Zellen und Geweben führt zu Wunden. Die Verletzungen können unterschiedlicher Art sein.

Ursachen	Wundart
mechanische Verletzungen	► Schürfwunden ► Schnittwunden ► Stichwunden und Schusswunden ► Risswunden ► Quetsch- und Platzwunden ► Bisswunden
chemische Verletzungen	Verätzungen durch Säuren oder Laugen
thermische Verletzungen	► Verbrennungen (Brandwunden) ► Erfrierungen
mangelhafte Versorgung der Gewebe	z. B. Druckgeschwüre, Brand

Wundarten
Die verschiedenen Wundarten unterscheiden sich – neben der verursachenden Verletzung – vor allem in der Tiefe der Zerstörung und der Gefahr einer Infektion der Wunden.

Schürfwunden
sind oberflächliche Hautverletzungen.

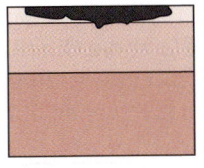

Es ist nur die Oberhaut verletzt (die Wunde nässt, blutet aber nicht) oder zusätzlich die obere Schicht der Lederhaut (die Wunde zeigt punktförmige Sickerblutungen).

Abb. 15.6

Schürfwunden sind schmerzhaft, da durch die Verletzung der Oberhaut die Nervenenden in der Lederhaut gereizt worden sind oder – bei etwas tieferen Schürfwunden – sogar verletzt wurden. Schürfwunden können leicht mit Krankheitserregern infiziert werden (vgl. auch Abschnitt „Wundinfektionen"), besonders, wenn sie großflächig sind.

Schnittwunden
gehen mehr oder weniger weit in die Tiefe.

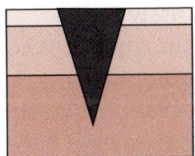

Sie zeigen klaffende, meist glatte Wundränder und bluten in der Regel stark. Das Infektionsrisiko ist deshalb geringer, die mit dem Schnitt eingebrachten Krankheitserreger werden zu einem großen Teil aus der Wunde gespült.

Abb. 15.7

Stichwunden
haben einen kleinen „Eingang", d. h. man sieht an der Hautoberfläche keine größere Verletzung. Sie gehen meist weit in die Tiefe und bluten wenig. Das Infektionsrisiko ist wegen der geringen Blutung groß, da mit dem Stich viele Krankheitserreger in tiefere Gewebeschichten eingebracht wurden.

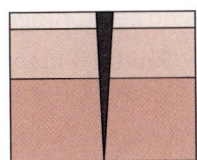

Abb. 15.8

Schusswunden
haben ebenfalls einen kleinen „Eingang", gehen aber oft sehr weit in die Tiefe (bis in tiefer liegende Organe). Der Wundkanal ist abhängig von der Schussrichtung. Das Infektionsrisiko bei Schussverletzungen ist sehr hoch, da mit dem Projektil viele Krankheitserreger in tiefe Gewebeschichten transportiert werden, die Blutung nach außen (und das bedeutet: die Reinigung der Wunde) aber oft nur gering ist.

Risswunden
haben unregelmäßige, mehr oder weniger stark zerfetzte Wundränder und einen unregelmäßig in die Tiefe verlaufenden Wundkanal. Die Wundränder klaffen und bieten so eine meistens große Eintrittspforte für Krankheitserreger.

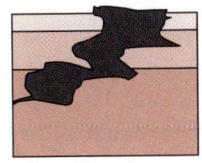

Abb. 15.9

Quetsch- und Platzwunden

Quetschwunden (a) entstehen, wenn stumpfe Gewalt die Gewebe trifft. Die Oberhaut bleibt oft unverletzt, tiefere Gewebeschichten werden verletzt, sodass es u. a. zu Blutungen kommt (Bluterguss = Hämatom).

Platzt die Oberhaut durch die stumpfe Gewalt auf, spricht man von einer Platzwunde (b). Eine Platzwunde entsteht vor allem dann, wenn stumpfe Gewalt auf Gewebe trifft, das Knochen aufliegt.

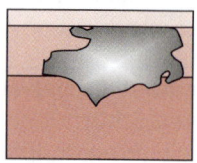

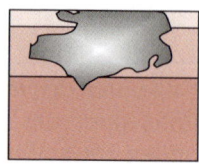

Abb. 15.10

Abb. 15.11

Bisswunden

sind meistens kombinierte Stich- bzw. Schnitt- und Quetschwunden. Das beißende Tier durchtrennt mit seinen scharfen Vorderzähnen wie ein Messer oder eine Stichwaffe die oberen Hautschichten und quetscht mit den Seitenzähnen das Gewebe. Bisswunden haben eine hohe Infektionsgefahr, da an dem Gebiss des beißenden Tieres und in seinem Speichel eine Fülle von Krankheitserregern leben.

Verätzungen

sind Zerstörungen von Geweben durch Chemikalien:

▶ **Säuren** führen zu einer Gerinnung der Eiweißbestandteile der Gewebe (Säurekoagulation). Die Wundränder sind unscharf begrenzt und sehen schorfig-schmutzig aus.

▶ **Laugen** verflüssigen die Eiweißbestandteile der Gewebe (Laugenkolliquitation). Die Wunde geht deshalb meist tiefer als bei einer Säureeinwirkung.

Je nach Schweregrad der Verletzung sind die betroffenen Gewebe gerötet und geschwollen, oberflächlich zerstört mit Blasenbildung oder die Zerstörung geht in die Tiefe.

Verbrennungen und Erfrierungen

Entstehen durch die örtliche Einwirkung hoher oder niedriger Temperaturen. Je nach Schweregrad der Verletzung unterscheidet man:

Verbrennungen

1. Grad: Rötung, Schwellung
2. Grad: zusätzlich Blasenbildung
3. Grad: zusätzlich Nekrosen der Haut, evtl. auch tieferer Gewebe
4. Grad: Verkohlung des Gewebes.

Erfrierungen

1. Grad: erst Verblassung, dann Rötung
2. Grad: zusätzlich Blasenbildung
3. Grad: Nekrosen.

Von Erfrierungen sind vor allem Körperteile betroffen, die weit vom Körperzentrum entfernt liegen (z. B. Zehen).

Mangelversorgung von Geweben („Hungertod und Erstickung")

wird durch die eingeschränkte oder ausbleibende Durchblutung eines Gewebes verursacht. Da jede lebende Zelle auf die dauernde Zufuhr von Sauerstoff und Nährstoffen sowie den Abtransport von Rest- und Schadstoffen des Stoffwechsels angewiesen ist, leiden Zellen bei mangelhafter Versorgung durch den Blutkreislauf (Dystrophie) und sterben schließlich ab (Nekrose). Totes Gewebe ist ein sehr guter Nährboden für viele Bakterien (z. B. Fäulnisbakterien), welche die toten Zellen als Nahrung benutzen und es zersetzen (Gangrän).

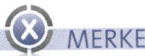 MERKE

Termini:

Wunde	Vulnus
Mangelversorgung eines Gewebes	Dystrophie
Gewebetod	Nekrose
Verfaulen von totem Gewebe	Gangrän
Druckgeschwür	Dekubitus

Wundheilung

Der Organismus ist bestrebt, jede Verletzung möglichst schnell zu „reparieren". Eine kleine, saubere (!) Wunde mit eng beieinander liegenden, gut durchbluteten Wundrändern wird durch Neubildung der geschädigten Gewebe und Auswachsen von Blutkapillaren schnell verschlossen (primäre Wundheilung). Zurück bleibt keine (wenn nur die Epidermis verletzt wurde) oder eine kaum sichtbare Narbe.

Phasen der primären Wundheilung

Die ungestörte Wundheilung läuft in verschiedenen Phasen oder Schritten ab, die selbstverständlich nicht streng voneinander getrennt sind, sondern ineinander übergehen.

1. **Blutung und Blutgerinnung**

   Die Verletzung von Blutgefäßen führt zunächst zu einer mehr oder weniger starken Blutung. Mit dem Blutstrom werden evtl. vorhandene Verschmutzungen und auch viele Mikroorganismen aus der Wunde geschwemmt. Um einen stärkeren Blutverlust zu vermeiden, ziehen sich die verletzten Gefäße zusammen und die Thrombozyten verkleben vor der Wunde zu einem Thrombozytenpfropf. Der Gefäßkrampf hält einige Minuten an. In dieser Zeit läuft der Vorgang der Blutgerinnung ab, an dessen Ende sich ein Blutgerinnsel aus Fibrinfasern gebildet hat, das die Wunde verschließt.

2. Entzündung

Jede Wunde stellt eine Gewebeschädigung dar. Auf diese Gewebeschädigung reagiert der Organismus unabhängig von der Art der Schädigung mit einer Entzündungsreaktion: Die geschädigten Zellen geben Entzündungs- und Schmerzstoffe ab. Unter der Wirkung dieser Substanzen wird die Durchblutung des verletzten Gebiets gesteigert (Hyperämie), die Blutgefäßwände werden durchlässiger, sodass Blutflüssigkeit und Zellen aus den Gefäßen in das geschädigte Gewebe einwandern können (Exsudation) und Schmerzempfänger werden gereizt: die Wunde ist gerötet, warm, leicht geschwollen und schmerzt. Der Sinn dieser Entzündungsreaktion ist die Beseitigung von Krankheitserregern und Zelltrümmern durch Immunzellen und die Förderung der Zellteilungsaktivität von Bindegewebszellen, die den Defekt schließen sollen.

3. Auffüllung der Wundhöhle

Die Bindegewebszellen füllen nach und nach die Wunde; das entstehende Gewebe sieht körnig aus und wird deshalb als Granulationsgewebe bezeichnet. Gleichzeitig wird das Fibrinnetz abgebaut, neue Blutkapillaren wachsen und die Bindegewebszellen bilden kollagene Fasern.

4. Regeneration

Von außen nach innen fortschreitend wachsen Epithelzellen und schließen die Oberfläche der Wunde. Zusammen mit dem Granulationsgewebe und den Fasern bilden die Epithelzellen die Narbe. Narbengewebe unterscheidet sich von dem unverletzten Gewebe: Es enthält keine Pigmentzellen, weniger Blutgefäße und ist weniger elastisch. Durch Wasserverlust schrumpft das Narbengewebe, sodass die endgültige Narbe in der Regel eine leichte Hautvertiefung bildet. Kommt es jedoch zu einer Wucherung des Bindegewebes über den Bereich der ursprünglichen Wunde hinaus, spricht man von einer Wulstnarbe.

Sekundäre Wundheilung

Liegen die Wundränder weiter auseinander und wurden vor allem Blutgefäße abgequetscht, versucht der Organismus den Defekt durch Wucherung des Bindegewebes zu schließen. Dabei kommt es in der Regel zu deutlicher Narbenbildung (sekundäre Wundheilung). Auch die Besiedlung des Wundgebiets mit pathogenen Mikroorganismen kann die komplikationslose Heilung verzögern oder verhindern (vgl. Abschnitt „Komplikationen").

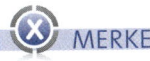 **MERKE**

Termini:

primäre Wundheilung	Sanatio per primam intentionem (Heilung, die den ursprünglichen Zustand wieder herstellt), abgekürzt p. p.
sekundäre Wundheilung	Sanatio per secundam intentionem (Heilung, die einen schlechteren als den ursprünglichen Zustand bewirkt), abgekürzt p. s.
Hyperämie	lokale Durchblutungssteigerung
Exsudation	Austritt von Blutflüssigkeit und Zellen aus den Gefäßen. Es entsteht ein Wundödem.
Zikatrix	Narbe
Keloid	Wulstnarbe

Komplikationen der Wundheilung

Der Heilungsverlauf kann durch eine Reihe von Faktoren ungünstig beeinflusst werden:

1. Wundinfektionen

Die intakte Haut ist eine gute Barriere gegen Mikroorganismen. Jede Verletzung stellt eine Eingangspforte für Mikroorganismen dar. **Jede Wunde muss grundsätzlich als infiziert angesehen werden!**

Wunden können mit vielen Erregern (vor allem Bakterien) infiziert sein, aber nicht jeder Erreger ruft eine Erkrankung hervor und nicht jede Wunde ist gleichermaßen gefährdet gegenüber einer Infektion. Im Hinblick auf das Infektionsrisiko sind Wunden mit glatten, kaum klaffenden Wundrändern, die stark bluten, günstig. Ungünstig sind Wunden, die eine große Wundfläche bieten, und solche, die weit in die Tiefe gehen, aber wenig bluten.

Neben der Wundart kommt es selbstverständlich darauf an, wodurch bzw. womit die Verletzung verursacht wurde. Besonders gefährdet sind alle Wunden, die durch stark kontaminierte Instrumente oder Gegenstände (z. B. Stich- und Schnittwunden durch nicht sterile medizinische Instrumente) verursacht wurden. Auch Bisswunden sind sehr infektionsgefährdet!

Erreger, die Wundinfektionen verursachen können, gehören meist zur Gruppe der Bakterien. Die wichtigste virale Wundinfektion ist die Tollwut.

Wundinfektion (Beispiele)

pyogene Bakterien (Eitererreger)	putride Bakterien (Fäulniserreger)	sporenbildende Bakterien (toxische Wundinfektionen)	Viren
► Streptokokken ► Staphylokokken	► Pseudomonas ► Proteus	► Tetanus ► Gasbrand	► Tollwut

Abb. 15.12: Verschiedene Erreger von Wundinfektionen (Beispiele)

2. Wundgröße und Wundart

Sehr große Wunden mit Gewebsverlust, Wunden mit zerfetzten und/oder gequetschten und/oder nekrotischen Wundrändern heilen ohne Behandlung schlecht und hinterlassen große Narben.

3. Zu frühe Belastungen der Wunde

Wird eine Wunde zu früh bzw. zu stark belastet, kann das im Aufbau befindliche Narbengewebe reißen, sodass die Wundränder klaffen.

4. Innere Erkrankungen

Zu den Erkrankungen, die Wundheilungsstörungen begünstigen, gehören z. B.:

► alle Behinderungen der Durchblutung

► Blutgerinnungsstörungen

► Immunmangelkrankheiten.

Auch bestimmte Medikamente haben einen ungünstigen Einfluss auf die Wundheilung, z. B.:

► Glukokortikoide

► die Blutgerinnung hemmende Medikamente

► Zytostatika.

Wundbehandlung

Ziel der Wundbehandlung ist es, eine möglichst rasche, komplikationslose Wundheilung zu ermöglichen. Bei den hier behandelten kleineren, oberflächlichen Wunden kann man zwei Behandlungsphasen unterscheiden.

Temporäre oder provisorische Wundbehandlung

Die provisorische Wundbehandlung gehört zu den Maßnahmen der Ersten Hilfe.

> (nur bei stärkeren Blutungen: vorläufige Blutungsstillung)
> (nur bei stärkeren Schmerzen: Schmerzbekämpfung)
>
> Immer:
> - **keimfreie Abdeckung der Wunde**
> - **Ruhigstellung der Wunde**

Endgültige Wundbehandlung

> - **Säuberung und Desinfektion der Wundumgebung**
> - **Schmerzbekämpfung durch Lokalanästhesie**
> - **Reinigung der Wunde**
> - **sind die Wundränder gequetscht oder zerfetzt: Ausschneidung der Wundränder so weit in die Tiefe gehend, dass eine möglichst glatte Wundspalte entsteht**
> - **Verschluss der Wunde durch Pflasterzüge, Naht, Klammern oder Kleber**
> - **sterile Wundabdeckung, bei größeren Wunden mit Feuchtverband (Hydrokolloid-Verband)**

Ist die Wunde zum Zeitpunkt der endgültigen Wundbehandlung älter als sechs bis acht Stunden (und gilt damit als sicher infiziert), oder gehört sie zu den Wunden mit sehr hohem Infektionsrisiko (z. B. Bisswunden), wird sie zunächst nicht fest verschlossen, sondern „offen" behandelt. Bei solchen Wunden ist auch eine prophylaktische Antibiotika-Therapie angezeigt.

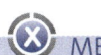 MERKE

Bei jeder (!) Verwundung muss der Tetanus-Impfstatus des Patienten verlässlich überprüft werden!

Im Zweifelsfall muss auf jeden Fall eine passive Impfung erfolgen.

Bei Tierbissen, insbesondere durch Wildtiere und frei laufende Haustiere, ist eine Tollwutimpfung angezeigt.

P. Wahrnehmung der Umwelt

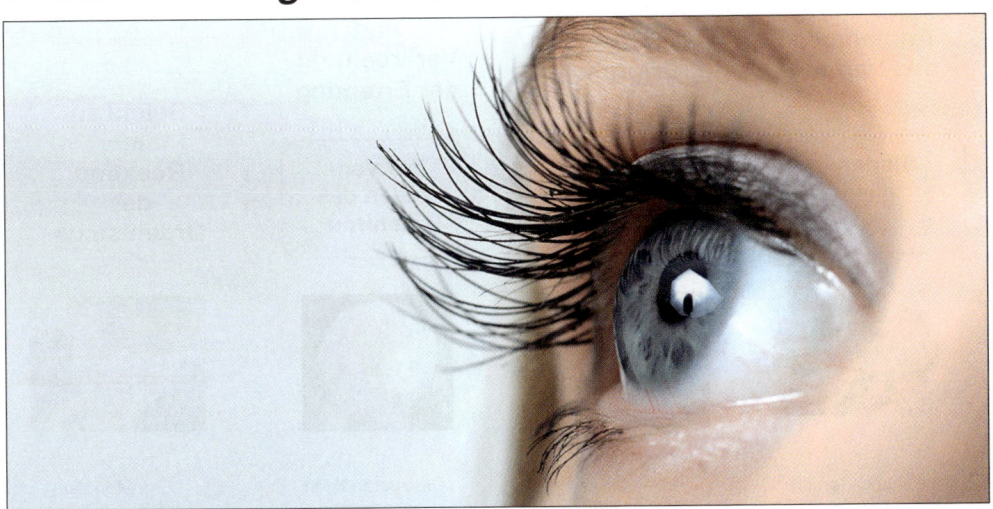

1. Sinne und Sinnesorgane

Mithilfe der Sinnesorgane stellt der Mensch die Verbindung zur Außenwelt (d. h. auch: zu seinen Mitmenschen) und zu Vorgängen innerhalb seines Körpers her. Menschen, deren Sinnesorgane einwandfrei funktionieren, können sich kaum vorstellen, wie erschreckend gefahrvoll die Welt für jemanden sein muss, der nicht hören oder sehen kann! Und wenn der Schmerz uns nicht warnt und auf Störungen unserer Körperfunktionen aufmerksam macht, wie sollen wir uns vor Schäden bewahren?

Eines der wesentlichen Kennzeichen der lebenden Zelle ist ihre Fähigkeit, Reize aus ihrer Umgebung aufzunehmen, die Information zu verarbeiten und entsprechend zu reagieren. Diese Fähigkeit nennt man Informationsverarbeitung. Auch in einem vielzelligen Organismus besitzen grundsätzlich alle Zellen diese Fähigkeit. Bestimmte Zellen aber haben sich in besonderer Weise darauf spezialisiert, Reize zu empfangen, Erregungen weiterzuleiten und zu verarbeiten:

► Reiz aufnehmende Zellen nennt man **Sinneszellen**. Die Fähigkeit, Reize aufnehmen zu können, hat nur dann einen biologischen Sinn, wenn diese Informationen auch verarbeitet werden und eine sinnvolle Reaktion des Organismus hervorrufen.

► Die Reizung der Sinneszellen wird deshalb in eine Nervenerregung umgewandelt und von **Nervenbahnen** an die

► **Nervenzellen** des Gehirns weitergeleitet, wo die Erregung wahrgenommen und verarbeitet wird; das Gehirn „befiehlt" dann gegebenenfalls eine Reaktion des Organismus (siehe Abb. 16.1).

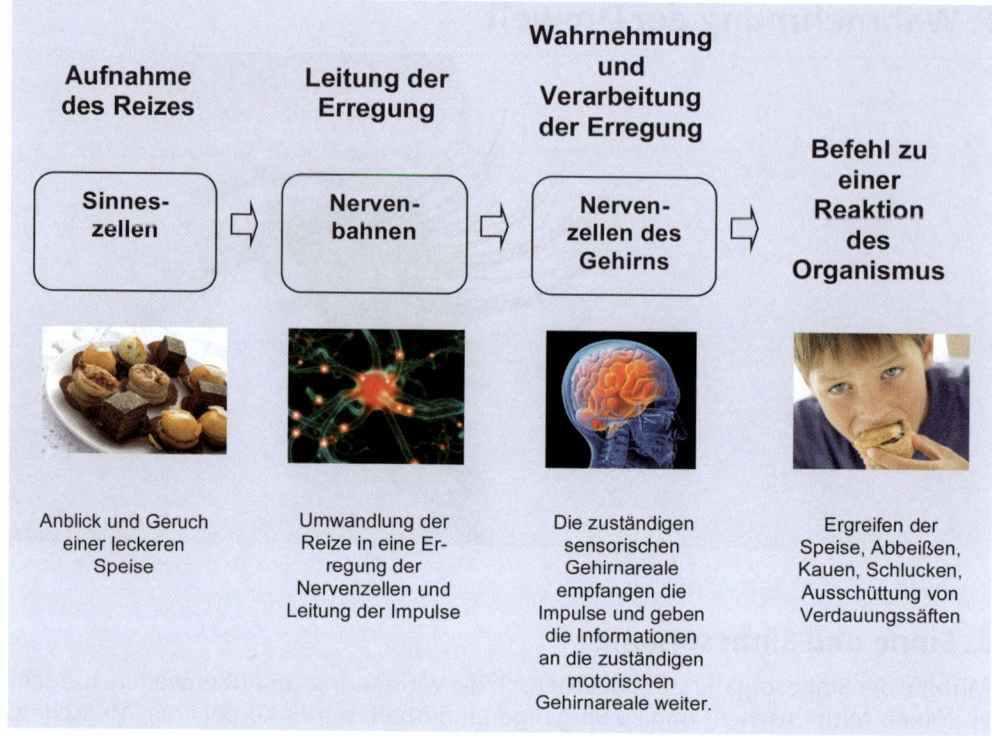

Abb. 16.1: Der Weg vom Reiz bis zur Reaktion des Organismus (Beispiel; vereinfachende Darstellung)

Reize sind chemische oder physikalische Signale. Die verschiedenen Sinneszellen haben sich auf die Aufnahme jeweils einer Reizart spezialisiert:

► Geruchs- und Geschmackszellen nehmen chemische Signale,

► Tast- und Druckempfänger, Hörsinneszellen und Sinneszellen in dem Gleichgewichtsorgan im Innenohr nehmen mechanische Signale,

► Sehzellen nehmen Lichtimpulse,

► Temperaturempfänger nehmen Kälte- oder Wärmereize und

► Schmerzempfänger nehmen die chemischen Reize der Schmerzstoffe, die bei einer Gewebeschädigung ausgeschüttet werden, auf (siehe Abb. 16.2).

Zusätzlich vermitteln uns die Gewebe der Muskeln, Sehnen und Gelenke Informationen über Stellung, Bewegung und Kraftausübung.

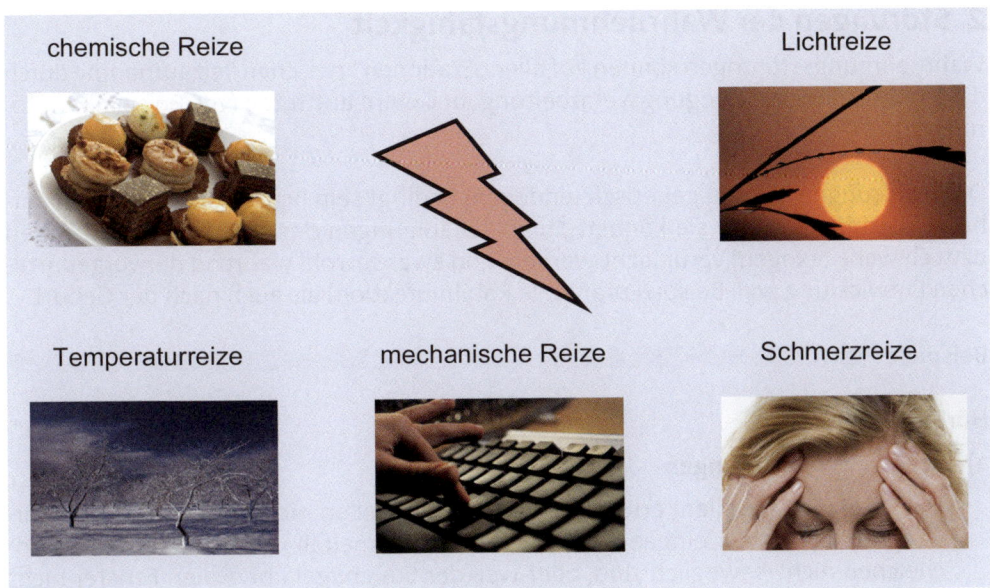

Abb. 16.2: Die verschiedenen Reizarten, die der Mensch aufnehmen kann

Die auf verschiedene Reizarten spezialisierten Sinneszellen treten in einem vielzelligen Organismus zu den Sinnesorganen zusammen (siehe Abb. 16.3). Aber es gibt auch Sinneszellen, die über den gesamten Organismus verteilt sind, z. B. die Schmerzempfänger.

In den Sinnesorganen liegen nicht nur die Sinneszellen, sondern auch verschiedene Hilfseinrichtungen, welche die Aufnahme der jeweiligen Reize ermöglichen.

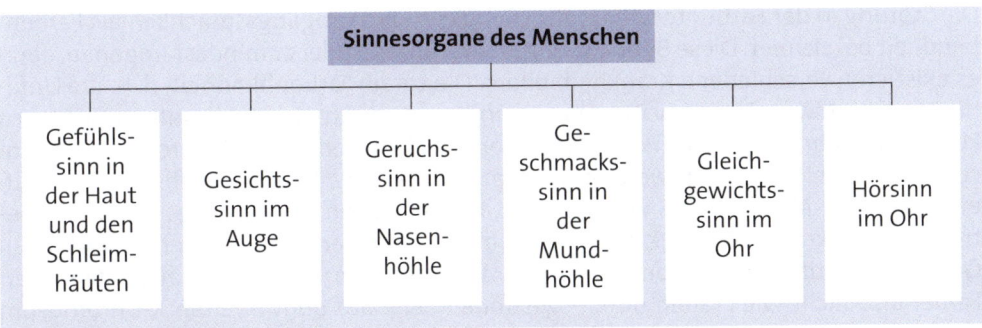

Abb. 16.3: Die meisten Sinneszellen treten zu Sinnesorganen zusammen

Es gibt aber auch Reize, für die der Mensch keine Empfänger hat, z. B. radioaktive Strahlen, Ultraviolettstrahlen, Röntgenstrahlen.

2. Störungen der Wahrnehmungsfähigkeit

Wahrnehmungsstörungen können auf allen „Stationen" zwischen Reizaufnahme durch die Sinneszellen und Erregungsverarbeitung im Gehirn auftreten (vgl. Beispiel Hörstörungen).

Diese Störungen können genetisch (endogen) bedingt sein (vgl. Beispiel Rot-Grün-Farbenfehlsichtigkeit) und sie können durch Schädigungen der entsprechenden Zellen bzw. Gewebe (exogen) verursacht werden, und zwar sowohl während der vorgeburtlichen Entwicklung (vgl. Beispiel pränatale Rötelninfektion) als auch nach der Geburt.

Beispiele

Hörstörungen

a) **Schallleitungsstörungen**

Die Reize (Schallwellen) erreichen die Hörsinneszellen nicht (z. B. weil der Gehörgang verstopft oder eingeengt ist, weil das Trommelfell und/oder die Gehörknöchelchen nicht beweglich sind, oder weil der Steigbügel am ovalen Fenster nicht beweglich ist).

b) **Schallempfindungsstörungen**

> ► Die Hörsinneszellen sind geschädigt.

> ► Die Erregungsleitung zum Gehirn ist gestört, weil der Gehörnerv geschädigt ist.

> ► Die Impulse werden in den zuständigen Hirnteilen nicht verarbeitet, da diese geschädigt sind.

Rot-Grün-Farbenfehlsichtigkeit

Die Störung in der Farbunterscheidungsfähigkeit wird umgangssprachlich als Farbenblindheit bezeichnet. Diese Bezeichnung ist irreführend oder zumindest ungenau, denn es existieren verschiedene Krankheitsbilder. Die totale Farbenblindheit, d. h. die Unfähigkeit, überhaupt Farben wahrnehmen und nur Grauabstufungen unterscheiden zu können, ist sehr selten. Die Erkrankung ist erblich, kann jedoch auch durch eine Gehirnschädigung hervorgerufen werden. Viel häufiger tritt die Rot-Grün-Sehschwäche auf: etwa 9 % aller Männer, aber weniger als 1 % aller Frauen sind von dieser Störung betroffen. Die Erkrankung wird X-chromosomal rezessiv vererbt, d. h. die verantwortlichen Gene liegen auf dem X-Chromosom. Da Männer nur ein X-Chromosom besitzen, den Fehler also nicht wie Frauen durch „gesunde" Gene auf dem zweiten X-Chromosom ausgleichen können, sind sie häufiger betroffen.

Pränatale Rötelninfektion

Röteln sind in der Regel eine harmlos verlaufende Infektionskrankheit, verursacht durch die Rötelnviren. Gefährliche Schäden können diese Viren aber hervorrufen, wenn sie das ungeborene Kind treffen, vor allem in den ersten 16 Schwangerschaftswochen, in denen sich die Organe bilden. Neben vielen anderen Organen können auch die Augen und die Ohren des Kindes von Fehlbildungen betroffen sein, z. B. zu kleiner Augapfel, Linsentrübung, Fehlbildungen der Hörsinneszellen im Innenohr.

Ist unsere Umwelt „in Wirklichkeit" so beschaffen, wie wir sie wahrnehmen?

Wenn die Fähigkeit, bestimmte Reize aufzunehmen und/oder zu verarbeiten, gestört ist, natürlich nicht. Für den Blinden hat eine Blume eine ertastbare Form und einen Geruch, aber eben keine Farbe; für einen Gehörlosen bleibt die Welt der Musik verschlossen.

Aber auch bei völlig gesunden Sinnen nehmen wir von der Umwelt immer nur einen Ausschnitt wahr. Viele Tierarten sind uns Menschen in der Fähigkeit, bestimmte Reize aufzunehmen, haushoch überlegen.

Beispiele

▸ das phänomenale Geruchsvermögen von Hunden

▸ die Fähigkeit von Fledermäusen, Ultraschall wahrzunehmen

▸ das Sehvermögen von Greifvögeln, die noch aus großer Höhe eine Maus im Gras entdecken

▸ die Fähigkeit vieler Tiere, kleinste Erschütterungen wahrzunehmen, die beispielsweise ein Erdbeben ankündigen.

Wir Menschen werden niemals nachempfinden können, wie die Vorstellung von der Welt dieser Tiere aussieht.

3. Exkurs: „Grauer Star"

Krankheitsbild

Der graue Star (Terminus: Katarakt = gr. Wasserfall) ist eine Trübung der Augenlinse. Der griechische Ausdruck beruht auf der Vorstellung, im Auge würden Flüssigkeiten herabfließen, sodass man wie durch einen Wasserfall sieht. Der deutsche Ausdruck grauer Star beschreibt die weiß-graue Verfärbung der Linse und die Verdichtung („Erstarrung") des Linsengewebes. Der graue Star beginnt in der Regel schleichend. Die Patienten bemerken den langsamen, völlig schmerzlosen Sehverlust zunächst nur in bestimmten Situationen, für die sie einfache Erklärungen finden, z. B.: „Hier ist so schlechtes Licht.", „Die entgegenkommenden Autos blenden mich, die haben falsch eingestellte Scheinwerfer." Oder „Ich bin einfach übermüdet.". Wenn der Schleier vor den Augen wirklich lästig wird, ist der graue Star meist schon fortgeschritten.

Durch die Verdichtung des Linsengewebes kann es kurzfristig zu einer Verbesserung der Nahsicht kommen: Die Brechkraft der Linse verändert sich von Weitsichtigkeit in Richtung Kurzsichtigkeit. Die Trübung der Augenlinse ist irreversibel, sie kann nicht durch Medikamente aufgehalten oder gar behoben werden! Ohne Behandlung führt der graue Star zum völligen Sehverlust.

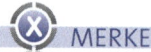 **MERKE**

Der graue Star ist weltweit die häufigste Ursache für Erblindung. In Deutschland werden pro Jahr über 600.000 Staroperationen durchgeführt.

Der graue Star kann nach Ausmaß und Ort der Linsentrübung (siehe Abb. 16.4) eingeteilt werden.

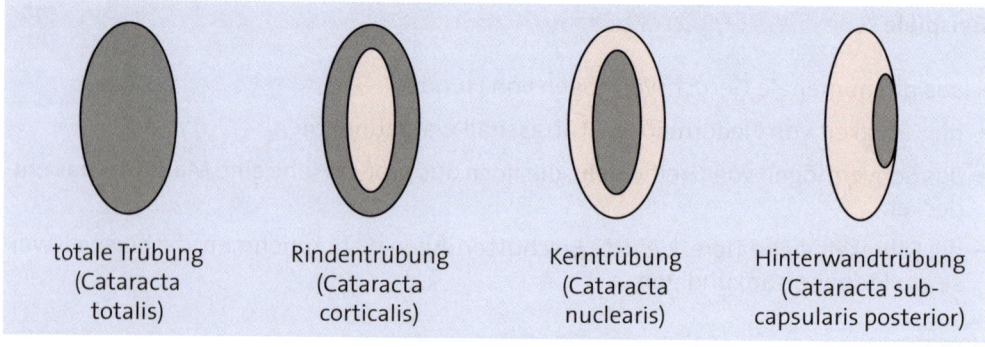

totale Trübung (Cataracta totalis)   Rindentrübung (Cataracta corticalis)   Kerntrübung (Cataracta nuclearis)   Hinterwandtrübung (Cataracta subcapsularis posterior)

Abb. 16.4: Einteilung der Kataraktformen (Beispiele, schematisch)

Ursachen

Über 90 % aller Fälle von grauem Star treten im höheren Lebensalter auf (Cataracta senilis = Altersstar) und sind auf den Alterungsprozess des Linsengewebes zurückzuführen. Seltenere Formen können als Folge von Stoffwechselkrankheiten (z. B. Diabetes mellitus), Infektionskrankheiten (Masern, Röteln), Augenerkrankungen und Hauterkrankungen, als Reaktion auf Medikamente (vor allem Cortisonpräparate), nach Augenverletzungen (Gewalteinwirkungen, Strahlenschäden) auftreten; ein sehr kleiner Teil der Krankheitsfälle (weniger als 1 %) ist angeboren.

Therapie

Die Therapie der Wahl ist eine Operation, bei der die getrübten Linsen entfernt werden. Ohne Linse (Aphakie) sieht man die Welt verschwommen. Deshalb werden künstliche Linsen aus Kunststoff, die Intraokularlinsen (IOL), implantiert.

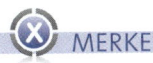 **MERKE**

Akkomodation

Die Verformbarkeit der natürlichen Augenlinse bedingt die Anpassungsmöglichkeit des Auges an Nah- oder Fernsicht. Nahsicht erfordert eine stärkere Brechung der Lichtstrahlen als Fernsicht. Die Brechung der Lichtstrahlen hängt von der Krümmung der Linse ab: je stärker die Krümmung, desto größer ist die Brechkraft.

Die Form der Linse wird je nach Bedarf durch Muskeln, die ringförmig um die Linse angeordnet sind, den sog. Strahlenkörper, mit dem daran befestigten Aufhängeapparat verändert.

- ► Nahsicht: Durch Anspannung der Muskeln entspannen sich die Aufhängebänder, die Linse nimmt eine stärker kugelige Form an.
- ► Fernsicht: Die Erschlaffung der Muskeln führt zu einer Anspannung der Bänder, die Linse wird abgeflacht.

Mit der Kunstlinse kann man nicht mehr akkomodieren. Deshalb werden die Intraokularlinsen so ausgewählt, dass die Patienten entweder ohne Fernbrille auskommen, dafür aber eine Lesebrille benötigen oder eine bessere Nahsicht haben, für die Fernsicht aber auf eine Brille angewiesen sind.

Anästhesie

Die Operation wird unter Lokalanästhesie durchgeführt. Da die örtliche Betäubung unangenehm sein kann, erhält der Patient eine kleine Menge Schlafmittel über einen Venenkatheter. Während des Schlafs wird die örtliche Betäubung gesetzt.

Operation

Die Hornhaut wird durch einen kleinen Schnitt geöffnet, in die vordere Linsenkapsel schneidet der Operateur eine im Durchmesser etwa 5 mm große scheibenförmige Öffnung. Mithilfe von Ultraschall wird jetzt der härtere Linsenkern zertrümmert (Phakoemulsifikation) und die Trümmer werden zusammen mit der weicheren Linsenrinde abgesaugt.

Durch die sehr kleine Öffnung im Kapselsack wird jetzt die gefaltete Kunstlinse implantiert. Sie entfaltet sich in der Linsenkapsel und wird durch die feinen Haltebügel abgestützt.

Der Eingriff dauert ca. 20 Minuten. Anschließend wird das Auge mit einem Salbenverband steril abgedeckt.

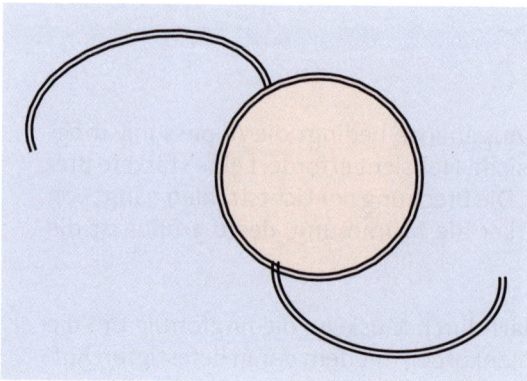

Abb. 16.5: Intraokularlinse mit Haltebügeln (schematisch)

Nachbehandlung

Einen Tag nach der Operation wird der sterile Salbenverband entfernt. Zur Vorbeugung vor Entzündungen müssen mehrmals täglich entzündungshemmende Augentropfen in das operierte Auge gegeben werden. Für die nächsten Wochen erhalten die Patienten eine provisorische Nahsichtbrille, da es ca. fünf Wochen dauert, bis sich die endgültige Sehkraft eingestellt hat.

Q. Steuerung des Organismus

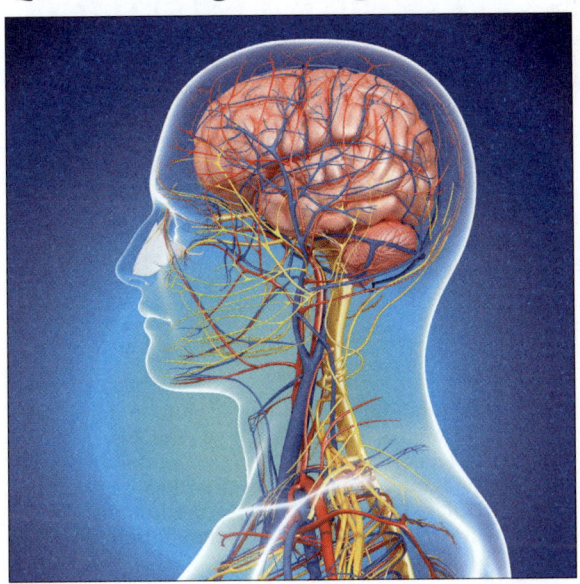

Der menschliche Organismus besteht aus einer riesigen Anzahl von Zellen, die Gewebe und Organe bilden. Diese Gewebe und Organe erfüllen eine nahezu unübersehbare Zahl verschiedener Aufgaben. Die Erfüllung dieser Aufgaben ist nur möglich, wenn Gewebe und Organe sinnvoll zusammenarbeiten, d. h. wenn die Tätigkeiten koordiniert werden.

Die Koordination der Gewebe- und Organtätigkeiten setzt voraus,

- dass Informationen aus der Innen- und Außenwelt aufgenommen und interpretiert werden und
- der Organismus ausgehend von diesen Informationen seine zahllosen Tätigkeiten den jeweils aktuellen Erfordernissen anpasst.

Zur Aufnahme von Informationen ist in gewissem Maße jede Körperzelle fähig. Auf Reizaufnahme spezialisierte Zellen nennt man Sinneszellen (vgl. Kapitel P).

Für die Verwertung der Information und die Steuerung aller Gewebe- und Organtätigkeiten stehen dem Organismus zwei hochspezialisierte Organsysteme zur Verfügung: das Nervensystem und das Hormonsystem. Das Nervensystem empfängt und „interpretiert" alle eingehenden Informationen und organisiert in Zusammenarbeit mit dem Hormonsystem die Koordination der Gewebe- und Organtätigkeiten zu einer sinnvollen Reaktion des Organismus (siehe Abb. 17.1).

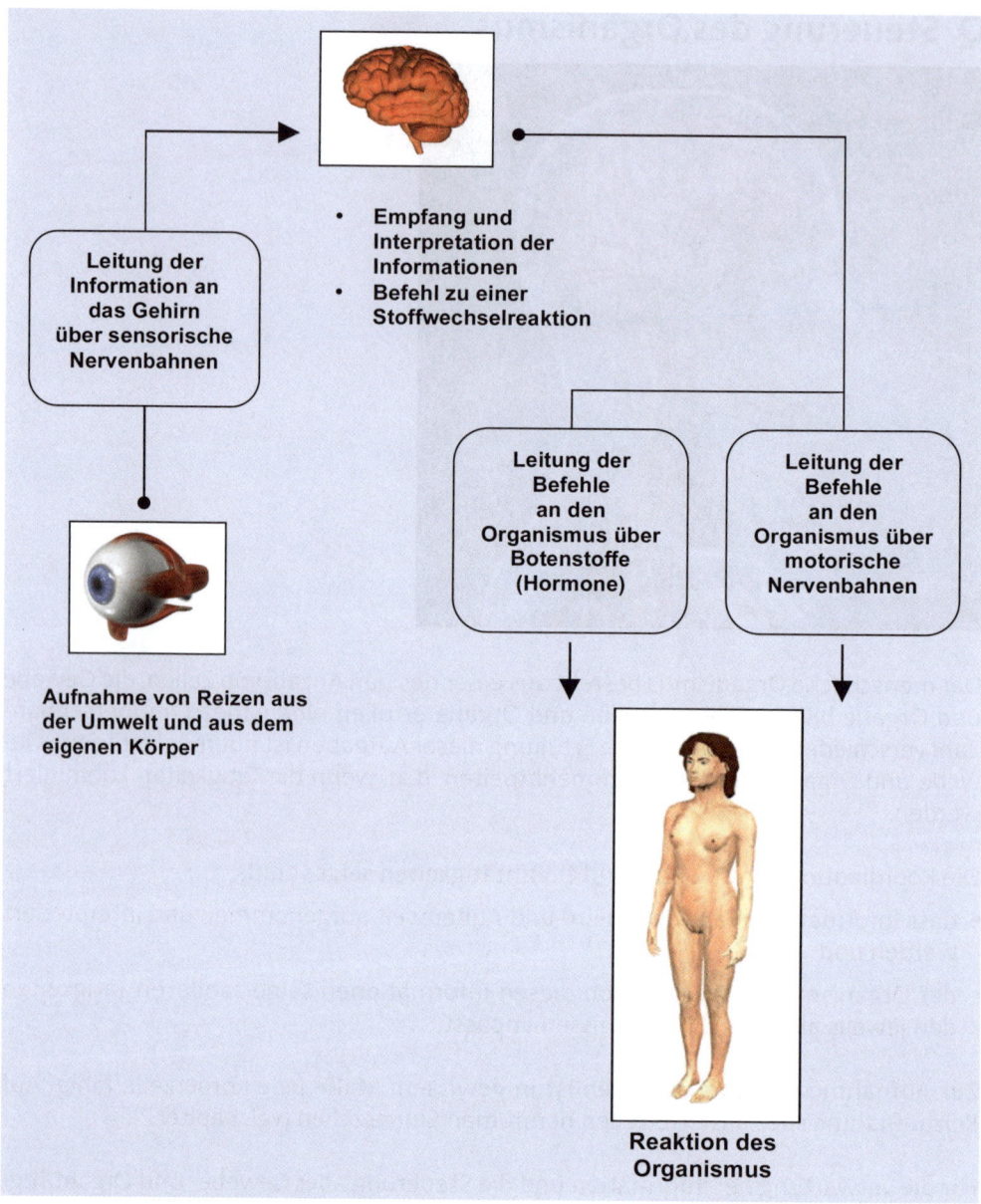

Abb. 17.1: Steuerung der Körperfunktionen

1. Das Nervensystem

Das Nervensystem ist das wichtigste Steuerungssystem des Menschen. In Zusammenarbeit mit dem Hormonsystem sorgt es für eine Koordination der Organtätigkeiten und ermöglicht sinnvolle Reaktionen auf Umweltreize. Zugleich bildet das Nervensystem die Grundlage für das Bewusstsein und für die seelischen und geistigen Fähigkeiten eines Menschen.

Das Nervensystem lässt sich gliedern

► nach den Gesichtspunkten Lage und Aufgaben in

- verarbeitendes und steuerndes Zentralnervensystem

- Leitungsbahnen

► nach dem Gesichtspunkt der Willkürlichkeit in

- willkürliches

- unwillkürliches Nervensystem.

Das **Zentralnervensystem** besteht aus Gehirn und Rückenmark. Hier werden alle Informationen, die von den Organen des Körpers oder von der Außenwelt eintreffen, „registriert" und „verarbeitet" und von hier werden die „Befehle" an den Körper gesendet. Das Gehirn ist das zentrale Steuerungsorgan. Es reguliert alle elementaren Lebensfunktionen und ist der Sitz aller geistigen Fähigkeiten (des Bewusstseins, des Willens, des Verstandes) und aller seelischen Vorgänge eines Menschen.

Die **Leitungsbahnen** nennt man in ihrer Gesamtheit peripheres Nervensystem und unterscheidet sensorische (sensible) und motorische Bahnen. Die sensorischen Bahnen („Empfindungsbahnen") leiten dem Zentralnervensystem Informationen, die mithilfe der Sinnesorgane aufgenommen wurden, sowie Informationen aus den inneren Organen des Menschen zu. Die motorischen Bahnen („Bewegungsbahnen") leiten Befehle des Gehirns an die Skelettmuskulatur bzw. an die glatte Muskulatur der inneren Organe (siehe Abb. 17.2).

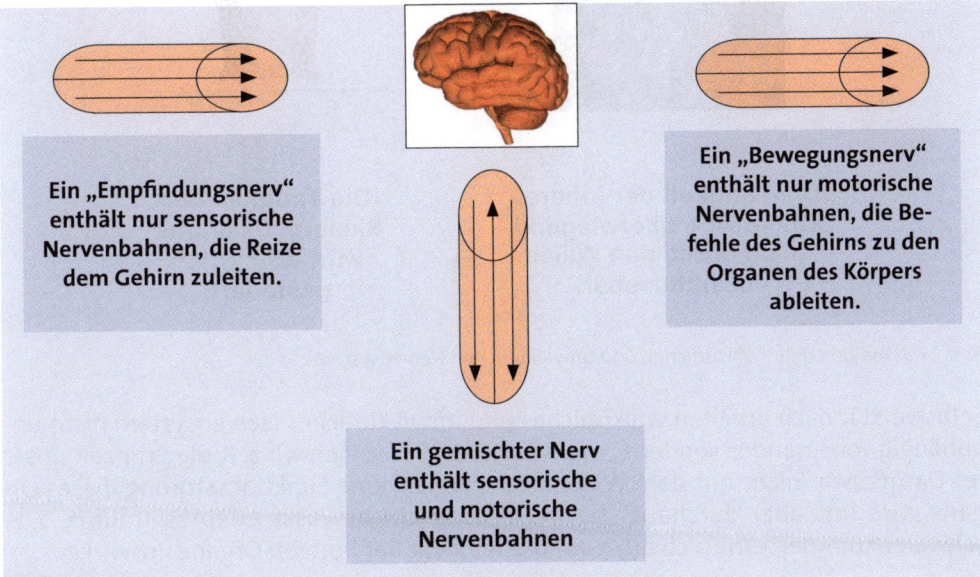

Ein „Empfindungsnerv" enthält nur sensorische Nervenbahnen, die Reize dem Gehirn zuleiten.

Ein „Bewegungsnerv" enthält nur motorische Nervenbahnen, die Befehle des Gehirns zu den Organen des Körpers ableiten.

Ein gemischter Nerv enthält sensorische und motorische Nervenbahnen

Abb. 17.2 Sensorische, motorische und gemischte Nerven des peripheren Nervensystems

Das periphere Nervensystem besteht aus 31 bis 32 paarigen Rückenmarksnerven, den 12 paarigen Gehirnnerven sowie zahlreichen Verzweigungen dieser Nerven, die den gesamten Körper durchziehen. Die Rückenmarksnerven sind sog. gemischte Nerven, d. h. sie enthalten motorische und sensorische Bahnen. Die 12 paarigen Gehirnnerven verlassen den Schädel durch besondere Öffnungen in den Schädelknochen. Die Gehirnnerven sind entweder rein sensorische Nerven (z. B. der Riechnerv und der Sehnerv), rein motorische Nerven oder gemischte Nerven.

Das **willkürliche Nervensystem** ist für die Verarbeitung und Weiterleitung bewusster und mit dem Willen steuerbarer Informationen zuständig: Reize, die unsere Sinnesorgane aufnehmen, werden uns „bewusst"; Bewegungen der Skelettmuskulatur können wir mit unserem „Willen" kontrollieren.

Das **unwillkürliche Nervensystem** nennt man **vegetatives Nervensystem**. Es arbeitet unabhängig vom Bewusstsein, versorgt die inneren Organe (z. B. Magen, Darm) und regelt ihre Tätigkeit, auf die wir keinen willkürlichen Einfluss ausüben können (siehe Abb. 17.3).

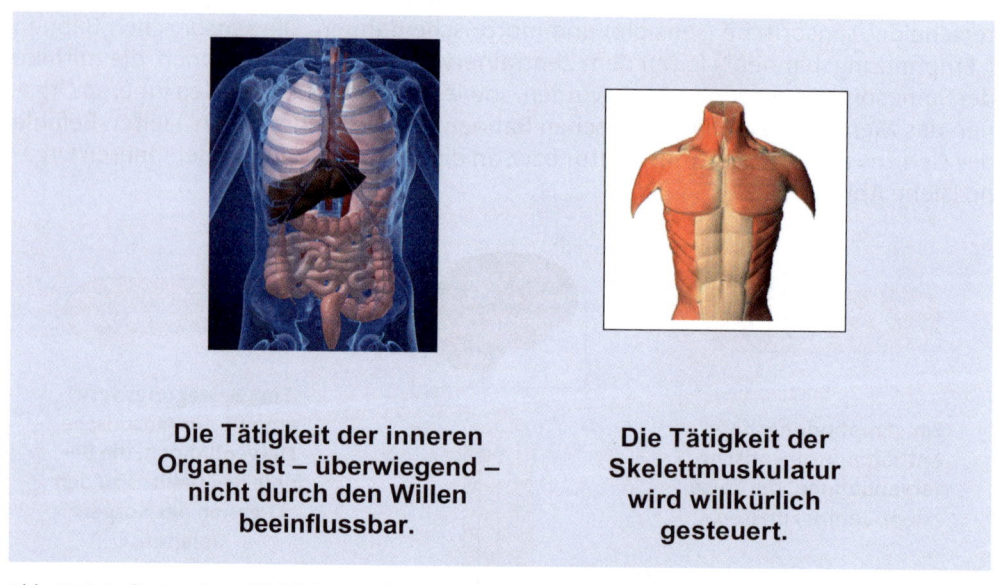

Die Tätigkeit der inneren Organe ist – überwiegend – nicht durch den Willen beeinflussbar.

Die Tätigkeit der Skelettmuskulatur wird willkürlich gesteuert.

Abb. 17.3: Aufgaben des willkürlichen und unwillkürlichen Nervensystems

Selbstverständlich arbeiten willkürliches und unwillkürliches Nervensystem nicht unabhängig voneinander, sondern „Hand in Hand". So können wir z. B. die Tätigkeit unseres Darms zwar nicht mit dem Willen beeinflussen, eine Funktionsstörung dieses Organs wird uns aber durchaus „bewusst". Und ein bewusst erlebtes Trauma, z. B. schwerer Kummer, kann sich auch auf die Tätigkeit der inneren Organe auswirken.

1.1 Exkurs: „Thermoregulation"

Der Mensch gehört zu den gleichwarmen Lebewesen. Seine Körpertemperatur bleibt trotz wechselnder Umweltbedingungen in gewissen Grenzen gleich.

Die Erhaltung der inneren Körpertemperatur ist lebenswichtig für den Menschen, da seine Enzyme nur in einem relativ geringen Temperaturbereich arbeiten. Unterkühlungen oder Erwärmungen über diesen Temperaturbereich hinaus führen zum Tod.

Wärmeproduktion und Wärmeverteilung

Unser Körper produziert durch die Verbrennung von Nährstoffen Wärme. Die Energie, die bei der Verbrennung gewonnen wird, ist zum kleineren Teil in Arbeit umsetzbar, z. B. für Muskelbewegungen, und in Form von Fett speicherbar. Der größere Teil der gewonnenen Energie wird als Wärme frei. Die verschiedenen Organe und Gewebe leisten unterschiedliche Beiträge zur Wärmeproduktion: Unter Ruhebedingungen stammen etwa 50 bis 60 % der Körperwärme von den Organen der Bauch- und Brusthöhle, 10 bis 20 % vom Gehirn, ca. 20 % von Muskulatur und Haut, der Rest von den übrigen Geweben. Bei körperlicher Betätigung steigt der Anteil der Muskulatur an der Wärmeproduktion. Sie kann dann bis zu 90 % der gesamten Körperwärme liefern. Die Wärme wird in unserem Körper durch das Blut verteilt. Es erhitzt sich in den wärmeren Körperteilen (vor allem in der Bauch- und Brusthöhle sowie im Gehirn = Körperkern) und transportiert diese Wärme zu den kälteren Außenbezirken (Haut und Extremitäten = Körperschale).

Wärmeabgabe

Genauso wichtig für eine konstante Körpertemperatur wie die Wärmeproduktion ist die Abgabe überschüssiger Wärme an die Umgebung. Die Wärmeabgabe erfolgt über die Haut und die Atemwege: Besteht zwischen Haut und umgebender Luft ein Temperaturunterschied in dem Sinne, dass die Haut wärmer ist, wird Wärme abgeleitet bzw. abgestrahlt (vergleichbar einem Ofen, der seine Wärme an den kälteren Raum abgibt). Bewegt sich die umgebende Luft (Wind), erfolgt die Wärmeabgabe durch die Haut schneller, da die bereits angewärmte Luft rund um die Haut immer schnell wieder durch kühlere Luft ersetzt wird.

Luft ist kein guter Wärmeleiter. Viel besser wird die Wärme durch Wasser oder feste Materialien abgeleitet. Darum kühlt der menschliche Körper im Wasser oder durch Kontakt mit kalten, festen Materialien (z. B. Sitzen auf kalten Steinen) viel schneller aus und feuchte Kälte wird als besonders unangenehm empfunden, da sie dem Körper mehr Wärme entzieht als trockene Kälte.

Die bessere Wärmeleitfähigkeit von Wasser macht sich der Körper bei der Wärmeabgabe durch die Atemluft und vor allem durch die Schweißbildung zunutze. Das Wasser der Atemschleimhäute und der Schweißdrüsen wird erwärmt und verdunstet anschließend. Diese Wasserverdunstung an der Hautoberfläche und in den Atemwegen entzieht dem Körper erhebliche Wärmemengen. Ist die äußere Luft mit Wasserdampf gesättigt (feuchte Wärme), wird dem Körper die Möglichkeit erschwert, durch Verdampfung von Körperwasser Wärme abzugeben. Deshalb leiden wir unter feuchtwarmer Witterung mehr als unter trockener Hitze.

Regulation der Körpertemperatur

Die Aufrechterhaltung der Körperkerntemperatur von 37 °C ist das Ergebnis zahlreicher Regulationsvorgänge. In einem bestimmten Gehirnteil und im Rückenmark liegen Temperaturempfänger (Thermorezeptoren), die jede Abweichung der Kerntemperatur von 37 °C (Solltemperatur) registrieren. Das Gehirn empfängt auch Meldungen von den Kälte- und Wärmeempfängern in der Haut, wird also jederzeit über Temperaturschwankungen informiert und leitet bei Über- bzw. Unterschreitungen der Solltemperatur Gegenmaßnahmen ein.

Droht die Kerntemperatur unter den Wert von 37 °C zu fallen, wird zunächst die Wärmeabgabe gedrosselt:

▶ Die Schweißproduktion wird stark eingeschränkt.

▶ Die Blutgefäße in der Haut und in den Extremitäten verengen sich, sodass weniger Wärme in die Körperteile, die fern vom Körperkern liegen, abtransportiert wird. Die Haut sieht blass aus, der Mensch bekommt kalte Hände und Füße; vorstehende Körperteile wie Nase und Ohren erkalten besonders schnell. Die Temperatur der Körperschale fällt bis auf etwa 31 bis 30 °C ab.

▶ Der Mensch atmet flacher und nur durch die Nase, damit dem Körper durch die kalte Atemluft nicht so viel Wärme entzogen wird.

▶ Die für Kälte typische Körperhaltung wird angenommen: Der Mensch „kriecht in sich", versucht z. B. durch Einziehen der Schultern und Anziehen der Extremitäten an den Körper die wärmeabgebende Körperoberfläche zu verkleinern.

Gleichzeitig mit der Drosselung der Wärmeabgabe wird die Wärmeproduktion des Körpers gesteigert.

▶ Der Organismus „heizt den Ofen ein", er verbrennt seine Fettreserven.

▶ Da bei Muskelarbeit besonders viel Wärme frei wird, werden die Muskeln in einen stärkeren Spannungszustand versetzt (man ist vor Kälte ganz steif), und die Muskeln beginnen, unwillkürlich zu zucken (Kältezittern).

▶ Tiere, die über ein Fell- oder Federkleid verfügen, haben noch eine andere Möglichkeit zur Anpassung an Kälte. Luft ist ein schlechter Wärmeleiter, daher isoliert ein von der Haut erwärmtes Luftpolster, wie es sich zwischen Haaren oder Federn bildet, recht gut gegen Kälte. Diese Tiere richten ihre Haare bzw. Federn auf (aufgeplusterte Vögel im Winter), um das Luftpolster zu vergrößern. Der Mensch besitzt kein dichtes Haarkleid mehr, sondern nur feine Haare als Reste eines Fells. Trotzdem werden die Muskeln dieser Haare bei Kälte angespannt: Wir bekommen eine Gänsehaut!

Droht die Körpertemperatur über den Wert von 37 °C anzusteigen, wird die Wärmeabgabe über die Haut intensiviert:

▶ Die Schweißdrüsen produzieren mehr Schweiß.

▶ Die Blutgefäße der Haut und in den Extremitäten erweitern sich. Die Haut rötet sich, Hände und Füße werden „dicker".

▸ Der Mensch nimmt die für Hitze typische Körperhaltung an: Arme und Beine werden vom Körper abgespreizt gehalten, damit die gesamte Körperoberfläche Wärme an die Umgebung abgeben kann.

Soweit möglich, wird natürlich auch die Wärmeproduktion eingeschränkt:

▸ Die Muskeltätigkeit wird verringert (man wird träge und bewegungsfaul).

▸ Die Verbrennung von Nährstoffen bzw. Fettreserven läuft „auf Sparflamme" (bei Hitze hat man wenig Appetit auf kalorienreiche Nahrung).

Fieber

ist ein Symptom, das bei vielen Krankheiten auftreten kann, z. B. bei Infektionskrankheiten, Entzündungen verschiedener Ursachen, Tumorerkrankungen oder Verletzungen.

Ausgelöst wird es durch fiebererzeugende Substanzen (**Pyrogene**). Man unterscheidet exogene Pyrogene (Substanzen, die z. B. Bakterien ausscheiden) und endogene Pyrogene, die von bestimmten Abwehrzellen des Organismus als Reaktion auf Gewebezerstörungen gebildet werden. Die Pyrogene wirken auf einen bestimmten Teil des Gehirns. Sie „verstellen" den Temperaturrichtwert nach oben (Modellvorstellung: Der Schalter des Herds wird auf eine höhere Stufe eingestellt). Sobald der Temperatursollwert von den Pyrogenen nach oben „verstellt" wurde, empfindet der Körper die Temperatur von 37 °C als zu kalt. Der Mensch friert und durch das Gehirn werden Maßnahmen zur Erhöhung der Körpertemperatur eingeleitet.

Fieberanstieg:

▸ Verengung der Blutgefäße = Blässe

▸ Muskelzuckungen = Schüttelfrost.

Sobald die Körpertemperatur den von den Pyrogenen „verstellten" Sollwert erreicht hat, hört das Kälteempfinden auf. Lässt die Wirkung der Pyrogene nach, „verstellt" sich der Sollwert wieder auf 37 °C. Jetzt empfindet der Mensch seine Körpertemperatur als zu hoch; das Gehirn leitet Gegenmaßnahmen ein.

Fieberabfall:

▸ Erweiterung der Hautgefäße = Rötung

▸ Intensivierung der Schweißabsonderung = Schweißausbrüche.

Überwärmung

Wird der Anstieg der Körpertemperatur nicht durch „Verstellung" des Sollwerts, sondern allein durch äußere Einflüsse bewirkt, spricht man von einer Überwärmung. Der Sollwert wird hierbei nicht verändert; der Mensch empfindet also starkes Wärmegefühl.

Eine Überwärmung wird durch Überlastung oder Ausschaltung der Wärmeabgabe verursacht: Eine Ausschaltung der Wärmeabgabe findet z. B. statt, wenn die Haut so bedeckt wird, dass sie keine Wärme abgeben kann (Bestreichen mit lufundurchlässiger Farbe oder enge, luftundurchlässige Kleidung). Bei längerer starker Hitzeeinwirkung, besonders bei feuchter Hitze, ist die Möglichkeit zur Wärmeabgabe oft überfordert. Dazu gehören z. B. Mittagshitze oder eine zu heiße Sauna. Auch eine erhöhte Wärmeproduktion, etwa durch extreme körperliche Arbeit oder sportliche Betätigung, kann die Möglichkeiten der Wärmeabgabe überlasten. Eine kurzfristige Erhöhung der Körperkerntemperatur von 42 bis 43 °C (sowohl durch Fieber als auch durch Überwärmung) kann der Mensch gerade noch überleben. Langfristig sind aber bereits Temperaturen von 40 bis 41 °C gefährlich.

Folgende Krankheitserscheinungen können auftreten:

► **Hitzeschock, Hitzekollaps**
Infolge der hohen Körpertemperatur erweitern sich die Blutgefäße in der Haut und in den Extremitäten stark. Eine große Blutmenge befindet sich in diesen Organen und fehlt deshalb im Allgemeinkreislauf. Es kommt zu starkem Blutdruckabfall.

► **Hitzeerschöpfung**
Als Hitzeerschöpfung bezeichnet man eine Verringerung des Blutvolumens, die durch starke, lange andauernde Schweißabgabe bei gleichzeitiger ungenügender Flüssigkeitsaufnaheme verursacht wird. In der Folge kommt es zum Blutdruckabfall (Volumenmangelschock).

► **Hitzschlag**
Kann durch die Wärmeabgabe über die Haut die Körperkerntemperatur nicht auf 37 °C gehalten werden, kommt es zu einem Anstieg dieser Kerntemperatur. Die Regulationsmechanismen brechen zusammen: Die Haut fühlt sich heiß und trocken an, das Bewusstsein ist getrübt. Bei einer Kerntemperatur von ca. 43 °C tritt der Tod ein.

► **Hitzekrämpfe**
entstehen bei schwerer körperlicher Arbeit durch Salzverlust, wenn bei starker Schweißsekretion der Flüssigkeitsverlust nur durch kochsalzfreie Getränke (z. B. Wasser) ausgeglichen wurde.

Unterkühlung
Ein Absinken der Körperkerntemperatur unter 37 °C bezeichnet man als Unterkühlung. Sie wird durch eine Wärmeabgabe, die den Außentemperaturen und der Wärmeproduktion nicht angepasst ist, verursacht. Im Wasser verliert der Körper z. B. infolge der guten Wärmeleitfähigkeit des Wassers sehr schnell mehr Wärme, als er produzieren kann. Schon bei 20 °C Wassertemperatur gibt der Mensch rasch so viel Wärme ab, dass gefährliche Werte erreicht werden, auch bei guten Schwimmern kommt es dann zum Ertrinkungstod. Die Wärmeabgabe hängt – in gewissem Maße – auch von dem Unterhautfettgewebe ab. Magere, schlecht „isolierte" Personen unterkühlen schneller als Menschen mit gut ausgebildetem Fettpolster.

Im Zustand der Trunkenheit werden die Thermoregulationszentren des Körpers „betrogen". Alkohol erweitert die Blutgefäße und ein subjektives Wärmegefühl entsteht. Bei nicht eingeschränkter Wärmeabgabe erfriert der Betrunkene relativ rasch.

„Erfrieren" bedeutet, dass die Körperkerntemperatur unter 27 bis 25 °C sinkt. Vorher treten Phasen der Teilnahmslosigkeit, Schläfrigkeit sowie Sprachbehinderungen auf. „Erfrierungen", z. B. der Ohren, Zehen, Finger, sind darauf zurückzuführen, dass der Organismus diese der Kälte besonders ausgesetzten Körperteile sozusagen „aufgibt". Damit die Körperkerntemperatur erhalten werden kann, wird die Wärmeabgabe gedrosselt: Sie werden nicht mehr durchblutet und sterben ab.

2. Das Hormonsystem

Zur Abstimmung der Organtätigkeiten untereinander und zur sinnvollen Reaktion auf Umweltbedingungen verfügt der Organismus über ein zweites Organsystem, das Hormonsystem.

Hormone sind körpereigene Wirkstoffe, die maßgeblich an der Steuerung der Körperfunktionen beteiligt sind. Sie sorgen in Zusammenarbeit mit dem Nervensystem für die Koordination der Organtätigkeiten und ermöglichen ein sinnvolles Reagieren auf wechselnde Umweltbedingungen.

Die enge Zusammenarbeit von Nervensystem und Hormonsystem bei der Steuerung des Organismus nennt man **neuroendokrine Kopplung**. Für diese enge Zusammenarbeit ist der Hypothalamus, ein Teil des Gehirns, zuständig (siehe Abb. 17.4).

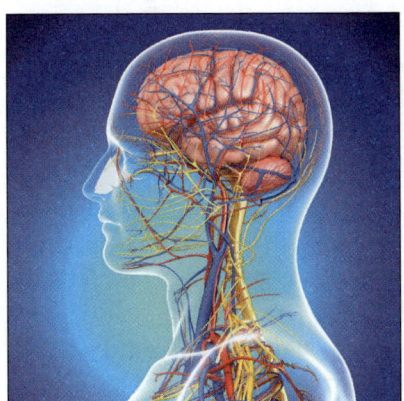

Abb. 17.4: Steuerung der Zusammenarbeit
von Nervensystem und Hormonsystem –
die „Befehlszentrale" liegt im Gehirn

Hormone beeinflussen z. B.:

- ► Wachstum und Entwicklung des Körpers
- ► Stoffwechsel
- ► Sexualentwicklung und Sexualleben
- ► Psyche.

Hormone werden von bestimmten Drüsen (endokrine Drüsen wie Hypophyse, Schild-drüse, Gonaden) oder spezialisierten Zellen (die sog. Gewebshormone produzierenden Zellen) gebildet und ausgeschüttet. Sie werden von den Hormondrüsen bzw. speziali-sierten Zellen an das Blut abgegeben und erreichen auf dem Blutweg den Ort, an dem sie ihre Wirkung entfalten.

Hormone werden von den endokrinen Drüsen an das Blut abgegeben und mit dem Blutkreislauf im ganzen Organismus verteilt („gesendet"). Eine Wirkung üben sie aber nur auf ihre „Erfolgsorgane" aus: Lediglich die Zellen der Organe, die durch das be-stimmte Hormon beeinflusst werden sollen, besitzen „Empfänger", die Rezeptoren für das spezielle Hormon, nur sie „empfangen" die Meldung (siehe Abb. 17.5).

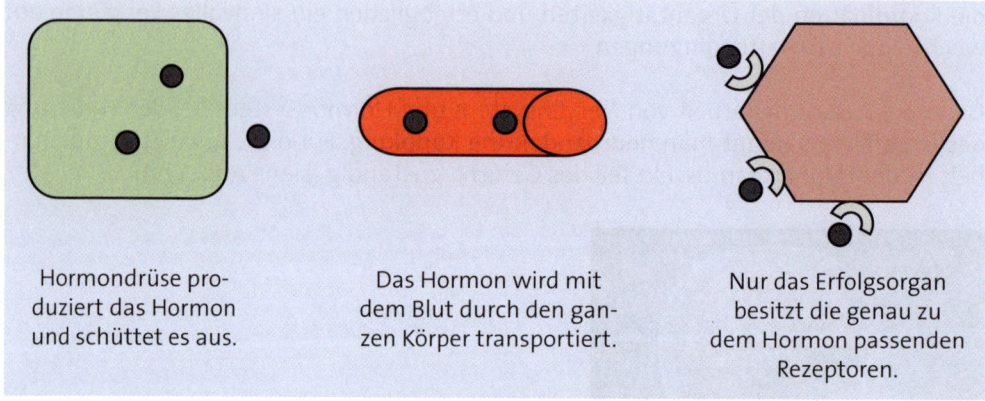

Hormondrüse pro-duziert das Hormon und schüttet es aus.	Das Hormon wird mit dem Blut durch den gan-zen Körper transportiert.	Nur das Erfolgsorgan besitzt die genau zu dem Hormon passenden Rezeptoren.

Abb. 17.5: Hormone erreichen ihre Erfolgsorgane auf dem Blutweg

Sobald ein Hormon sich an die Rezeptoren seines Erfolgsorgans gebunden hat, setzt die Hormonwirkung ein: die Hormon-Rezeptor-Bindung ist das Signal.

- ► Die meisten Hormone entfalten ihre Wirkung, indem sie die Bildung und Ausschüt-tung von Enzymen veranlassen (siehe Abb. 17.6). Die Enzyme setzen jetzt die eigent-liche Stoffwechselreaktion in Gang.
- ► Einige wenige Hormone üben ihre Wirkung aus, weil sie als Überträgersubstanz di-rekt die Weiterleitung von Nervenimpulsen bewerkstelligen.

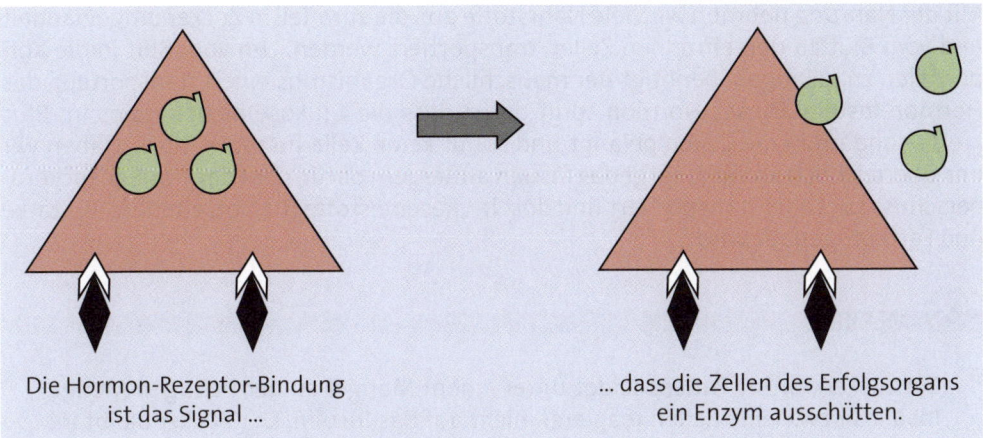

Die Hormon-Rezeptor-Bindung ist das Signal ...

... dass die Zellen des Erfolgsorgans ein Enzym ausschütten.

Abb. 17.6: Die meisten Hormone veranlassen die Bildung und Ausschüttung von Enzymen

2.1 Exkurs: „Diabetes mellitus"

Diabetes kommt aus dem Griechischen und bedeutet etwa „Durchfluss"; mellitus ist lateinisch und kann übersetzt werden mit „honigsüß". Die Bezeichnung der Erkrankung beruht auf der Beobachtung der Ärzte, dass der Urin der betroffenen Patienten süß schmeckt, d. h. größere Mengen von Zucker enthält. Im Deutschen spricht man von der **Zuckerkrankheit**. Diabetes mellitus ist eine seit sehr langer Zeit bekannte Krankheit. Erste Beschreibungen des Leidens gab es schon ca. 1.550 Jahre vor unserer Zeitrechnung in der ägyptischen Literatur.

Diabetes mellitus ist die häufigste Stoffwechselerkrankung (vgl. Kapitel H). In Europa erkranken zwischen 2 und 5 % aller Menschen an Diabetes mellitus, in anderen Ländern, z. B. den USA, liegt die Erkrankungshäufigkeit noch höher.

Diabetes mellitus führt unbehandelt immer zum Tod. Unter den Todesursachen liegt die Zuckerkrankheit weltweit an vierter bis achter Stelle. Ist einmal die Diagnose Diabetes mellitus gestellt, muss der Patient für den Rest seines Lebens genauestens die Therapievorschriften einhalten. Die Zuckerkrankheit heilt nicht aus, d. h. der Patient wird niemals wieder „richtig gesund".

Der Begriff „Diabetes mellitus" ist eine Sammelbezeichnung für verschiedene Formen der Glukosestoffwechselstörung

► mit unterschiedlicher Ätiologie und Symptomatik

► gemeinsames Kennzeichen ist der Insulin-Mangel.

Pathogenese

In allen menschlichen Körperzellen wird Zucker (Traubenzucker = Glukose) verbrannt (oxidiert). Diese Glukoseoxidation ist lebensnotwendig, sie liefert uns die Energie für alle Lebensprozesse (z. B. Wachstum, Aufbau körpereigener Substanzen, Bewegung, Wärmeproduktion, Arbeit der Nervenzellen). Ohne Zucker können die Zellen nicht leben.

Mit der Nahrung nehmen wir viele Nährstoffe auf, die zum Teil in Zucker umgewandelt und vom Blut zu den einzelnen Zellen transportiert werden. Um vom Blut in die Körperzellen zu gelangen, benötigt der menschliche Organismus einen Transporteur, das Hormon **Insulin**. Dieses Hormon sorgt dafür, dass die Glukose nicht sinnlos im Blut kreist, sondern in die Zellen gelangt und somit keine Zelle hungern muss. Haben wir uns überreichlich ernährt, sorgt das Insulin außerdem dafür, dass der Traubenzuckerüberschuss zur Leber transportiert und dort in „Reservestoffe für Notzeiten" (z. B. Stärke und Fett) umgebaut wird.

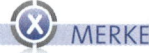 MERKE

Ein zuckerkranker Patient leidet unter einem Mangel an der richtigen Menge Insulins bzw. seine Zellen reagieren nicht auf das Insulin. Der Zucker bleibt im Blut und gelangt nicht in die Körperzellen. Die Zellen „hungern", das Blut wird immer süßer.

Da der Zucker nicht in die Zellen gelangen kann, ist der Glukosegehalt des Blutes zu hoch, man spricht von **Hyperglykämie** (Gehalt des Blutserums an Glukose über 6,7 mmol/l).

Die Nieren versuchen, den überschüssigen Zucker mit dem Urin auszuscheiden: **Glukosurie**. Zur Ausscheidung des Zuckers sind große Mengen von Wasser notwendig, es kommt zu verstärkter Harnausscheidung: **Polyurie**. Infolge der verstärkten Harnausscheidung kommt es zu starkem Durst: **Polydipsie** und zur Austrocknung des Körpers: **Exsikkose**. Da die Zellen keinen Zucker als Brennstoff erhalten, wird vermehrt Fett abgebaut, der Fettgehalt des Blutes steigt (**Hyperlipidämie**) und der Patient verliert an Gewicht.

Bei der vermehrten Verbrennung von Fett in den Zellen entstehen Abfallstoffe, die Ketonkörper (Acetessigsäure, Betahydroxybuttersäure, Aceton). Sie kreisen im Blut (**Ketonämie**), stören den Säure-Basen-Haushalt (**Ketoazidose**) und werden teilweise mit dem Urin ausgeschieden (**Ketonurie**). Der Atem des Patienten riecht nach dem Ketonkörper Aceton, ihm ist übel und er leidet unter Brechreiz.

Außer Fett wird im Körper des Patienten verstärkt Eiweiß abgebaut. Ein Abfallprodukt des Eiweißabbaus ist der Stickstoff. Die Leber wird mit dem verstärkten Abbau der Eiweiße und der Bildung von Harnstoff aus dem Stickstoff nicht fertig: der **Stickstoffgehalt des Blutes** steigt. Der Patient leidet unter Muskelschwund, Kraftlosigkeit und weiterer Gewichtsabnahme.

Ohne Therapie fällt der Patient in das **diabetische Koma**. Dieses entwickelt sich über das Vorläuferstadium mit Polyurie, Polydipsie, Trockenheit der Schleimhäute, Appetitlosigkeit, Übelkeit, Erbrechen, Muskelschwäche und Schläfrigkeit zu tiefer Bewusstlosigkeit infolge der Vergiftung des Blutes mit Ketonkörpern, Anstieg der Salzkonzentration im Blut und Minderdurchblutung des Gehirns (da das Blut zu dickflüssig wird). Bei einem Patienten im diabetischen Koma sind die Haut, die Schleimhäute und die Zunge sehr trocken, seine Augäpfel fühlen sich weich an (verringerter Druck infolge des Wasserverlustes), seine Ausatmungsluft riecht nach Aceton, seine Atmung ist tief und langsam. Dieser Zustand ist akut lebensbedrohlich!

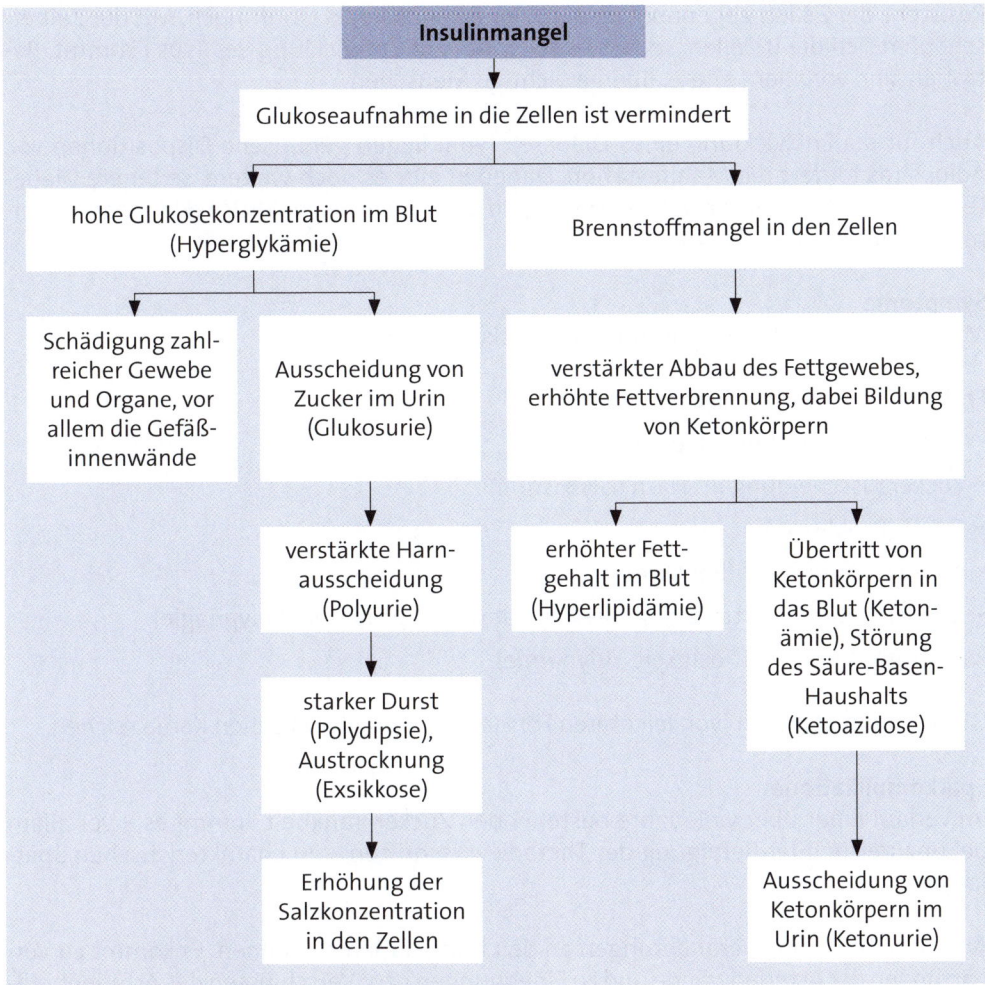

Abb. 17.7: Pathogenese des Diabetes mellitus (vereinfacht)

Diabetesformen (vereinfacht)

Typ I

Zunehmender bis absoluter Insulinmangel aufgrund einer Zerstörung der insulinproduzierenden B-Zellen des Inselorgans durch Autoimmunprozesse. Betroffen sind vor allem junge, schlanke Menschen.

Für die Entwicklung einer Autoimmunerkrankung liegen genetische Dispositionen vor. Viruserkrankungen fördern die Manifestation von Diabetes Typ I.

Typ II

Resistenz der Zellen gegenüber Insulin. Der Insulinspiegel ist oft hoch. Mit der Zeit erschöpfen sich die B-Zellen, sodass es sekundär zur Entwicklung des Typs I kommt. Betroffen sind vor allem ältere, übergewichtige Menschen.

Auch für die Entwicklung eines Diabetes Typ II liegen genetische Dispositionen vor. Adipositas fördert die Manifestation. Daneben gibt es noch weitere, seltenere Diabetesformen, z. B. aufgrund von Erkrankungen der Bauchspeicheldrüse oder anderer hormonproduzierender Organe.

Symptome
Man unterscheidet Frühsyndrom und Spätkomplikationen.

Frühsyndrom (metabolisches Syndrom):

► Blutzuckererhöhung (Hyperglykämie)

► Zuckerausscheidung im Harn (Glykosurie)

► Durst (Polydipsie)

► große Harnmengen (Polyurie)

► Gewichtsabnahme trotz gesteigerter Nahrungsaufnahme (Polyphagie)

► Mattigkeit und Kraftlosigkeit (Adynamie).

Die Symptomatik kann von leichteren Formen bis zum diabetischen Koma reichen.

Spätkomplikationen
Im Verlauf einer über viele Jahre bestehenden Zuckerkrankheit kommt es – vor allem bei unzureichender Befolgung der Therapievorschriften – zu charakteristischen Spätfolgen.

An erster Stelle sind Veränderungen an den Blutgefäßen zu nennen. Es kommt zu Verhärtungen der Arterienwände und zu Einengungen bzw. Verschlüssen des Arterienhohlraumes. Man unterscheidet die Mikroangiopathie und die Makroangiopathie. Bei der **Mikroangiopathie** treten Veränderung der kleinen Blutgefäße, vor allem in den Nieren, der Netzhäute und der Haut auf. Bei der **Makroangiopathie** kommt es zur Veränderung größerer Gefäße, z. B. der Beinarterien. In der Folge kann es zu eingeschränkter Nierenfunktion, Erblindung, Wundheilungsstörungen der Haut und Durchblutungsstörungen der unteren Extremitäten kommen. Infolge der erhöhten Cholesterinproduktion der Leber sind die Patienten besonders gefährdet, eine Arteriosklerose zu entwickeln. Herzinfarkt und Schlaganfall treten gehäuft auf.

Auch im Bereich des Nervensystems kommt es zu Störungen, der **diabetischen Neuropathie**. Durchblutungsstörungen infolge der Gefäßschädigungen, aber auch Schädigungen der Nerven durch die veränderte Blutzusammensetzung, führen zu Nervenausfällen, es kommt vor allem in den Füßen und Unterschenkeln zu Gefühllosigkeit. Außerdem leiden viele Betroffene unter eingeschränkten Reflexen, Muskelschmerzen, Störungen des vegetativen Nervensystems mit Erregungsleitungsstörungen im Herzen, Diarrhö, Blasenentleerungsstörungen, Impotenz u. a. m.

An **typischen Hautveränderungen** tritt bei Diabetikern eine verstärkte Neigung zu Infektionen, z. B. durch Pilze, Bakterien oder Viren, zur Geschwürbildung infolge der Mangeldurchblutung und zu Fettablagerungen in der Haut in Form von Plättchen oder Papeln auf. Eine sehr häufig bei Diabetikern auftretende Störung ist der starke Juckreiz im Bereich der äußeren Geschlechtsorgane.

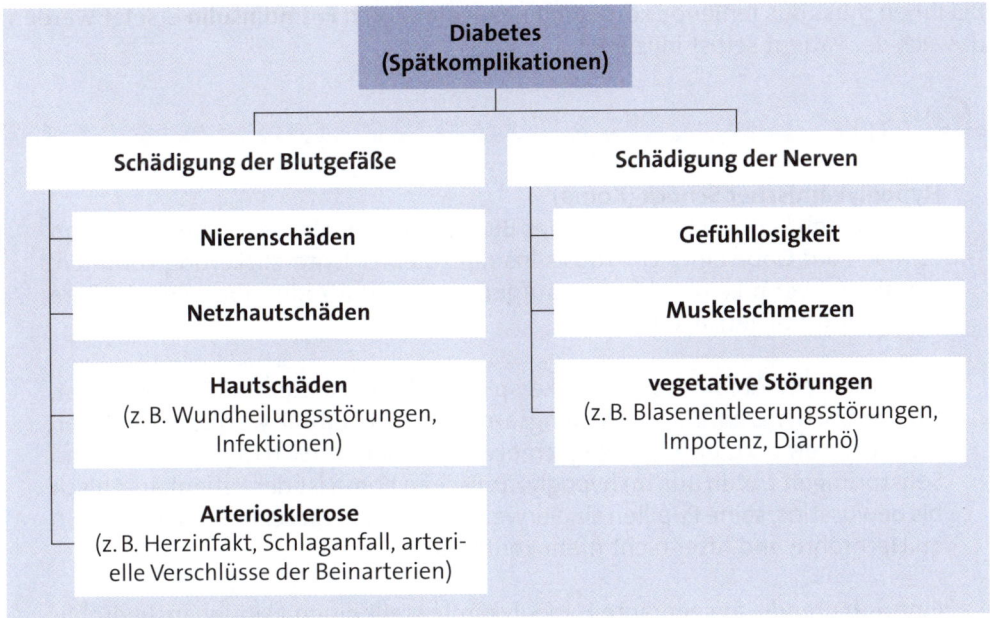

Abb. 17.8: Mögliche Spätfolgen von Diabetes mellitus (Auswahl)

Therapie
Für die Therapie des Diabetes mellitus gibt es grundsätzlich drei Möglichkeiten:

► Diät und Bewegung

► Medikamente, die den Blutzuckergehalt senken (orale Antidiabetika)

► Gaben von Insulin, welche das fehlende körpereigene Hormon ersetzen.

Die erste grundsätzliche Behandlungsmethode jeder Form der Zuckerkrankheit besteht in der Einhaltung einer **Diät**, die vor allem kohlenhydrat- (genauer: arm an Kohlenhydraten, die vom Körper schnell in Glukose ab- oder umgebaut werden), aber auch fettarm ist. Die täglich aufgenommene Nahrungsmenge sollte auf mehrere kleine Mahlzeiten verteilt werden, damit es nicht zu dramatischen Schwankungen des Blutzuckerspiegels kommt. Alkohol ist zu meiden, ebenfalls Nikotin, da es das Arterioskleroserisiko des Patienten noch mehr erhöht. Ausreichende körperliche Betätigung hilft ebenfalls bei der Stabilisierung des Blutzuckerspiegels.

Bei vielen Typ-II-Diabetikern kann – nach einer Gewichtsreduktion – mit dieser Therapie zumindest zu Anfang der Erkrankung eine Senkung des Blutzuckerspiegels erreicht werden. Nur wenn damit kein Erfolg zu erzielen ist oder der Patient die Verhaltensanweisungen des Arztes nicht einhält, ist die Gabe von blutzuckersenkenden Medikamenten nötig. Hierbei handelt es sich um **orale Antidiabetika**, welche die Insulinproduktion anregen oder die Insulinempfindlichkeit der Zellen steigern oder die Aufnahme von Kohlenhydraten im Darm blockieren.

Bei Typ-I-Diabetikern reicht die Einhaltung der (trotzdem notwendigen!) Diät nicht aus. Bei ihnen muss das fehlende körpereigene Insulin durch **Fremdinsulin** ersetzt werden, das sich der Patient selbst injiziert.

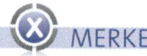 MERKE

Hypoglykämischer Schock (Koma)
Eine Hypoglykämie ist ein Abfall des Blutzuckerspiegels. Bei Diabetikern kann es nach der Gabe einer Überdosis Insulin zu einer Unterzuckerung kommen, vor allem, wenn keine Nahrung aufgenommen und/oder aber eine größere Menge Alkohol getrunken wurde.

Ein plötzlicher Abfall des Blutzuckerspiegels führt zu starker Unruhe, Angst, Übelkeit, Schwitzen, Blässe. Der langsame Blutzuckerabfall wird vom Patienten oft nicht bemerkt, er wird lediglich etwas müder; Verwirrtheit, Sprach- und Sehstörungen treten auf. Im hypoglykämischen Koma ist der Patient apathisch bis bewusstlos, seine Pupillen sind erweitert und er kann seine Schließmuskeln an Harnröhre und After nicht mehr kontrollieren.

Eine anhaltende, ausgeprägte Hypoglykämie stellt einen akut lebensbedrohlichen Zustand dar, da die Gehirnzellen auf die ständige Zufuhr von Zucker mit dem Blut angewiesen sind.

R. Grundlagen der Arzneimittellehre

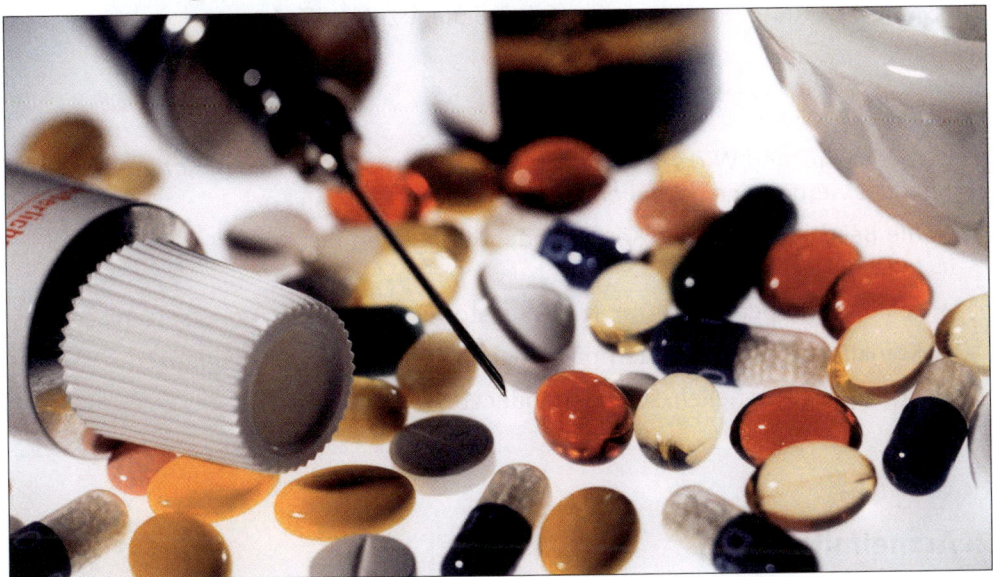

Arzneimittel haben vielen Krankheiten ihren Schrecken genommen und machen eine erfolgreiche Therapie oft erst möglich. Beispielsweise sind fast alle Operationen ohne Schmerz- und Betäubungsmittel undenkbar. Oder sie ermöglichen einem todkranken Patienten noch eine gewisse Zeit, die er mit annehmbarer Lebensqualität erleben kann.

Zu allen Zeiten haben Menschen versucht, Krankheiten des Körpers und der Seele zu heilen und Leiden zu mindern. Neben Therapieversuchen aus dem Bereich der Magie wie Zaubersprüche, Beschwörungen, Handauflegen, wurden auch immer Materialien aus der Natur eingesetzt, denen man heilende oder vorbeugende Wirkung zusprach, z. B.:

▸ Heilkräuter, die zu Tees oder Pulvern verarbeitet wurden, oder Pflanzensäfte

▸ Mineralstoffe in Form von Erden, z. B. für Umschläge oder Wasser mineralstoffhaltiger Quellen

▸ Stoffe tierischen Ursprungs, wie z. B. Fette, Drüsensekrete oder getrocknete und anschließend pulverisierte Organteile.

Alle diese Substanzen bzw. die in ihnen enthaltenen Wirkstoffe spielen auch heute noch eine Rolle in der Arzneimittelherstellung. Sie werden aus Pflanzen, Tieren (seltener aus Menschen), Gesteinen und Gewässern gewonnen, gereinigt und konzentriert. Dazu aber ist die riesige Zahl der künstlich (synthetisch) hergestellten Arzneistoffe gekommen.

1. Arzneistoffe

Wirksame Bestandteile der Arzneimittel sind die Arzneistoffe.

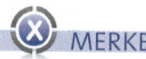 MERKE

Arzneistoffe sind Wirkstoffe, die an oder in dem menschlichen Körper angewendet werden und dazu dienen:

- die Beschaffenheit des Körpers oder Funktionen des Körpers zu erkennen (= Diagnostika)
- fehlende Körpersubstanzen (z. B. Wirkstoffe, Flüssigkeiten) zu ersetzen
- Krankheitserreger zu bekämpfen oder ihre Vermehrung zu begrenzen
- Krankheiten zu heilen, zu lindern oder zu verhüten.

2. Arzneimittel

Arzneistoffe, d. h. die eigentlichen Wirkstoffe, werden dem Körper nur selten unverdünnt bzw. unzubereitet zugeführt. Meist sind die aktiven Substanzen in Lösungsmitteln gelöst oder mit anderen Stoffen vermischt bzw. in sie eingebettet. Diese Zubereitungsform nennt man Arzneimittel (Medikamente); sie ist entscheidend dafür, wo im oder am Körper ein Arzneimittel angewandt werden kann, und wie der Wirkstoff vom Körper aufgenommen wird.

Es gibt sehr viele unterschiedliche Zubereitungsformen von Arzneimitteln:

Arzneimittelformen	
Pulver	zermahlene feste Arzneimittel zum Einnehmen (aufgelöst in Flüssigkeit) oder als Puder für den äußerlichen Gebrauch
Tabletten	zusammengepresste Pulver zum Einnehmen, oft mit Lack o. ä. Stoffen überzogen, welche die Tabletten schluckfähig und widerstandsfähig gegen Magensaft machen - Schicht- oder Manteltabletten bestehen aus mehreren Schichten, die sich nacheinander auflösen. - Retardtabletten sind mit einem Überzug versehen, der sie besonders widerstandsfähig gegen Verdauungssäfte macht, sie geben deshalb ihre Wirkstoffe verzögert ab.
Dragées	Tabletten mit glattem, glänzendem Überzug (oft Zucker)
Kapseln	Arzneimittel (z. B. Pulver, Flüssigkeiten) in Gelatineumhüllung
Granulate	pulverförmige Arzneimittel, die zu Körnchen oder kleinen Kugeln gepresst sind

Arzneimittelformen	
Zäpfchen (Suppositorien)	Arzneistoffe, die in eine Masse eingebettet sind, die bei Körpertemperatur schmilzt; sie werden in den Enddarm oder in die Scheide eingeführt
Lösungen	Arzneistoffe in Lösungsmittel gelöst; für den innerlichen oder äußerlichen Gebrauch
Emulsionen	milchartiges Gemisch aus Fett und Wasser, in das der Arzneistoff eingelagert ist; für innerlichen und äußerlichen Gebrauch
Cremes, Salben, Gelees, Pasten	Arzneistoffe in Fett-Wasser-Gemischen (Cremes), Fett (Salbe), fettfreier Grundmasse (Gelees) oder Fett-Puder-Gemischen (Pasten)

Arzneimittel kann man nach ihren Hauptwirkungen unterscheiden und in Gruppen ordnen. Zur Information des Arztes wird vom Bundesverband der Pharmazeutischen Industrie jährlich ein Arzneimittelverzeichnis, die „Rote Liste", herausgegeben. Dieses Verzeichnis gibt einen Überblick über die Fertigarzneimittel der Mitgliedsfirmen dieses Verbandes. Die Fertigarzneimittel sind in der Roten Liste nach Arzneimittelgruppen alphabetisch geordnet.

Außer einer Auflistung des Arzneimittelangebots in Deutschland enthält die Rote Liste noch weitere Angaben, z. B. Informationen über Nebenwirkungen, Anwendungsbeschränkungen und Gegenanzeigen bei den aufgeführten Arzneimitteln, Hinweise zur Verordnung von Betäubungsmitteln, Adressen verschiedener Beratungsstellen, mögliche Maßnahmen bei Medikamentenüberdosierungen und Vergiftungen u. a.

Arzneimittelgruppen (Auswahl)	
Anästhetika	Empfindungslosigkeit bewirkende Mittel
Analeptika	zentral erregende Mittel
Analgetika	Schmerzmittel
Antazida	Mittel gegen zu viel Magensäure
Antiallergika	Mittel gegen Allergien
Antibiotika	Mittel gegen Bakterien
Antidiabetika	Mittel zur Senkung des Blutzuckers
Antiemetika	Mittel gegen Erbrechen
Antiepileptika	Mittel gegen Krampfleiden
Antihypertonika	Mittel gegen zu hohen Blutdruck
Antihypotonika	Mittel gegen zu niedrigen Blutdruck
Antikoagulanzien	Mittel zur Hemmung der Blutgerinnung
Antimykotika	Mittel gegen Pilze
Antiphlogistika	Mittel zur Hemmung einer Entzündung
Antirheumatika	Mittel gegen rheumatische Beschwerden
Antitussiva	Mittel gegen Husten
Bronchospasmolytika	Mittel zur Erweiterung der Bronchien

Arzneimittelgruppen (Auswahl)	
Dermatika	Mittel gegen Hauterkrankungen
Diuretika	harntreibende Mittel
Expektoranzien	auswurflösende Mittel
Hypnotika	Schlafmittel
Kardiaka	Herzmittel
Laxantia	Abführmittel
Narkotika	Narkosemittel
Sedativa	Beruhigungsmittel
Spasmolytika	krampflösende Mittel
Sulfonamide	Mittel zur Hemmung des Bakterienwachstums
Tranquillanzien	Beruhigungsmittel
Zytostatika	Mittel zur Hemmung des Zellwachstums

3. Arzneimittelverabreichung

Die Zubereitungsform eines Arzneimittels ist entscheidend dafür:

► wo im oder am Körper es angewendet werden kann

► wie und wann es angewendet werden kann

► wie ein Wirkstoff vom Körper aufgenommen wird.

Ein Medikament, das durch die Verdauungssäfte abgebaut wird, darf dem Patienten nicht über den Verdauungstrakt zugeführt werden; es ist sinnlos, ein Arzneimittel, das die Gerinnungsfähigkeit des Blutes herabsetzen soll, in die Haut einzureiben; ein bewusstloser Patient kann keine Medikamente schlucken.

Die Verabreichung von Arzneimitteln heißt mit dem Fachausdruck **Applikation**. Grundsätzlich kann man zwischen äußerlichen und innerlichen Anwendungsarten unterscheiden (siehe Abb. 18.1):

► Medikamente für den äußerlichen Gebrauch werden auf die Haut (z. B. Salben, Pasten, Cremes, Einpinselungen, Puder, Pflaster) oder Schleimhaut (z. B. Einträufelungen oder Sprays für die Nasen- oder Augenschleimhaut) aufgebracht.

► Innerlich anzuwendende Arzneimittel werden in den Körper eingebracht.

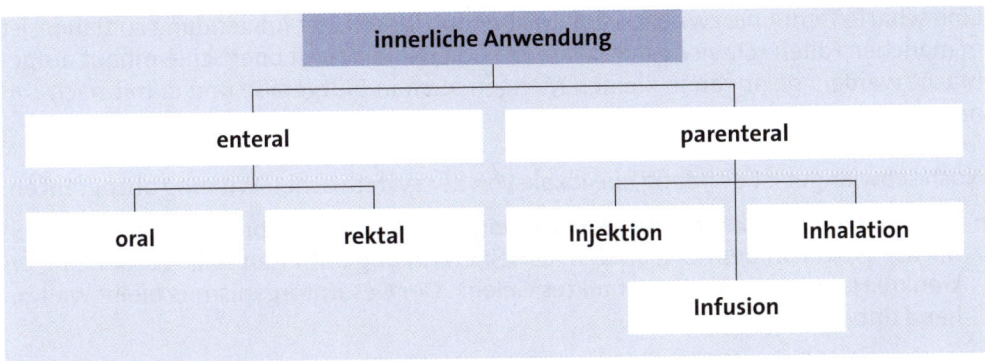

Abb. 18.1: Applikationsarten der innerlichen Anwendung

Enteral heißt „über den Verdauungstrakt":

► Oral, per os (durch den Mund): Das Arzneimittel wird geschluckt und gelangt in den Verdauungstrakt, wo es in der Regel von den feinen Blutgefäßen in der Dünndarmwand aufgenommen wird.

► Rektal (durch den Enddarm): Das Medikament wird – meist in Zäpfchenform – in den Enddarm gegeben. Die Blutgefäße des Enddarms nehmen den Arzneistoff auf.

Parenteral bedeutet „unter Umgehung des Verdauungstrakts":

► Inhalation (Einatmung): Das Arzneimittel ist gasförmig oder wird verdampft. Die Gase bzw. der arzneistoffhaltige Nebel werden eingeatmet, die Arzneistoffe entfalten ihre Wirkung in den Atmungsorganen und/oder gelangen über die Blutgefäße des Atmungstrakts in den Organismus.

► Injektion (Einspritzung): Injektionen sind erforderlich, wenn das entsprechende Arzneimittel rasch wirken soll, über die Blutgefäße des Darms nicht aufgenommen werden kann oder Schädigungen der Schleimhaut des Verdauungstraktes hervorrufen könnte. Auch bei bewusstlosen Patienten ist die Gabe eines Medikaments durch Injektion oft erforderlich. Je nachdem, wo die Injektion angesetzt wird, unterscheidet man verschiedene Injektionsarten.

► Infusion: Das Medikament wird über eine längere Dauer in eine Vene, seltener unter die Haut oder in einen Körperhohlraum „geträufelt".

Injektionsarten	
intravenös (i.v.)	In eine Vene. Das Medikament gelangt sofort in den Blutkreislauf.
intramuskulär (i.m.)	In das Muskelgewebe. Das injizierte Medikament wird relativ langsam vom Blutkreislauf aufgenommen.
intracutan (i.c.)	In die Haut. Wird überwiegend zur Feststellung, ob ein Medikament zu Überempfindlichkeitsreaktionen führt, angewandt.
subcutan (s.c.)	In das Unterhautfettgewebe. Überwiegend lokale Wirkung.

Eine scharfe Trennlinie zwischen äußerlicher und innerlicher Anwendung zu ziehen, ist in manchen Fällen schwierig (Medikamente, die auf die Haut oder Schleimhaut aufgebracht werden, gelangen in kleinen Mengen auch in Blutgefäße und damit nach „innen").

Noch schwieriger ist es häufig, die lokale von der systemischen Wirkung abzugrenzen:

► Unter **lokaler Applikation und Wirkung** versteht man die Verabreichung eines Arzneimittels genau an dem Ort, an dem es seine Wirkung entfalten soll, z. B. auf eine erkrankte Hautpartie, in ein erkranktes Gelenk. Der Gesamtorganismus bleibt weitgehend unbeeinflusst.

► Unter **systemischer Wirkung** versteht man die den Gesamtorganismus beeinflussende Wirkung eines Arzneimittels.

Die Wirkung eines örtlich angewendeten Arzneimittels bleibt aber oft nicht streng lokal. Spuren des Medikaments gelangen beispielsweise über die Blutgefäße von Haut oder Schleimhaut in den gesamten Körper. Diese Fähigkeit von Haut und Schleimhäuten, lokal verabreichte Arzneimittel in die Blutbahn aufzunehmen, nutzt man bei manchen Applikationsarten bewusst aus (z. B. bei der Applikation von Pflastern, die langsam ihre Wirkstoffe abgeben).

4. Der Weg eines Arzneimittels im Organismus

Arzneimittel werden verabreicht, damit sie im Körper des Patienten eine bestimmte Wirkung entfalten. Um diese Wirkung ausüben zu können,

► muss das Arzneimittel vom Körper aufgenommen (Resorption),

► zu seinem Wirkort transportiert werden (Verteilung) und

► nachdem das Arzneimittel seine Wirkung entfaltet hat, muss es ab- bzw. umgebaut und wieder aus dem Körper entfernt werden (Ausscheidung).

4.1 Resorption

Alle Arzneimittel, die man nicht direkt in die Blutbahn injiziert, müssen resorbiert werden, d. h. sie müssen Zellmembranen durchdringen, bevor sie mit Blut- oder Lymphbahnen im Körper verteilt werden können. Resorbierende Oberflächen können alle Schleimhäute, die Haut, das Unterhautgewebe oder die Muskulatur sein. Wie schnell ein Arzneimittel resorbiert wird und wie viel der Organismus von der verabreichten Arzneimittelmenge aufnimmt, hängt von einer Reihe von Faktoren ab, u. a.:

► von der Art des verwendeten Arzneimittels (es gibt gut und weniger gut resorbierbare Arzneimittel)

► vom Applikationsort (Allgemein ist die Resorptionsgeschwindigkeit umso größer, je größer die resorbierende Oberfläche ist. Je besser durchblutet ein Gewebe ist, desto schneller wird ein Arzneimittel resorbiert. Die Hornschicht der Haut ist für die meisten Arzneimittel eine Resorptionsbarriere.)

▸ vom Zustand oder Befinden des Patienten (So verlangsamt ein gefüllter Magen, der nur langsam Speiseportionen an den Dünndarm abgibt, die Resorption eines Arzneimittels; Durchfall verringert die resorbierte Arzneimittelmenge.).

Darüber hinaus reagieren manche Arzneimittel mit Nahrungsbestandteilen. Es kommt zur Bildung von schwer oder gar nicht resorbierbaren Komplexen (wie z. B. Tetrazykline mit Milch). Auch aus diesem Grund müssen die Einnahmevorschriften der Arzneimittel sorgfältig beachtet werden!

4.2 Verteilung

Nachdem das Arzneimittel bzw. der wirksame Arzneistoff in Blut- oder Lymphbahnen aufgenommen worden ist, wird es bzw. er im Organismus über die Blut- und Lymphgefäße, den Raum zwischen den Zellen und schließlich das Innere der Zellen verteilt.

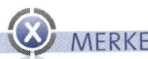 MERKE

Nicht immer verteilt sich ein Arzneistoff gleichmäßig im ganzen Organismus, denn manche Arzneistoffe reichern sich an bestimmten Stellen des Körpers bevorzugt an oder gehen mit körpereigenen Stoffen eine Verbindung ein.

Bestimmte chemische Substanzen, die in Arzneimitteln enthalten sein können, zeigen eine starke Affinität („Bevorzugung") zu bestimmten Körpergeweben, z. B. Arsen zu Haut, Nägeln und Haaren, Kohlenmonoxid zu Hämoglobin, Jod zu Schilddrüsengewebe.

Folgende Besonderheiten bei der Verteilung von Arzneistoffen im Organismus spielen außerdem eine Rolle:

▸ Der Übertritt von Arzneimitteln vom Blut in das zentrale Nervensystem, insbesondere in Gehirnzellen, ist nur für gut fettlösliche Substanzen möglich. Man spricht von der Blut-Hirn-Schranke.

▸ Der Übertritt von Arzneimitteln in Zellen ist überall dort besonders leicht möglich, wo ein Gewebe stark durchblutet wird (z. B. Leber) und die Gefäße Lücken aufweisen (Milz).

▸ Die Plazenta ist für viele Arzneistoffe durchlässig.

▸ Fettlösliche Arzneimittel reichern sich in der Muttermilch an.

▸ Wird ein Arzneistoff nach der Resorption im Dünndarm und dem Transport zur Leber (Pfortader) mit der Gallenflüssigkeit in den Zwölffingerdarm ausgeschieden, so kann er im Dünndarm erneut resorbiert werden (usw. = enterohepatischer Kreislauf).

4.3 Ausscheidung

Damit ein verabreichter Arzneistoff vom Körper wieder ausgeschieden werden kann, muss er entweder wasserlöslich sein oder vom menschlichen Organismus in eine wasserlösliche Form umgewandelt werden. Diese chemische Umwandlung von Arzneistoffen erfolgt hauptsächlich in der Leber. Ein Arzneistoff (oder seine Umwandlungsprodukte) wird über die Nieren, den Darm, die Lunge und – in geringem Maß – über die Haut ausgeschieden.

Die chemische Umwandlung von Arzneistoffen in eine für die Ausscheidung geeignete Form kann durch verschiedene Faktoren beeinflusst werden:

- **Erbfaktoren:** Es existieren erbliche Unterschiede in der Fähigkeit, bestimmte Arzneistoffe chemisch so umzuwandeln, dass sie ausgeschieden werden können.
- **Alter:** Neugeborene können eine Reihe von Arzneistoffen noch nicht chemisch umwandeln, da ihnen die entsprechenden Enzyme fehlen. Solche Enzymmängel können auch im Alter auftreten.
- **Krankheiten:** Es gibt Krankheiten, welche die chemische Umwandlung von Arzneistoffen behindern.
- **Arzneimittelwechselwirkungen:** Manche Arzneistoffe verhindern oder steigern den chemischen Abbau von anderen, gleichzeitig verabreichten Arzneimitteln. Das bedeutet, dass manche Arzneistoffe bei gleichzeitiger Verabreichung eines anderen Arzneistoffes so schnell chemisch umgewandelt und ausgeschieden werden, dass sie ihre Wirkung gar nicht entfalten können. Umgekehrt kann es sein, dass ein Arzneistoff in Gegenwart eines gleichzeitig verabreichten Arzneistoffs überhaupt nicht mehr chemisch abgebaut wird, sodass er sich im Körper anreichert.

5. Die Wirkung von Arzneistoffen

Wie Arzneistoffe ihre Wirkung entfalten, d. h. die eigentlichen Wirkungsmechanismen, ist Gegenstand intensiver biochemischer Forschung. Trotzdem ist die Wirkung aber in vielen Fällen noch ungeklärt, beispielsweise in Bezug auf Arzneistoffe, welche die Psyche des Menschen beeinflussen.

- Relativ einfach ist der Wirkungsmechanismus von solchen Arzneistoffen zu erklären, die fehlende körpereigene Substanzen ersetzen. Diese Arzneistoffe entfalten weitgehend die gleiche Wirkung wie die natürlichen Substanzen, allerdings manchmal stärker oder schwächer als der körpereigene Wirkstoff.
- Diagnostika markieren körpereigene Substanzen (z. B. durch Färben, radioaktive Markierung), sodass man ihren Transport und Aufenthaltsort im Körper oder Stoffwechsel mit geeigneten Apparaten beobachten kann, oder sie füllen Hohlorgane aus, sodass diese beispielsweise auf einem Röntgenfilm zu erkennen sind.
- Arzneistoffe zur Bekämpfung von pathogenen Mikroorganismen töten Krankheitserreger ab oder behindern deren Stoffwechsel so, dass sich diese nicht vermehren können.

Schwieriger sind die Wirkungsmechanismen von Arzneistoffen zu erklären, die die Beschaffenheit, den Zustand oder die Funktion des Körpers verändern. Vereinfacht ausgedrückt: Medikamente können Transportmechanismen im Körper aktivieren oder hemmen, die Enzymbildung anregen oder verhindern, die Leitung und/oder Verarbeitung von Nervenimpulsen steigern oder blockieren. Aber woher „weiß" der Arzneistoff, wo im Körper er wirken soll?

Arzneistoffe finden den Ort, an dem sie wirken sollen, nach dem Schlüssel-Schloss-Prinzip: Ein Schlüssel passt ausschließlich in ein ganz bestimmtes Schloss. Nur wenn Schlüssel und Schloss zusammengehören, kann die Tür geöffnet werden.

Nach diesem Modell stellt man sich

► den Arzneistoff als Schlüssel,

► das Organ, an dem der Arzneistoff wirken soll, als Schloss und

► die Arzneistoffwirkung als das Öffnen der Tür vor (siehe Abb. 18.2).

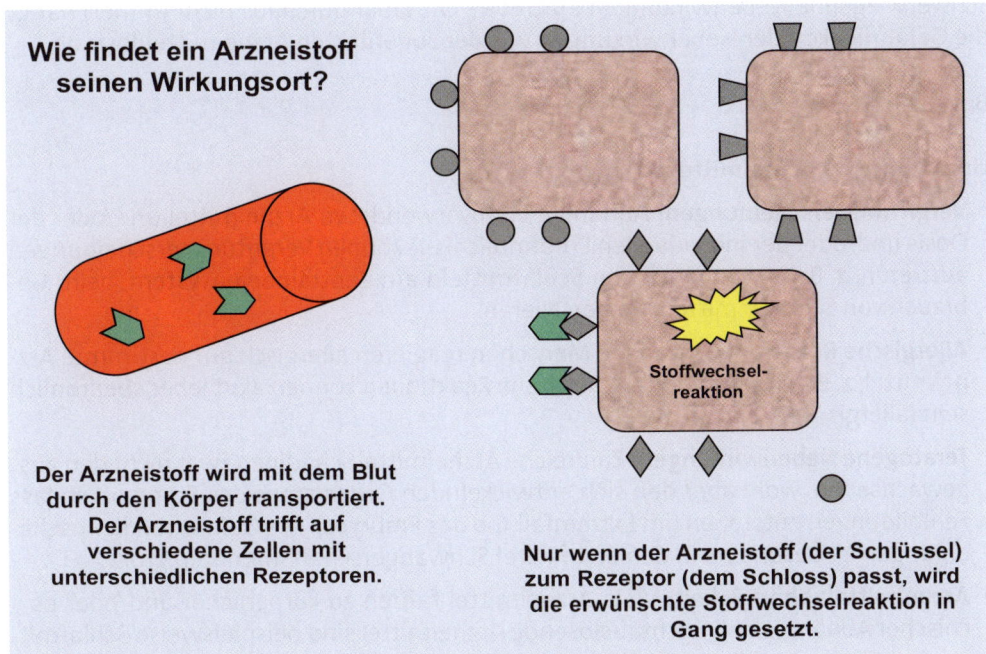

Abb. 18.2: Das Schlüssel-Schloss-Prinzip der Arzneimittelwirkung (Modell)

Manche Arzneistoffe „passen" nur zu ganz bestimmten Rezeptoren, die sich nur auf der Oberfläche bestimmter Zellen befinden. Solche Arzneistoffe nennt man spezifisch wirkende Arzneistoffe. Andere Arzneistoffe „passen" zu sehr vielen Rezeptoren; diese nennt man unspezifisch wirkende Arzneistoffe.

Nach einer Weile lösen sich die Arzneistoffe wieder von den Rezeptoren und werden ausgeschieden; die Arzneistoffwirkung erlischt.

6. Unerwünschte Wirkungen von Arzneimitteln

Der griechische Ausdruck Pharmakon bedeutet sowohl Heilmittel als auch Gift. Diese Doppelbedeutung des Wortes signalisiert, dass die Beseitigung eines Krankheitszustandes im Körper durch ein Arzneimittel kaum ohne die gleichzeitige Beeinflussung anderer, gesunder Körperfunktionen möglich ist. Neben der erwünschten Hauptwirkung haben nahezu alle Medikamente unerwünschte Wirkungen, die Nebenwirkungen.

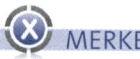 MERKE

„Wenn behauptet wird, dass eine Substanz keine Nebenwirkungen zeigt, so besteht der Verdacht, dass sie auch keine Hauptwirkung hat."

Die meisten Nebenwirkungen sind harmlos. In Einzelfällen aber können auch sehr schwerwiegende Nebenwirkungen auftreten. Oft (aber durchaus nicht immer) hängt die Gefährlichkeit der Nebenwirkungen von der zugeführten Arzneimitteldosis ab.

Beispiele

Unerwünschte Arzneimittelwirkungen:

▸ **Vergiftungserscheinungen:** Abhängig vom verwendeten Arzneimittel und/oder der Dosis und/oder der individuellen Empfindlichkeit können Vergiftungserscheinungen auftreten, z. B. bei Gebrauch von Schlafmitteln am Zentralnervensystem, beim Gebrauch von Schmerzmitteln an den Nieren.

▸ **Allergische Reaktionen:** Manche Menschen reagieren allergisch auf bestimmte Arzneimittel, z. B. auf Antibiotika. Allergische Reaktionen können akut lebensbedrohlich sein (allergischer Schock).

▸ **Teratogene Nebenwirkungen:** Zahlreiche Arzneimittel schädigen zwar nicht den ausgewachsenen, wohl aber den sich entwickelnden Organismus des Embryos, sodass Fehlbildungen entstehen (im Extremfall Tod des Embryos). Die Gefahr von Keimschädigungen ist besonders in den ersten drei Schwangerschaftsmonaten groß.

▸ **Arzneimittelabhängigkeit:** Viele Arzneimittel führen zu körperlicher und/oder psychischer Abhängigkeit. Suchtauslösende Arzneimittel sind beispielsweise Schlafmittel, Beruhigungsmittel, manche Betäubungsmittel, manche Schmerzmittel u. a.

Beispiele für weitere, teilweise gefährliche Arzneimittelnebenwirkungen sind Veränderungen des Blutbilds, Gerinnungsstörungen, Veränderungen der Herztätigkeit und Magen-Darm-Störungen.

7. Verantwortlicher Umgang mit Arzneimitteln

Aus den Erkenntnissen über Wirkungen und Nebenwirkungen von Arzneimitteln wird deutlich, dass Medikamente keine Nahrungsmittel sind, die man regelmäßig zu sich nimmt, sondern Helfer in Notfällen!

Mit den meisten kleineren Störungen des Organismus wird der menschliche Körper in der Regel sehr gut selbst fertig. Der dauernde Gebrauch von Arzneimitteln, vor allem bei „Selbstversorgung" mit nicht durch einen Arzt verordneten Medikamenten, schwächt nicht nur die Selbstheilungskräfte des Organismus, sondern richtet – nach kurzzeitiger, scheinbarer Hilfe – viel Schaden an.

Die Wirkungen und Nebenwirkungen von Arzneimitteln sind in der Regel so kompliziert und umfangreich, dass ein Laie sie unmöglich überblicken kann. Von der medikamentösen Selbstbehandlung sollte man also die Finger lassen. Hat aber ein Arzt ein Medikament verordnet, so muss man sich genau an die Anweisungen zur Einnahme halten, d. h. den Beipackzettel aufmerksam durchlesen und bei Unklarheiten den Arzt oder Apotheker fragen.

Beispiele

Fatale Folgen undisziplinierten Arzneimittelgebrauchs:

- Viel hilft nicht viel! Es kann zu gefährlichen Vergiftungen kommen.
- Eine Dauereinnahme macht nicht grundsätzlich dauerhaft beschwerdefrei. Im Gegenteil, bei manchen Medikamenten, beispielsweise Schmerzmitteln, kann es zu einer Gewöhnung und damit zu einer geringeren Wirksamkeit kommen. Dann muss die Dosis ständig erhöht werden, um überhaupt noch eine Wirkung zu erzielen. Außerdem können Organe, z. B. Leber und Nieren, geschädigt werden.
- Eine chronische Erkrankung bedeutet dagegen oft auch, dass eine „chronische", d. h. dauerhafte Medikamenteneinnahme notwendig ist. Eigenmächtiges Absetzen des Arzneimittels oder lässiger Umgang mit den vorgeschriebenen Einnahmezeiten kann gefährliche Krankheitsverschlimmerungen verursachen.
- Das eigenmächtige Absetzen von Antibiotika vor der vorgeschriebenen Zeit kann dazu führen, dass gegen Antibiotika resistente Mikroorganismen entstehen, die dann nur sehr schwer oder gar nicht mehr bekämpft werden können.
- Die Einnahmevorschriften müssen beachtet werden: z. B. darf man manche Medikamente nicht auf nüchternen Magen einnehmen (Schädigung der Magenschleimhaut), andere nicht zusammen mit einer Mahlzeit, weil sie dann ihre Wirkung nicht voll entfalten können. Alkohol und Medikamente vertragen sich in der Regel schlecht. Auch die Einnahmezeiten und die Abstände zwischen den Einnahmen sind zu beachten.

Angelika Brauner:
S. 34, S. 37, S. 38, S. 39, S. 47, S. 51 (2x), S. 57, S. 65, S. 66, S. 70, S. 73, S. 74, S. 75, S. 77, S. 78, S. 80, S. 81, S. 90, S. 92, S. 93, S. 94, S. 95 (2x), S. 96, S. 97, S. 102, S. 105, S. 108, S. 109 (2x), S. 110 (2x), S. 112, S. 113, S. 114, S. 115 (2x), S. 116, S. 118, S. 119, S. 120, S. 121, S. 122 (2x), S. 127 (2x), S. 128, S. 129, S. 131, S. 132, S. 133, S. 134 (2x), S. 136, S. 137, S. 138, S. 139, S. 140, S. 142, S. 143 (2x), S. 144, S. 146, S. 147 (oben), S. 148, S. 151, S. 154, S. 165, S. 166 (2x), S. 167 (2x), S. 168 (2x), S. 169, S. 171, S. 172, S. 191), S. 198, S. 200, S. 201, S. 203, S. 204, S. 205, S. 206, S. 207, S. 210, S. 222, S. 229 (3x), S. 230, S. 234, S. 236 (unten), S. 237, S. 238, S. 239, S. 241 (unten), S. 250, S. 258 (2x), S. 260 (2x), S. 263, S. 264, S. 265, S. 275, S. 276, S. 278, S. 279, S. 282, S. 290 b, S. 291, S. 292, S. 293

Bundesverband deutscher Apotheker (Abda):
S. 329

fotolia.com:
S. 13 (©Ilike), S. 23 (©victoria p.), S. 24 (©Kletr), S. 29 (©DURIS Guillaume), S. 41 (©Igor Borodin), S. 42 (©drubig-photo), S. 43 (©lev dolgachov), S. 45 (©lom123), S. 59 (©emeraldphoto); S. 79 (©Sebastian Kaulitzki), S, 85 (©Marzanna Syncerz), S. 87 (©ag visuell), S. 107 (©Sunny studio), S. 124 (©RioPatuca Images), S. 126 (©Alexander Potapov), S. 163 (©olly), S. 173 (©designua), S. 181 (©Okea), S. 190 (©Sebastian Kaulitzki), S. 195 (©bilderzwerg), S. 197 (©drubig-photo), S. 208 (©blueringmedia), S. 217 (©Miguel Cabezon), S. 218 (©snapgalleria), S. 219 (©kocakayaali), S. 220 (©reineg), S. 227 (©psdesign1), S. 229 unten (©artfocus), S. 249 (©Mikael Damkier), S. 256 Embryo (©Sebastian Kaulitzki), S. 256 Mann (©leungchopan), S. 289 (©Vladimir Voronin), S. 305 (©Vladimir Voronin), S. 313 (©pankajstock123), S. 321 (©pankajstock123)

Dr. Astrid Schumacher:
S. 15, S. 21, S. 30, S. 31, 50, S. 147 (unten), S. 155, S. 156, S. 158, S. 159 (2x), S. 162 (2x), S. 170, S. 177, S. 185 (2x), S. 186, S. 225, S. 226, S. 235 (2x), S. 236 (oben), S. 240 (2x), S. 241 (2x), S. 247 (2x), S. 248, S. 254, S. 262, S. 268, S. 269, S. 273, S. 277, S. 287, S. 290 a, S. 294, S. 297 (4x), S. 298 (2x), S. 306 (4x), S. 307 (5x), S. 310, S. 312, S. 314 (3x), S. 315, S. 316 (2x), S. 322, S. 323, S. 337

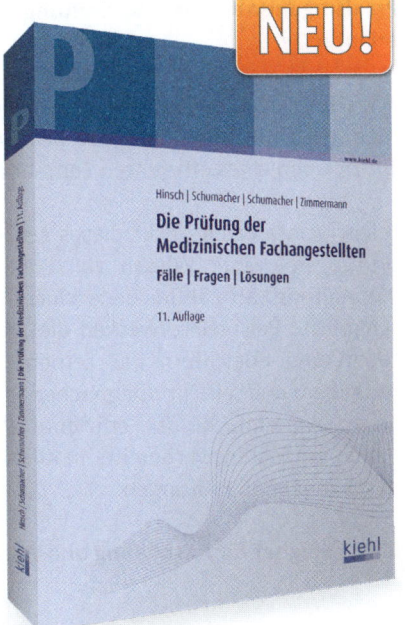
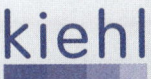

Damit alles perfekt läuft!

Praxisorganisation und -verwaltung – leicht verständlich erläutert

Wie kann ich die Qualität sicherstellen? Welche Dokumentationspflichten muss ich beachten? Was sind die Grundlagen eines effizienten Zeitmanagements?

Leicht verständlich deckt dieses Lehrbuch das gesamte prüfungsrelevante Wissen zu „Praxisorganisation und -verwaltung" ab. Zahlreiche farbige Abbildungen und anschauliche Beispiele erwecken die „graue" Theorie zum Leben und erleichtern das Lernen. Themenspezifische Aufgaben und ein umfangreicher Prüfungsteil ermöglichen eine einfache und effiziente Wissenskontrolle. So gehen Sie bestens vorbereitet in Klassenarbeiten und die abschließenden Prüfungen.

Ideal geeignet für Ausbildung und Wiedereinstieg!

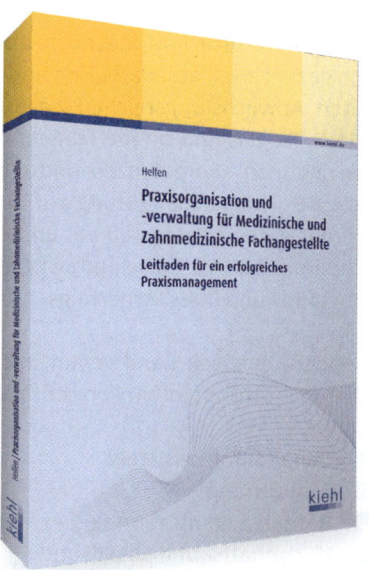

Praxisorganisation und -verwaltung für Medizinische und Zahnmedizinische Fachangestellte
Helfen
2014 · 301 · Seiten · € 25,90
ISBN 978-3-470-65151-4

Zu diesem Buch erhalten Sie eine Lösungs-PDF zum Download:

Praxisorganisation und -verwaltung für Medizinische und Zahnmedizinische Fachangestellte - Lösungsteil (PDF-Ausgabe)
2015 · 67 Seiten · € 9,90 (UVP)
ISBN 978-3-470-65681-6
Der Download wird Ihnen nach Ihrem Kauf umgehend per E-Mail zur Verfügung gestellt.

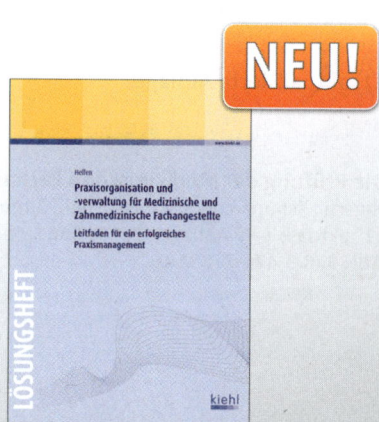

NEU!

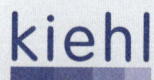

Kiehl ist eine Marke des NWB Verlags
Bestellen Sie bitte unter: **www.kiehl.de oder per Fon 02323.141-700**
Unsere Preise verstehen sich inkl. MwSt.

Bestellen Sie dieses Buch versandkostenfrei unter www.kiehl.de